"十三五"高职高专院校规划教材

食品营养与卫生保健

杨玉红　主编

中国质检出版社
中国标准出版社
·北　京·

图书在版编目（CIP）数据

食品营养与卫生保健/杨玉红主编 . —北京：中国质检出版社，2015.9
ISBN 978 - 7 - 5026 - 4196 - 2

Ⅰ.①食… Ⅱ.①杨… Ⅲ.①食品营养—高等职业教育—教材 ②食品卫生—高等职业教育—教材 Ⅳ.①R15

中国版本图书馆 CIP 数据核字（2015）第 160222 号

内 容 提 要

本教材以《高等职业学校专业教学标准（试行）》为依据，按照高等职业教育食品类专业规定的职业培养目标要求，参照"公共营养师"等国家职业标准（中/高级）基本工作要求，结合《中国公民健康素养——基本知识与技能（试行）》要点编写。内容包括人体需要的能量和营养素基础知识、食品营养组成及评价、合理营养与膳食指南、各类人群的合理膳食、膳食营养与疾病、食品污染及其预防、食源性疾病及预防、各类食品的卫生及管理等九个模块，力求将现代食品营养学理论与健康理念有机结合。为方便学生学习，每模块前有"知识目标"和"技能目标"，模块中安排了大量的实验实训内容，模块后有复习思考题。全书注重实践性、实用性和科普性，内容系统，浅显易懂。

本教材可作为高职高专食品加工技术专业、食品营养与检测专业、食品安全与管理、食品药品监督管理等专业教学用书，同时可供从事营养、食品及卫生专业工作人员参考。

中国质检出版社
中国标准出版社　出版发行

北京市朝阳区和平里西街甲 2 号 （100029）
北京市西城区三里河北街 16 号 （100045）

网址 www.spc.net.cn
总编室：（010）68533533　发行中心：（010）51780238
读者服务部：（010）68523946

中国标准出版社秦皇岛印刷厂印刷
各地新华书店经销

*

开本 787×1092　1/16　印张 16　字数 383 千字
2015 年 9 月第一版　2015 年 9 月第一次印刷

*

定价：**42.00** 元

当前，我国的食品营养与卫生问题已得到了社会各界的高度重视。随着经济发展，人们生活水平不断提高，我国人民对食品的营养与卫生提出了更高要求。《食品营养与卫生保健》是食品营养与卫生类专业学生核心职业能力培养的主要支撑课程，本课程以食品加工生产、销售、餐饮服务等职业岗位及人们日常生活中所需食品营养与卫生基础知识为重点，旨在培养学生的营养与卫生职业能力和基本健康素养。

教材以《高等职业学校专业教学标准（试行）》为依据，按照高等职业教育食品类专业规定的职业培养目标要求，参照"公共营养师"等国家职业标准（中/高级）基本工作要求，结合《中国公民健康素养——基本知识与技能（试行）》要点编写。旨在介绍食品营养与卫生的基本知识与技能。把"公共营养师（三级、四级）"的主要工作内容与食品加工生产、销售、餐饮和服务等职业岗位要求有机结合，突出科学性和职业性；把膳食指导的相关知识和技能与公民健康素养教育紧密联系在一起，注重教材的实用性和科普性。

教材内容包括人体需要的能量和营养素基础知识、食品营养组成及评价、合理营养与膳食指南、各类人群的合理膳食、膳食营养与疾病、食品污染及其预防、食源性疾病及预防、各类食品的卫生及管理等模块，力求将现代食品营养学理论与健康理念有机结合。为方便学生学习，每模块前有"知识目标"和"技能目标"，理论学习的同时安排技能训练，模块后附复习思考题。在思考题、实验内容的编写上强调对学生的发散性思维的培养，鼓励学生扩大知识面，学以致用，将理论转化为实际技术。全书内容系统，浅显易懂，各学校可根据教学实际需要，灵活选用教学内容及实训项目。

本教材可作为高职高专食品加工技术专业、食品营养与检测专业、食品生物技术专业、农产品质量检测专业、农畜特产品加工专业、食品药品监督管理专业、粮食工程专业等教学用书，同时也可供从事营养、食品专业工作人员参考。

全书由杨玉红担任主编并统稿，崔惠玲教授主审，毕会敏、曹娅、李建芳担任副主编，何雷堂、裴保河参与了大纲的审定及内容筛选工作。具体编写分工为：杨玉红编写模块一、模块二、模块七、模块八、模块九，毕会敏编写模块三、模块四部分，曹娅编写模块五、模块六、模块四部分，李建芳编写模块五部分、模块七部分。

在编写过程中，得到国内各有关高等院校、企业领导、多位食品专家的热情帮助和大力支持，在此谨致以诚挚的谢意。由于编者知识水平和条件有限，本书内容涉及生理学、医学、食品科学等多门学科，并且内容体系庞大，书中错误在所难免，恳请同仁和读者批评指正，以便进一步修改、完善。

编者

2014 年 8 月

目　录
contents

模块一　绪　论

【学习目标】

1. 掌握食品营养与卫生的基本概念、研究内容及研究方法。
2. 了解国内外食品营养与卫生概况。

一、食品营养与卫生的基本概念

食品营养与卫生学是研究食物、营养与人体健康关系的一门学科。本学科具有很强的科学性、社会性和应用性，与国计民生关系密切，它在增进我国人民体质、预防疾病，保护和提高健康水平等方面起着重要作用。食品营养与卫生的研究对象、内容、理论体系和研究方法各不相同，但两者又都涉及食物和饮食，故这两个学科是密不可分的。

营养是指人体吸收、利用食物或营养物质的过程，也是人类通过摄取食物以满足机体生理需要的生物学过程。研究人体营养规律及其改善措施的科学叫营养学。

营养素是指食物中对机体有生理功效且能为机体正常代谢所需的成分，是保证人体健康的物质基础。可概括为六大类：蛋白质、脂类、糖类、矿物质、维生素和水。营养素来自食物，人体需要从多种食物中获取足够而又平衡的营养素与能量来维持生命活动。人类获得营养素的途径是通过合理的膳食和科学的烹调加工实现的，我们通过合理的膳食和科学的烹调加工，向机体提供足够数量的热能和各种营养素，并保持各营养素之间的数量平衡，以满足人体的正常生理需要，保持人体健康的过程称合理营养。

食品是人体生命活动所需物质和能量的来源，也是人体健康的保障，但食品必须首先具备的条件是其安全性，它直接关系到食用者的健康与生命。食品卫生学是研究食品中可能存在的、威胁人体健康的有害因素及其预防措施，提高食品卫生质量、保证食用者安全的科学。根据世界卫生组织（WHO）的定义，食品卫生是指从生产、加工、储藏、运输、销售、烹调直到最后食用的各个环节均能保持良好、完整和安全的状况。

二、国内外食品营养与卫生概况

（一）营养及营养学概况

营养学的形成和发展与国民经济和科学技术水平紧密相连。我国是最早记录营养缺乏病症的国家。早在公元前 2600 年，我国已有脚气病和夜盲症症状和治疗的记载。公元前 1046 年——公元前 771 年的西周时期，官方已建立了完善的医政制度并将医分为四大类，即食医、疾医、疡医和兽医。其中的食医排在诸医之首，"掌和王之六食、六饮、百馐、百酱、八珍之奇"（《周礼·天官》），现在来看，是专事饮食营养的医生，也可以说是有记载的最早的营养师。产生于战国至西汉时期的中医经典著作《黄帝内经》，对膳食平衡的概念进行了精辟的论述，对人们由摄取食物获得营养以维持正常生活活动有了明确的认识。强调"五谷为养，五果为助，五畜为益，五菜为充，气味合而服之，以补精益气"的原则，这是根据人们的多年实践经验加以总结而形成的古代朴素的营养学说，可以说是世界上最早的"膳食指南"。

人类为了维持正常的生理功能和满足劳动及工作的需要，必须每日从外界环境摄入必要的物质，除空气和水外，还要通过各种食物组成的膳食，获得人体需要的各种营养物质，以满足机体的正常生长发育，新陈代谢和工作、劳动的需要，这些营养物质称为营养素，是保证人体健康的物质基础。人类获得营养素的途径是通过合理的膳食和科学的烹调加工实现的，我们通过合理的膳食和科学的烹调加工，向机体提供足够数量的热能和各种营养素，并保持各营养素之间的数量平衡，以满足人体的正常生理需要，保持人体健康的过程称合理营养。

（二）食品卫生及食品安全概况

食品卫生学也经历了较长的历史发展过程。3000 年前我国周朝设置了"凌人"专司食品冷藏防腐。《唐律》规定了处理腐败食品的法律准则。在古医籍中，对于鱼类引起的组胺中毒，就有很深刻而准确地描述。这均体现出预防食物中毒的思想。

现代食品卫生学起源于 19 世纪，首先提出的是微生物引起食品变质的看法和巴氏消毒的理论和应用。随着商品经济的发展，食品掺假伪造相当严重，法国、英国和美国先后颁布了《取缔食品伪造法、防止饮品掺伪法和食品、药品、化妆品法》，这均为食品卫生与安全法规管理奠定了基础。

20 世纪中叶，由于现代食品的出现和环境污染的日趋严重，发生或发现了各种来源不同、种类各异的食品污染因素，如黄曲霉毒素、多环芳烃化合物、N－亚硝基化合物、化学农药的污染残留、食品容器包装材料等高分子物质的单体及加工中所用的助剂、食品添加剂毒性等。从而使食品毒理学理论与方法得到了进一步发展。随着科学的进步、社会的的发展和人们生活水平的不断提高和丰富，食品的安全和卫生显得越来越重要。我国早在 1995 年就正式颁布了《中华人民共和国食品卫生法》。2009 年由第十一届全国人民代表大学常务委员会第七次会议通过了《中华人民共和国食品安全法》（以下简称《食品安全法》），并于 2015 年4 月 24 日第十二届全国人民代表大会常务委员会第十四次会议修订通过，2015 年 10 月 1 日起施行。《食品安全法》的颁布实施，对规范食品生产经营活动，防范食品安全事故发生，强化食品安全监管，落实食品安全责任，保障公众身体健康和生命安全，具有重要意义。

近年来，环境污染对食物链造成的污染问题研究，如工业生产及食品包装材料和垃圾焚烧中产生的二噁英，杂环胺等污染物对人体的生物作用，已取得了可喜的进展。

保健食品或功能性食品的安全性以及功能的评价和研究开发最近已成为食品卫生学中一个新兴领域。越来越多地发现表明营养素的功能已不仅仅是预防营养缺乏病，而是在慢性病预防中也起着重要的作用。

食品卫生学科的另一个新的和十分重要的动向是它在日益频繁的国际食品贸易中显示出重要的作用。特别是我国加入世界贸易组织，食品安全和卫生已成为世界贸易组织的重要文件。在 FAO/WHO 的积极支持和推动下，由危险性评估、危险管理和危险性交流组成的危险性分析技术在解决重大食品问题和制定食品卫生标准中得到了越来越多的应用。

三、食品营养与卫生的研究内容

营养学主要研究内容包括人体对营养的需要，即营养学基础；食物的体内过程；各类食物的营养价值；不同人群的营养；营养与疾病；社区营养等。食品卫生学主要研究内容包括食品污染及其预防，包括污染的种类来源、性质作用、含量水平、监测管理以及预防措施；各类食品的主要卫生问题；食品添加剂；食物中毒及其预防以及食品卫生监督管理等。

四、食品营养与卫生的研究方法

食品营养与卫生学的研究与生理学、生物学、微生物学、生物化学、食品化学、食品科学、农业科学、临床医学、预防医学、卫生毒理学、卫生法学都有密切的联系，可涉及多学科的研究手段与方法。

其主要研究方法有试验研究和人群研究。试验研究可分为离体试验和整体试验。离体试验以组织或细胞为试验对象，整体试验指动物实验，是一种直观而有效的研究手段。人群研究包括三个方面：一是自愿者的试验研究，如对人体热能的测定；二是人群流行病学调查，如对两广地区肝癌高发的流行病学调查；三是意外事故或突发事件的人群研究，如对食物中毒事件进行调查研究中毒的机制、临床表现和预防措施等。

五、食品营养和卫生今后面临的任务

食品卫生与食品安全今后的重要任务有：以现代食品卫生监督管理最新理论和成就，不断制定和修订各项食品卫生技术规范，并落实各项技术规范；不断完善法律法规；研究食物中毒的新病原物质，提高食物中毒的科学管理水平；提高食品合格率；进一步以危害性分析理论与方法和质量控制体系完善各种食品污染物安全性评价，标准制定；进一步扩大研究新的食品污染因素，采用良好生产工艺和危害分析关键控制点管理体系，提高各种监测分析方法水平，加强食品安全与食品质量。

【复习思考题】

1. 食品营养与卫生研究的内容有哪些？
2. 食品营养与卫生今后面临的任务有哪些？

模块二　人体需要的能量与营养素

【知识目标】
1. 了解能量、各类营养素的功能。
2. 熟悉各类营养素失调对人体的影响。

【技能目标】
1. 能够利用理论知识对食物中的蛋白质、脂肪进行营养评价。
2. 能够对膳食中能量、水及各种营养素的供给量及摄入进行指导。

项目一　人体对能量的需要

人体通过摄取食物中的糖类、脂肪和蛋白质来获取能量，以维持机体的各项生理功能和生命活动。人体每日消耗的能量主要由基础代谢、体力活动和食物热效应构成。体内的能量平衡既受到外环境因素，如摄食行为、温度变化、体力活动及精神压力等的影响，也受到内环境因素，如多种细胞因子、受体、激素及神经－体液系统等的影响，任何原因导致的能量平衡失调均会引起一系列的健康问题。

一、产能营养素和生理有效能量

（一）能量单位

能量在自然界有多种形式，如电能、化学能、机械能等，各种能量之间可以相互转换。能量的国际单位是焦耳（J），在使用时根据实际需要，还可用千焦耳（kJ）或兆焦耳（MJ）。1 J 是指用 1 N 的力把 1 kg 物体移动 1 m 所消耗的能量。营养学上更多应用的能量单位为千卡（kcal），1 kcal 是指 1000 g 纯水的温度由 15℃上升到 16℃所吸收的能量。千卡是非法定计量，它与法定计量单位焦耳之间换算关系如下：

$$1 \text{ kcal} = 4.184 \text{ kJ} \qquad 1 \text{ kJ} = 0.239 \text{ kcal}$$

（二）产能营养素

食物来源的糖类、脂肪和蛋白质在体内氧化后能产生能量，营养学上将这三种营养素称为"产能营养素"。

糖类是体内的主要供能物质，是为机体提供热能最多的营养素，一般来说，机体所需热能的 55% ~65% 都是由食物中的糖类提供的。脑组织所需能量的唯一来源是糖类，在通常情况下，脑组织消耗得热能均来自糖类在有氧条件下的氧化。脑组织消耗的能量相对较多，因而脑组织对缺氧非常敏感。另外，由于脑组织代谢消耗的糖类主要来自血糖，所以脑功能对血糖水平有很大的依赖性。人体虽然可以依靠其他物质供给能量，但必须定时进食一定量的糖，维持正常血糖水平以保障大脑的功能。

脂肪也是人体重要的供能物质，是单位产热量最高的营养素，在膳食总能量中约 20% ~ 30% 是由脂肪提供的。脂肪还构成了人体内的储备热能，在体内的全部储备脂肪中，一部分是来自食物的外源性脂肪，另一部分则是来自体内糖类和蛋白质转化成的内源性脂肪。当体内热能不足时，储备脂肪又可被动员释放出热量以满足机体的需要。

蛋白质在体内的功能主要是构成体蛋白，而供给能量并不是它的主要生理功能，人体每天所需要的能量约有 10% ~ 15% 由蛋白质提供。

（三）生理有效能量

营养学中，将每克产能营养素在体内氧化分解后为机体供给的净能称为生理有效能量或能量系数。

三种产能营养素在人体内氧化分解释放能量的数量各不相同。对碳水化合物和脂肪而言，在体内可以完全氧化成 CO_2 和 H_2O，其终产物及产生的能量与在体外燃烧相同；但蛋白质在体内不能完全被氧化分解，其终产物除 CO_2 和 H_2O 外，还有含氮有机物（尿素、尿酸、肌酐等，它们随尿液排出体外）。将每克蛋白质产生的这些含氮化合物在体外继续燃烧，还可产生 5.44 kJ 的能量。采用体外测热试验推算体内氧化产生的能量值时，1 g 糖类、脂肪、蛋白质在体内氧化时平均产生能量分别为 17.15 kJ、39.5 kJ、18.2 kJ。

一般混合膳食中，糖类的消化吸收率为 98%、脂肪为 95%、蛋白质为 92%。因此，营养学在实际应用时，将产能营养素产生能量的多少按以下关系换算：

1 g 糖类产生热能为：17.15 kJ × 98% = 16.81 kJ（4.0 kcal）

1 g 脂肪产生热能为：39.54 kJ × 95% = 37.56 kJ（9.0 kcal）

1 g 蛋白质产生热能为：18.2 kJ × 92% = 16.74 kJ（4.0 kcal）

二、人体能量消耗的构成

人体的热能消耗主要用于维持基础代谢、食物热效应、体力活动及生长发育等方面的需要。其中体力活动消耗的能量所占的比重较大。另外，孕妇还包括子宫、乳房、胎盘、胎儿的生长及体脂储备所需能量，乳母还包括合成乳汁的能量。情绪、精神状态、身体状态等也会影响到人体对能量的需要。在理想的能量平衡状态下，机体的能量需要等于其能量消耗。

（一）基础代谢

基础代谢（BM）是指人体为了维持生命，各器官进行最基本生理机能的最低能量需要，即机体处于安静和松弛的休息状态下，空腹（进餐后 12 ~ 16h）、清醒、静卧于 18 ~ 25℃ 的舒适环境中维持心跳、呼吸、血液循环、某些腺体分泌、维持肌肉紧张度等基本生命活动时所需的能量。其能量代谢不受精神紧张、肌肉活动、食物和环境温度等因素的影响。

单位时间内的基础代谢，称为基础代谢率（BMR），一般是以每小时所需要的能量为指标，即指机体处于基础代谢状态下，每小时每平方米体表面积的基础代谢热。

（二）食物热效应

人体在摄食过程中，由于对食物中营养素进行消化、吸收、代谢转化等，需要额外消耗能量，同时引起体温升高和散发能量。这种由于进食而引起的能量额外消耗的现象，称为食物热效应（TEF），也叫食物特殊动力作用（SDA）。

食物热效应与进食的总热量无关，而与食物的种类有关。进食糖类与脂肪对代谢的影响较小，持续时间也只 1 h 左右，糖类的食物热效应为其本身所产生热能的 5% ~ 6%，脂肪的食物热效应为其本身所产生热能的 4% ~ 5%。但进食蛋白质对代谢的影响则较大，持续时间也长，有的可达 10 ~ 12 h，蛋白质的食物热效应为其本身所产生热能的 30% ~ 40%。一般混合膳食其食物热效应约占基础代谢能量的 10%。

（三）体力活动

除基础代谢外，体力活动是人体能量需要的主要因素。因为生理情况相近的人，基础代谢消耗的热能是相近的，而体力活动情况却相差很大。体力活动的能量消耗也称为运动的生热效应（TEE），通常各种体力活动所消耗的能量占人体总能量消耗的 15% ~ 30%。但随着人体活动量的增加，其能量的需要也将大幅度增加。这是人体热能需要量变化最大，也是人体保持能量平衡、维持健康最重要的部分。

人体从事体力活动所消耗的热能主要与劳动强度和劳动持续时间有关。体力活动一般包括社会活动、职业活动、家务活动和休闲活动等，其中以职业活动消耗的能量差别最大。

三、膳食能量推荐摄入量与食物来源

人体所需的热能利用是食物中的糖类、脂类和蛋白质。粮谷类和薯类食物中含糖类较多，是膳食能量最经济的来源；油料作物富含脂肪；动物性食物一般比植物性食物含有更多的脂肪和蛋白质，但大豆和坚果类例外；蔬菜和水果一般含能量较少。

三大产能营养素在人体代谢过程中既有各自特殊的生理功能，相互之间又有影响。在膳食中，除了总的能量需要以外，对这三种产热营养素都各有一定的需要量，并且它们之间必须保持一定的比例，才能保证膳食平衡及能量平衡。若按其各自提供的能量占总能量的百分比计，则蛋白质占 10% ~ 15%，脂肪占 20% ~ 30%，糖类占 55% ~ 65%，打破这种适宜比例，将对人体产生不利的影响。年龄越小，蛋白质供能占总能量的比重应适当增加，但成年人脂肪摄入量不宜超过总能量的 30%。

健康成人的能量参考摄入量可参见中国居民膳食营养素参考摄入量表（DRIs）。

项目二　人体对蛋白质的需要

蛋白质是人体氮的唯一来源，常以食物中的氮含量来测定体内蛋白质的含量。一般来说，蛋白质的平均含氮量为 16%，每克氮相当于 6.25 g 蛋白质，由氮计算蛋白质的折换系数即是 6.25。所以，只要测定出生物样品的含氮量，就可以计算出其中蛋白质的大致含量。

一、蛋白质的生理功能

（一）构成和修复机体的组织

正常成人体内含蛋白质 16% ~ 19%，是组成机体所有组织和细胞的主要成分，人体的一切组织、器官等都含有蛋白质。人体内各种组织细胞的蛋白质始终在不断更新。成人体内每天约有 3% 的蛋白质更新，借此完成组织的修复更新。

（二）构成体内各种重要的生理活性物质

生命活动有条不紊的进行，有赖于机体中多种生理活性物质的调节。如绝大多数酶是蛋白酶；有些激素是蛋白质，如胰岛素、生长激素、甲状腺激素等；有些可溶性蛋白质可维持体液和电解质平衡，调节酸碱平衡；蛋白质可作为运输物质的载体，如血红蛋白运输氧，脂蛋白运输脂类，有些蛋白质运输维生素和矿物质；包括抗体和细胞因子的各种免疫物质可以抵御外来微生物和其他有害物质的入侵；血液的凝固和视觉形成等重要的生理活动，都与蛋白质密切相关。

（三）供给能量

蛋白质作为三大产能营养素之一，在体内降解成氨基酸后，经脱氨基作用生成的 α - 酮酸，当机体需要时，可以经三羧酸循环氧化分解，释放能量。1 g 蛋白质在体内约产生16.7 kJ（4.0 kcal）的能量，人体每天所需要的能量有 10% ~ 15% 来自蛋白质。

一般情况下，主要利用脂肪和糖类氧化供能，但当机体所需能源物质供能不足，如长期不能进食或消耗量过大时，体内的糖原和储存脂肪已大量消耗之后，将依靠组织蛋白质分解产生氨基酸来获得能量，以维持必要的生理功能。

二、蛋白质的需要量

蛋白质的摄入量包括生理需要量和供给量两个方面。生理需要量是维持生命和保证生长发育需要的蛋白质量。供给量是在需要量基础上再加上 50% ~ 200% 的安全系数，以消除个体差异和食物中营养素的质量区别，维持高健康水平和工作能力。

蛋白质的需要量与许多因素有关，如个体年龄、各国标准、蛋白质优劣程度等。

理论上成人每天摄入约 30 g 蛋白质就可满足零氮平衡，但从安全性和消化吸收等其他因素考虑，成人按 0.8 g/（kg·d）摄入蛋白质为宜。我国以植物性食物为主，成人推荐量为1.16 g/（kg·d）。中国推荐的 RNI 值在 1.0 ~ 1.2 g/（kg·体重），按能量计算，蛋白质摄入占膳食总热能的 10% ~ 14%。1 岁以内的婴儿每千克体重需要蛋白质的摄入量为 1.5 ~ 3 g；14 岁的男性青少年每日需要量较多，应达到 85 g；孕妇和乳母每日需要摄入 100 g 蛋白质。

三、人体对氨基酸的需要

组成蛋白质的氨基酸有 20 多种，但绝大多数的蛋白质只由 20 种氨基酸（不包括胱氨酸）组成。营养学上将氨基酸分为必需氨基酸和非必需氨基酸两类。

必需氨基酸指的是人体自身不能合成或合成速度不能满足人体需要，必须从食物中摄取的氨基酸。已知人体的必需氨基酸有 9 种，包括赖氨酸、蛋氨酸、亮氨酸、异亮氨酸、苏氨酸、缬氨酸、色氨酸、苯丙氨酸和组氨酸。

非必需氨基酸是人体可以自身合成或由其他氨基酸转化而得到，不一定非从食物直接摄取不可。这类氨基酸包括谷氨酸、谷氨酰胺、丙氨酸、精氨酸、甘氨酸、天门冬氨酸、天门冬酰胺、胱氨酸、脯氨酸、丝氨酸等。

某种蛋白质中各种必需氨基酸的含量和构成比例称为氨基酸模式。构成比例的计算是根据蛋白质中必需氨基酸的含量，以含量最少的色氨酸为 1，其他的与其进行比较而计算出其他氨基酸的相应比值。

从食物中摄入的蛋白质经消化吸收后的必需氨基酸的模式，越接近机体蛋白质的模式，即越接近于人体的需要，其蛋白质实际被利用的效果越高，营养价值也就相对越高。

四、食物蛋白质的营养评价

食物蛋白质的营养价值都是从"量"和"质"两个方面来综合评价的。

（一）蛋白质的含量

食物中蛋白质的含量是评价其营养价值的基础，如果某食物蛋白质含量很低时，即使食物蛋白质中必需氨基酸的模式好，仍难以满足机体蛋白质的需要，无法发挥蛋白质应有的作用。动物性食物蛋白质含量较高，可达到 20% 左右，而植物性食物蛋白质，除大豆类含量较高外，其他含量较低。

（二）蛋白质消化率

蛋白质消化率是指蛋白质在消化道内被蛋白酶分解的程度，同时反映蛋白质被消化后的氨基酸和短肽被吸收的程度，通常以蛋白质中被消化吸收的氮的数量与该种蛋白质的含氮总量的比值来表示。根据是否考虑粪代谢氮因素而分为真消化率和表观消化率两种。

蛋白质消化率越高，则被机体吸收利用的可能性越大，其营养价值也就越高。一般来说，植物性食物蛋白质由于被纤维素包围，所以比动物性蛋白质的消化率低。

（三）蛋白质的利用率

蛋白质的利用率是指食物蛋白质在体内被利用的程度。

1. 蛋白质生物价

蛋白质的生物学价值（BV）是反映食物蛋白质经体内消化吸收后，在机体可储留并加以利用的程度，以食物蛋白质在机体内吸收后被储留的氮与被吸收的氮的比值来表示。被机体利用的程度越高，蛋白质生物价的值越大，则该蛋白质利用率越高。

2. 蛋白质净利用率

蛋白质净利用率（NPU）是反映食物中蛋白质实际被利用的程度，以体内储留的氮量与摄入氮量的比值来表示。包括食物蛋白质的消化和利用两个方面，因此评价更加全面。

3. 蛋白质功效比值

蛋白质功效比值（PER）是以体重增加为基础的方法，是测定蛋白质利用率的另一种简便方法，是指试验期内，处于生长阶段的幼年动物平均每摄入 1 g 蛋白质所增加的体重（g）。

蛋白蛋的功效比值是反映蛋白质用于机体生长的效率，摄入同样质量不同食物的蛋白质时，凡体重增加越多者，表明此蛋白质的营养价值越高。

4. 氨基酸评分

氨基酸评分（AAS）也称蛋白质化学评分，由食物蛋白质中必需氨基酸的模式决定，是目前广为应用的一种食物蛋白质营养价值评价方法，不仅适用于单一食物蛋白质的评价，还可用于混合食物蛋白质的评价。通常将鸡蛋蛋白质或人乳蛋白质作为参考蛋白质，因为这两种蛋白质是食物营养价值最高的蛋白质，它们的生物价接近100，即在体内将近100%可以被利用。

（四）蛋白质互补作用

为了提高食物蛋白质的营养价值，往往将两种或两种以上的食物混合食用，以相互补充其必需氨基酸不足，达到以多补少，提高膳食蛋白质营养价值的目的，这称为蛋白质互补作用。蛋白质互补作用在蛋白质生物价的提高、膳食调配等方面有着重要的实际意义。

五、食品加工对蛋白质和氨基酸的影响

烹调加工是食品合理利用的重要环节。加工对食物营养素的影响具有双重性。一方面食品通过烹调加工，其中的蛋白质、脂肪、和糖类等营养素发生一系列的理化变化，使食品增加色、香、味，改善感官性状，如动物蛋白质凝固、部分蛋白质分解为多肽和氨基酸等，增加了食物的鲜味；水溶性物质的浸出，芳香物质的挥发使食品散发出诱人的香味，也使各类食品适合于人类的饮食习惯，更容易被消化吸收，有助于人体对这些营养素的利用。通过对食品的整理、洗涤和加热烹调，还可去除食品中可能存在的病菌、寄生虫卵和其他有害物质。另一方面，食品在加工烹调时，因烹制方法不当受到一定损失，主要通过流失（蒸发、渗出和溶解）和破坏（物理、化学和生物作用）两个途径而损失的，其损失的程度决定于食品的种类、性状和烹调加工的方法。

六、蛋白质的食物来源

蛋白质广泛存在于动植物性食物中。根据蛋白质的食物来源可分为植物性蛋白质和动物性蛋白质两大类。中国人的膳食蛋白质主要从肉类（畜、禽肉）、蛋类、奶类、鱼类、豆类、坚果类、薯类及谷类等食物中取得。

动物性食物有各种肉类，包括畜、禽、鱼类，蛋白质含量一般为10%～20%；奶类1.5%～4%，奶粉25%～27%；蛋类12%～14%。动物性蛋白质含量丰富，生物价高，多为优质蛋白质。

植物性食物中，豆类含蛋白质较高，干豆类20%～40%，且含有各种必需氨基酸，可以与动物蛋白质媲美。但含硫氨基酸含量略低。

谷类食品蛋白质的含量虽然不高，但谷类食品每日摄入量大，成年人每日摄入量一般达500 g左右，于是，谷类蛋白质几乎成为我国人民膳食蛋白质的重要来源，但由于谷类蛋白质多为不完全蛋白质，所以要适当增加动物和大豆蛋白质的比例，以补其缺乏和不足。谷类含蛋白质6%～10%，赖氨酸和色氨酸含量低，而含硫氨基酸量较高，可与豆类互补。

薯类含蛋白质2%～3%。蔬菜水果类极低。坚果类，如花生，核桃，葵花籽等含蛋白质15%～25%，可作为蛋白质来源的一个很好补充。

鉴于我国的膳食以谷类为主食，植物性蛋白质是人们膳食蛋白质的主要来源。因此，合理利用植物性蛋白质日益受到关注。在此基础上注意蛋白质互补，适当进行搭配是非常重要的。

项目三　人体对碳水化合物的需要

碳水化合物，也称糖类，是由碳、氢、氧三种元素组成的一类多羟基醛或多羟基酮类化合物。因分子式中氢和氧的比例恰好与水相同为 2:1 而得名。因为一些不属于碳水化合物的分子也有同样的元素组成比例，如甲醛（CH_2O），国际化学名词委员会 1927 年曾建议用"糖"来代替。但由于习惯和接受率，"碳水化合物"一词仍被广泛使用。

一、碳水化合物的生理功能

（一）提供和储存能量

糖类的主要生理功能是提供能量。1 g 糖类在体内氧化可以产能 1681 kJ（4.0 kcal）的热能。在三大产能营养素中，糖类比蛋白质和脂肪易消化吸收，且热量产生的速度较快，能在较短的时间内满足人体对热能的需求。

（二）构成组织及重要生命物质

糖类是构成机体组织并参与细胞的组成和多种活动的重要物质。糖类是机体重要的构成成分之一，如结缔组织中的黏蛋白、神经组织中的糖脂及细胞膜表面具有信息传递功能的糖蛋白，另外在核糖核酸和脱氧核糖核酸这两种重要生命物质中也含有大量的核糖，在遗传中起着重要作用。在每个细胞中都有糖类，其含量约为 2%～10%，主要以糖脂、糖蛋白和蛋白多糖的形式存在。一些具有重要生理功能的物质，如抗体、酶和激素的组成，也需要糖类参与。

（三）节约蛋白质作用

食物中供给充足的糖类则可以免于过多的作用蛋白质作为机体的能量来源消耗，使蛋白质用于最适宜发挥其特有生理功能的地方，糖类的这种作用为节约蛋白质作用（也称为蛋白质的保护作用）。

（四）抗生酮作用

脂肪酸分解所产生的乙酰基需与草酰乙酸结合才能进入三羧酸循环而最终被彻底氧化，产生能量。若糖类不足，则草酰乙酸生成不足，脂肪酸不能被彻底氧化而产生大量酮体。尽管肌肉和其他组织可利用酮体产生热能，但如果酮体生成过多，可引起酮血症，破坏机体的酸碱平衡，导致酸中毒。故摄入足够的糖类可预防体内酮体生成过多，即起到抗生酮作用。人体至少每天需要 50～100 g 糖类，才可有效预防酮血症的发生。

（五）解毒功能

机体肝糖原丰富时对某些有害物质如细菌毒素解毒作用增强。肝糖原不足时，机体对酒精、砷等有害物的解毒作用显著下降。肝脏中的葡萄糖醛酸具有解毒作用。肝中的葡萄糖醛酸能结合一些外来的化合物，以及细菌产生的毒素等，共同排出体外，起到解毒作用。

（六）提供膳食纤维

膳食纤维虽然不能为人体消化吸收，但却具有特殊的营养功能。

二、碳水化合物的推荐摄入量及主要食物来源

在我国每日膳食营养素摄入量的建议中，我国居民糖类的摄入量应占膳食总能量的55%~65%为宜，其中精制糖（食用糖或纯糖食品）占总能量的10%以下。

糖类主要来源于植物性食物，如粮谷类、薯类和根茎类食物中都含有丰富的淀粉。粮谷类一般含糖类60%~80%，薯类中含量为15%~29%，豆类中为40%~60%。单糖和双糖除一部分存在于水果、蔬菜等天然食物中外，绝大部分是以加工后的食物食用，其主要来源有甜味水果、蜂蜜、蔗糖、糖果、甜食、糕点和含糖饮料等。各种乳及乳制品中的乳糖是婴儿最重要的糖类。

项目四　人体对脂类的需要

脂类包括脂肪和类脂两大类。营养学上重要的脂类主要有甘油三酯、磷脂和固醇类物质。食物中的脂类95%是甘油三酯，5%是其他脂类。人体储存的脂类中甘油三酯高达99%。

一、脂类的生理功能

（一）供给能量

一般合理膳食的总能量有20%~30%由脂肪提供。储存脂肪常处于分解（供能）与合成（储能）的动态平衡中。哺乳类动物一般含有两种脂肪组织，一种是含储存脂肪较多的白色脂肪组织，另一种是含线粒体、细胞色素较多的褐色脂肪组织，后者较前者更容易分解供能。1 g脂肪在体内氧化可产能37.56 kJ，相当于9 kcal的能量。

（二）构成身体成分

正常人按体重计算含脂类约14%~19%，胖人约含32%，过胖人可高达60%左右。绝大部分是以甘油三酯形式储存于脂肪组织内。脂肪组织所含脂肪细胞，多分布于腹腔、皮下、肌纤维间。类脂包括磷脂和固醇类物质，是组织结构的组成成分，脂类特别是磷脂和胆固醇，是所有生物膜的重要组成成分，也是构成脑组织的主要成分。

（三）供给必需脂肪酸

必需脂肪酸是磷脂的重要成分，而磷脂又是细胞膜的主要结构成分，故必需氨基酸与细胞的结构和功能密切相关；亚油酸是合成前列腺素的前体，前列腺素在体内有多种生理功能；必需脂肪酸还与胆固醇代谢有密切关系。

（四）促进脂溶性维生素的吸收

食物脂肪有助于脂溶性维生素的吸收，并对食物的营养价值有一定的保护作用。

（五）调节体温和保护内脏器官

脂肪大部分贮存在皮下，用于调节体温，保护对温度敏感的组织，防止热能散失。

（六）增加饱腹感和改善食品感官性状

脂肪在胃中停留时间较长。油炸食品特有的美味、脂香。

二、食品加工贮藏对脂类的影响

人们在从动、植物原料抽提出粗脂肪时，这些脂肪往往含有使制品品质低劣的着色、呈味等物质。因而有必要对其进行精炼加工，使之脱色、脱臭，并具有高度的化学稳定性，甚至在正常的食品加工时也很稳定。它们涉及脂肪的物理性质和化学组成的改变，也可具有一定的营养学意义。

脂类贮藏不当会出现脂肪氧化现象，影响食物的品质。脂类氧化对食品营养价值的影响主要是由于氧对营养素作用所致。食品中脂类发生的任何明显的自动氧化或催化氧化作用都将降低必需脂肪酸的含量。与此同时，它还可破坏其他脂类营养素，如胡萝卜素、维生素和生育酚等，从而降低食品的营养价值。

此外，由脂类氧化所产生的过氧化物和其他氧化产物还可进一步与食品中的其他营养素（如蛋白质）等相互作用，形成有如氧化脂蛋白等物质，从而降低蛋白质等的利用率。

三、脂肪推荐摄入量及主要食物来源

脂肪的摄入可受民族、地区、饮食习惯，以及季节、气候条件等所影响、变动范围很大。至于脂肪的摄入量，各个国家大都以脂肪供能所占总能摄取量的百分比计算，并多限制在30%以下。

参照《中国居民膳食营养素参考摄入量表》规定，脂肪能量所占总能量的百分比，儿童和青少年为25%～35%，成人为20%～30%。目前有资料表明，我国部分城市中老年人的脂肪供能占总能摄入量的百分比已超过30%。这不利于心血管等慢性病的防治。

关于脂肪推荐摄入量中不同脂肪酸的组成比例问题，各国均很重视。不同脂肪酸的组成比例包括两个方面：一方面是饱和脂肪酸、单不饱和脂肪酸与多不饱和脂肪酸之间的比例；另一方面是多不饱和脂肪酸中 n–6 和 n–3 多不饱和脂肪酸之间的比例。

膳食中脂类的主要来源为植物油和动物脂肪，我国广大居民常食用的植物油是菜籽油、豆油、花生油、芝麻油，有些地方食用棉籽油等。基本可满足人体对必需脂肪酸的需要，不会造成必需脂肪酸的缺乏。动物类食品依来源和部位不同，脂类含量和种类差异很大，脂肪组织含有大量的饱和脂肪酸，脑、心、肝、肺含较多的磷脂，乳及蛋黄是婴幼儿脂类的良好来源；水产品的多不饱和脂肪酸含量较高，深海鱼如鲱鱼，鲑鱼的油富含 EPA 和 DHA，它们属 n–3 系的多不饱和脂肪酸。粮谷类、蔬菜、水果脂肪含量很少，不作为油脂的来源。

随着我国经济的不断发展和人民生活水平的提高。脂肪在膳食中的比例有逐渐增高的趋势。一些经济发达地区，因能量摄入太高而出现各种病症的人数不断增多，应引起重视。

项目五 人体对矿物质的需要

矿物质可分为常量元素和微量元素两大类。常量元素又称宏量元素，其标准含量占人体质量的 1/1000 以上，每人每日需要量在 100 mg 以上。有钾（K）、钠（NA）、钙（Ca）、镁（Mg）、硫（S）、磷（P）、氯（Cl）七种。微量元素又称痕量元素，其标准含量占人体质量的 1/1000 以下，每人每日需要量在 100 mg 以下。微量元素在体内的量极少，有的甚至只有痕量，即在组织中的浓度只能以 mg/kg 甚至 μg/kg 计。

一、人体对常量矿物元素的需要

（一）钙

钙是构成人体的重要组分，占人体总质量的 1.5% ~ 2.0%，正常人体内含有 1000 ~ 1200 g的钙。

1. 生理功能

钙是构成骨骼和牙齿的主要成分；维持所有细胞正常的生理功能；促进体内酶的活动；调节神经和肌肉的兴奋性；钙还是血液凝固、激素分泌、维持酸碱平衡等不可缺少的物质。

2. 吸收

钙的吸收因摄入量多少与需要量的高低而有两种途径：①主动吸收。当机体对钙的需要量高，或摄入量较低时，肠道对钙的主动吸收机制最活跃，是一个需要能量的主动吸收过程。这一过程需要钙结合蛋白的参与以及维生素 D 的调节。②被动吸收。当钙摄入量较高时，则大部分由被动的离子扩散方式吸收。这一过程也需要维生素 D 的作用。

钙的吸收主要在小肠上端，因为此处有钙结合蛋白，吸收的钙最多。通常膳食中 20% ~ 30% 的钙是由肠道吸收进入血液的。膳食中对钙吸收的影响因素很多，有的在肠道中对钙的吸收有促进作用，而有的却会抑制人体对钙的吸收。

（1）促进钙吸收的主要因素

①维生素 D 促进钙的吸收。膳食中维生素 D 的存在与量的多少，对钙的吸收有明显影响。尤其是对婴幼儿，可通过定期补充维生素 A、维生素 D 制剂来促进机体对膳食中钙的吸收率。②蛋白质供给充足，促进钙的吸收。③乳糖促进钙的吸收。④酸性环境促进钙的溶解和吸收。

（2）对钙吸收不利的主要因素

①粮食、蔬菜等植物性食物含有的植酸、草酸、磷酸。与钙结合形成难溶的盐类，使钙难于被吸收。②脂肪消化吸收不良时。未被消化吸收的脂肪酸与钙结合，形成难溶的钙皂，则对钙的吸收不利。③过多的膳食纤维。膳食纤维中的糖醛酸残基与钙螯合形成不溶性的物质，从而干扰钙的吸收。

3. 代谢

人体营养状况良好时，每天进出的钙大致相等，处于平衡状态。钙的储存量与膳食钙的摄入量呈正相关。正常情况下机体根据需要来调节体内钙的吸收、排泄与储存，维持体内钙的内稳态。体内钙的储留随供给量增多而增加，另外，机体对钙的需要量增多时，储留的量也较多。

4. 缺乏与过量

钙缺乏症是较常见的营养性疾病。人体长期缺钙会导致骨骼、牙齿发育不良，血凝不正常，甲状腺机能减退等。过量的钙摄入可能会增加肾结石的危险性，持续大量的摄入钙还可导致骨硬化。另外，试验证明，高钙摄入能影响铁、锌、镁、磷的生物利用率。

5. 供给量及食物来源

我国推荐钙的摄入参考量为每日膳食中钙的摄入量成人为 800 mg，50 岁以下的成年人以及儿童、青少年为 1000 mg，孕妇和乳母为 1000 ~ 2000 mg。

乳及乳制品含钙丰富，吸收率高，是钙的重要来源。人体钙的主要来源还是应从膳食中摄取。

（二）磷

磷是人体含量较多的元素之一，在人体中的量居矿物质的第二位。成人体内含磷 600 ~ 700 g，约占体重的 1%，占矿物质总量的 1 / 4，其中 85% ~ 90% 的磷与钙一起以羟灰石结晶的形式储存在骨骼和牙齿中，10% 与蛋白质、脂肪、糖及其他有机物结合构成软组织，其余则分布于骨骼肌、皮肤、神经组织和其他组织及膜的成分中。软组织和细胞膜中的磷，多数是有机磷酸酯，骨中的磷为无机磷酸盐。

细胞中普遍存在磷，因而在动物性食物和植物性食物中均含有丰富的磷，合理的膳食结构中磷的含量往往超过人体的正常需要量，不易引起缺乏。

1. 生理功能

构成骨骼和牙齿的重要成分；组成生命物质的重要物质；参与能量代谢；调节机体的酸碱平衡；磷酸盐还能调节维生素 D 的代谢，维持钙的内环境稳定；钙和磷的平衡有助于人体对矿物质的吸收和利用。

2. 吸收与代谢

磷的吸收部位在小肠，从膳食摄入的磷 70% 在小肠吸收。正常膳食中磷吸收率为 60% ~ 70%。维生素 D 可促进磷的吸收。

磷的代谢过程与钙相似。体内磷的平衡取决于体内和体外环境之间磷的交换，即磷的摄入、吸收和排泄三者之间的相对平衡。磷的储留与钙和磷的摄取量有关。

磷的主要排泄途径是经肾脏。

3. 缺乏与过量

磷广泛存在于食物中，几乎所有的食物中均含有磷，一般不会由于膳食引起磷的缺乏，也不易发生由膳食而引起的磷过量。

4. 供给量及食物来源

通常磷的摄入量大于钙的摄入量，如果食物中钙和蛋白质的含量充足，则磷也能较好地满足人体的需要。我国推荐磷的参考摄入量为成人每日 700 mg。

磷在食物中分布很广，无论动物性食物或植物性食物都含有丰富的磷，动物的乳汁中也含有磷。

（三）钠

1. 生理功能

维持细胞外液渗透压，保持细胞外液容量；维持体液的酸碱平衡；增强神经肌肉兴奋性；

钠与 ATP 的生成和利用、肌肉运动、心血管功能、能量代谢都有关。此外，糖代谢、氧的利用也需有钠的参与。

2. 吸收和代谢

钠的吸收主要在小肠，吸收率极高，几乎全部被吸收。消化道吸收的钠包括食物的钠和消化道分泌液中的钠。在空肠，钠的吸收主要是与糖和氨基酸的主动转运相偶联进行的被动性过程，而在回肠则大部分钠是主动性吸收。

钠还从汗液中排出，汗液中平均含钠盐（NaCl）2.5 g/L 左右，最大含盐浓度可达 3.7 g/L。在热环境下由于大量出汗可丢失大量钠盐，如在中等强度劳动 4h 即可丢失钠盐 7～12 g。

3. 摄入量与食物来源

食物中钠的来源可分为两大类，即天然存在于食物中的钠和在加工、制备食物过程或餐桌上随意加入的盐。我国居民平均每标准人日食盐的摄入量已达 12 g，远高于中国营养学会建议健康成年人 6 g 食盐（包括酱油和其他食物中的食盐量）的建议量。鉴于我国居民食盐实际摄入量与目前 6 g 的建议值有较大差距，因此仍然维持目前建议值。

（四）钾

1. 生理功能

参与细胞新陈代谢和酶促反应。维持渗透压和酸碱平衡。维持跨膜电位，保持细胞应激功能。钾对水和体液平衡起调节作用，当体内需要保钠和水时，肾小管就排出 K^+ 换回 Na^+。钾与钠相对抗。适当的钠与钾比例摄入量可减轻因高钠摄入产生的不良影响。钾也有扩张血管的作用，因此钾能对抗食盐引起的高血压，对轻症高血压及有高血压因素的某些正常血压者有降压作用。钾还具有使胰岛素释放的作用。

2. 吸收和代谢

钾的主要吸收部位在空肠和回肠。在正常情况下，80%～90% 摄入的钾由肾脏排出，10%～20% 由粪便排出。皮肤通常排钾甚少，汗液含钾仅约 5.6 mmol/L，但在热环境中从事体力活动，大量出汗时，汗钾排出量可占钾摄入量的 50% 左右。此外，在钾摄入极少甚至不进食钾时，肾仍排出一定量的钾。

3. 摄入量与食物来源

我国居民一般可从膳食摄入钾 40～95 mmol/d（1560～3705 mg/d）。根据人体钾平衡研究结果，在轻体力活动、出汗甚少的情况下，40 mmol/d 的钾（KCl 3 g）足以维持生理需要，但在热环境下从事中度体力活动时，则需 60 mmol/d（KCl 4.5 g）才能维持钾平衡，而供给量以 80 mmol/d（KCl 6 g）为宜，若膳食中钾摄入量偏低，可在此基础上适当补充以防缺钾。

大部分食物都含有钾，但蔬菜和水果是钾最好的来源。每 100 g 谷类中含钾 100～200 mg、豆类中 600～800 mg、蔬菜和水果中 200～500 mg、肉类中含量约为 150～300 mg、鱼类中 200～300 mg。每 100 g 食物中含量高于 800 mg 以上的食物有紫菜、黄豆、冬菇、小豆等。

（五）镁

1. 生理功能

镁作为多种酶的激活剂，参与 300 余种酶促反应，维护骨骼生长。镁是骨细胞结构和功能所必需的元素，镁可影响骨钙溶出；维持神经肌肉的兴奋性。镁离子在肠道中吸收缓慢，促使水分滞留，具有导泻作用。低浓度镁可减少肠壁张力和蠕动，有解痉作用，并有对抗毒扁豆碱的作用。血浆镁的变化直接影响甲状旁腺激素（PTH）的分泌。当镁水平极端低下时，可使甲状旁腺功能反而低下，经补充镁后即可恢复。

2. 吸收和代谢

食物中的镁在整个肠道均可被吸收，但主要是在空肠末端与回肠部位吸收，吸收率一般约为30%；可通过被动扩散和耗能的主动吸收两种机制吸收。

影响镁吸收的因素很多，首先是受镁摄入量的影响，膳食成分对镁吸收也有很大影响。另外，镁的吸收还与饮水量有关，饮水多时对镁离子的吸收有明显的促进作用。由于镁与钙的吸收途径相同，二者在肠道竞争吸收，因此，也有相互干扰的问题。

肾脏是排镁的主要器官，滤过的镁大约85%～95%被重吸收。血清镁水平高，肾小管重吸收减少；血清镁水平低，肾小管重吸收增加，此调节过程有甲状旁腺激素参与。消化液中含有镁，但正常情况下60%～70%被重吸收，故粪便只排出少量内源性镁。汗液也可排出少量镁。

3. 摄入量与食物来源

中国居民膳食镁元素参考摄入量中，11岁以上人群镁的AI值为350 mg，孕妇和乳母应增加到400 mg，成年人镁的UL值为700 mg。

镁虽然普遍存在于食物，但食物中的镁含量差别甚大。由于叶绿素是镁卟啉的螯合物，所以绿叶蔬菜是富含镁的食物。食物中诸如糙粮、坚果也含有丰富的镁。除了食物之外，从饮水中也可以获得少量镁，但饮水中镁的含量差异很大。如硬水中含有较高的镁盐，软水中含量相对较低，因此水中镁的摄入量难以估计。

二、微量矿物元素

（一）铁

铁是人体极为重要的必需微量元素之一，生物体内的铁都是与蛋白质结合在一起的，没有游离的铁离子存在。人体内铁有两种存在形式，一种为"功能性铁"，是铁的主要存在形式，占体内铁总量的70%～75%。另一种为"储存铁"，占体内总铁的25%～30%，作为体内的储备铁以铁蛋白和含铁血黄素的形式存在于肝、脾与骨髓中。铁在人体器官组织中的分布，以肝、脾中的含量为最高，其次是肾、心、骨骼肌和脑。

1. 生理功能

（1）参与体内氧的运输、氧与二氧化碳的交换和组织呼吸过程

铁在体内的生理功能主要是作为血红蛋白、肌红蛋白、细胞色素等的组成部分而参与体内氧的运输、氧与二氧化碳的交换和组织呼吸过程。血红蛋白能与氧进行可逆性的结合，当血液流经氧分压较高的肺部时，血红蛋白能与氧结合成氧合血红蛋白；而当血液流经氧分压较低的组织时，氧合血红蛋白又将离解成血红蛋白和氧，以供组织利用，并将各组织中的二氧化碳送至肺部排出体外，从而完成氧与二氧化碳的运转、交换和组织呼吸的任务。

$$Hb（血红蛋白）+ O_2 \rightleftharpoons HbO_2（氧合血红蛋白）$$

肌红蛋白能在肌肉组织内转运并储存氧。细胞色素能在细胞呼吸过程中起转运电子的作用，从而对细胞呼吸和能量代谢具有重要的意义。

（2）维持正常的造血功能

铁在骨髓造血细胞中与卟啉结合形成高铁血红素，再与珠蛋白合成血红蛋白。

（3）与维持正常的免疫功能有关

免疫功能与体内铁的水平有关。

另外，铁还参与许多其他重要的功能，如催化促进 β – 胡萝卜素转化为维生素 A、嘌呤与胶原的合成、脂类从血液中转运以及药物在肝脏解毒等方面均需铁的参与。

2. 吸收与代谢

食物中的铁主要是三价铁，需在胃中经过胃酸的作用使之游离出来，并还原成二价铁后才能被胃肠黏膜所吸收。铁的吸收在小肠的任何一段都可进行，主要是在小肠的上段，且吸收效率最佳。铁在体内的代谢过程中，可反复被机体利用。

人体对食物中的铁吸收率很低，膳食中的铁的吸收率平均约为 10%。但各种食物间有很大的差异，一般动物性食物中的铁的吸收率高于植物性食物，例如牛肉为 22%、牛肝为 14% ~16%、鱼肉为 11%，而玉米、大米、大豆、小麦中的铁吸收率只有 1% ~5%。所以，如果膳食中植物性食品较大时，铁的吸收率就可能不到 10%。鸡蛋中铁的吸收率低于其他动物性食品，在 10% 以下。人乳中铁的吸收率最高，可达 49%。

3. 缺乏与过量

铁是微量元素中最容易缺乏的一种，膳食中长期铁供给不足，可引起体内铁缺乏，严重的可导致缺铁性贫血。缺铁性贫血被 WHO 确定为世界性营养缺乏病之一，也是我国主要公共营养问题。

发生缺铁性贫血时表现为头晕、气短、心悸、乏力、脸色苍白、指甲脆薄、注意力不集中、抗感染力下降等症状，儿童易于烦躁、智能发育差。孕妇缺铁可造成婴儿先天性缺铁，对婴儿的发育和健康会产生长久的不良影响。

通过各种途径进入体内的铁量的增加，可使铁在人体内储存过多，因而可导致铁在体内潜在的有害作用。体内铁的储存过多与多种疾病有关。

4. 供给量及食物来源

我国推荐的膳食中铁的参考摄入量为：成年男性 15 mg，成年女性 20 mg。婴幼儿、青少年、孕妇和乳母应按需要增加，如孕妇每日需铁 15 ~35 mg，在一般膳食中不可能满足其需要量，可在医师或营养师的指导下补充铁剂，以预防缺铁性贫血。但人体每日铁的摄入量最好不超过 50 mg。

动物性食物中含有丰富的铁，如动物肝脏、瘦猪肉、牛羊肉、禽类、鱼类、动物全血等不仅含铁丰富而且吸收率很高，是膳食中铁的良好来源，但鸡蛋和牛奶中铁的吸收率低。植物性食物中含铁量不高，且吸收率低，以黄豆和小油菜、芹菜、萝卜缨、荠菜、毛豆等铁的含量较高，其中黄豆的铁不仅含量较高且吸收率也较高，是铁的良好来源。在我国的膳食结构中，植物性食物摄入比例较高，血红素铁的含量低，应注意多从动物性食物中摄取铁。

另外，用铁质烹调用具烹调食物可在一定程度上对膳食起着强化铁的作用。

（二）碘

碘是人体必需的微量元素，正常成人体内含碘 20 ~50 mg，其中 70% ~80% 存在于甲状腺组织内，是甲状腺激素合成的必不可少的成分。其余分布在骨骼肌、肺、卵巢、肾、淋巴结、肝、睾丸和脑组织中。甲状腺中的含碘量随年龄、摄入量及腺体的活动性不同而有差异。

1. 生理功能

（1）参与机体的能量代谢

甲状腺素在蛋白质、脂肪、糖类的代谢中，能促进生物氧化过程，调节能量的转换，使产热增加。碘缺乏引起的甲状腺激素合成减少会导致基本生命活动受损和体能下降，这个作用是终身的。

（2）促进机体的物质代谢

甲状腺素有促进蛋白质的合成、调节蛋白质合成和分解的作用，因此，对人体的生长发育有着重要的生理意义。

在糖类和脂肪代谢中，甲状腺素除能促进生物氧化过程外，还有促进糖类的吸收、加速肝糖元分解、促进周围组织对糖类的利用、促进脂肪的分解和氧化、调节血清中的胆固醇和磷脂的浓度等作用。因此，人体内糖类和脂肪的代谢在甲状腺功能亢进是增强，减退时减弱。

（3）促进生长发育

甲状腺激素能调控并维持动物体内细胞的分化与生长。

（4）促进神经系统发育

甲状腺素能促进神经系统的发育、组织的发育和分化、蛋白质合成，这些作用在胚胎发育期和出生后的早期尤其重要。

（5）垂体的支持作用

甲状腺激素对维持垂体正常的形态、功能和代谢是至关重要的。

2. 吸收与代谢

人每日摄取的碘总量为 100 ~ 300 μg，主要以碘化物的形式由消化道吸收，其中有机碘一部分可直接吸收，另一部分则需在消化道转化为无机碘后，才可吸收。肺、皮肤及黏膜也可吸收极微量的碘。

食物中的碘离子极易被吸收。在代谢过程中，甲状腺素分解而脱下的碘，一部分可重新利用。

3. 缺乏与过量

机体因缺碘而导致的一系列障碍统称为碘缺乏病。人体碘的来源 80% ~ 90% 来自食物，10% ~ 20% 来自饮水，不到 5% 的碘来自空气。由于环境、食物缺碘造成的碘缺乏病常呈地方性。处于内陆、山区的人群，一般远离海洋，水和土壤中含碘极少，因而食物含碘也不高，长期生活在缺碘环境中容易发生碘缺乏病。

碘缺乏的典型症状为甲状腺肿大。婴幼儿缺碘可引起生长发育迟缓、智力低下，严重者发生呆小症。

较长时间的高碘摄入也可导致高碘性甲状腺肿、典型甲状腺功能亢进、乔本氏甲状腺炎等。碘过量通常发生在高碘地区以及在治疗甲状腺肿等疾病中使用过量的碘剂等情况。

4. 供给量及食物来源

人维持正常代谢和生命活动所需的甲状腺激素是相对稳定的，合成这些激素所需的碘量为 50 ~ 75 μg。我国推荐的每日膳食中碘的参考摄入量为：一岁 50 μg，4 ~ 11 岁 90 μg，14 岁以上和成人 150 μg，孕妇和乳母 200 μg。

人类所需的碘，主要来自食物，占人体重量的 80% ~ 90%，其次为饮水与食盐。在碘缺乏区采用碘强化措施是防止碘缺乏的重要途径，如在食盐中加碘、食用油中加碘及自来水中加碘等。食用碘盐是最方便、有效的防御缺碘的方法。

（三）锌

1. 生理功能

（1）人体内许多金属酶的组成成分或酶的激活剂

锌是人体 200 多种酶的组成部分。

（2）促进机体的生长发育和组织再生

锌是调节基因表达即 DNA 复制、转译和转录的 DNA 聚合酶的必需组成部分。因此，缺锌动物的突出的症状是生长、蛋白质合成、DNA 和 RNA 代谢等发生障碍。在人体，缺锌儿童的生长发育受到严重影响而出现缺锌性侏儒症。

（3）提高机体免疫功能

由于锌在 DNA 合成中的作用，使得它在参加包括免疫反应细胞在内的细胞复制中起着重要作用。机体缺锌时可削弱免疫机制，降低抵抗力，使机体易受细菌感染。

（4）维持细胞膜的完整性

锌可与细胞膜上各种基团、受体等作用，增强膜稳定性和抗氧自由基的能力，防止脂质过氧化，从而保护细胞膜的完整性。

另外，锌还能与唾液蛋白结合成味觉素对味觉及食欲起促进作用。锌对皮肤的健康有着重要作用，缺锌可引起上皮的角质化和食道的角质化，出现皮肤粗糙、干燥等现象。

2. 吸收与代谢

人们平均每天从膳食中摄入 10～15 mg 的锌。锌主要在小肠内吸收，其吸收率为 20%～30%，仅有小部分在胃和大肠中吸收。

植物性食物中含有的植酸、鞣酸和纤维素等均不利于锌的吸收。植物性食物中锌的吸收率低于动物性食物，这与其含有纤维素和植酸、鞣酸有关。牛乳中锌的吸收率较低。我国居民的膳食以植物性食物为主，含植酸和纤维较多，锌的生物利用率一般为 15%～20%。另外，铁也可抑制锌的吸收。铁对锌的吸收有相互竞争的作用，铁锌比为 1∶1 时影响不大，在锌铁比太高时则会影响锌的吸收。维生素 D 能促进锌的吸收。锌的营养状况在一定程度上决定锌的吸收率，一般体内锌缺乏时，吸收率增高。

吸收的锌，经代谢后主要通过胰脏的分泌而由肠道以粪便的形式排出，约占排出锌的90%，其余部分由尿、汗、头发中排出或丢失。

研究表明，锌与铁相反，体内储备不易动员。因此，特别需要有规律的外源锌补充，尤其是在生长期。

3. 缺乏与过量

儿童长期缺锌可导致侏儒症，主要表现为生长停滞。青少年除生长停滞外，还会出现性成熟推迟、性器官发育不全、第二性征发育不全等。不论儿童或成人缺锌，均可引起味觉减退及食欲不振，出现异食癖，还会出现皮肤干燥、免疫功能降低等症状。严重缺锌时，即使肝脏中有一定量维生素 A 储备，也会出现暗适应能力降低。

人体一般来说不易发生锌中毒，但若盲目过量补锌或使用因镀锌罐头污染的食物和饮料等时均有可能引起锌过量或锌中毒。成人摄入 2 g 以上的锌即可发生锌中毒，引起急性腹痛、腹泻、恶心、呕吐等症状。锌中毒通常在停止锌的接触或摄入后，症状短期内即可消失。

4. 供给量及食物来源

我国推荐的每日膳食中锌的参与摄入量为：成人男性 15.5 mg，成人女性 11.5 mg。儿童、孕妇、乳母根据需要量的增加而增加。

锌的来源广泛，普遍存于各种食物。动物性食物含锌丰富且吸收率高，一般植物性食物含锌较低。

（四）硒

1. 生理功能

（1）抗氧化作用

硒作为谷胱甘肽过氧化酶的成分，在人体内起抗氧化作用，能防止过多的过氧化物损害机体代谢和危及机体的生存，从而延缓衰老乃至预防某些慢性病的发生。

（2）保护心血管和心肌的健康

硒对于保护心血管以及保护心肌的健康有着重要的作用。在我国，与缺硒有密切关系的克山病是以心肌损害为特征的。

（3）能解除体内重金属的毒性作用

硒和金属有很强的亲和力，是一种天然的重金属解毒剂，在体内与金属相结合，形成金属 – 硒 – 蛋白质复合物而起到解毒作用。

（4）保护视觉器官的健全功能和视力

含有硒的谷胱甘肽过氧化物酶和维生素 E 可使视网膜上的氧化损伤降低。

另外，硒还具有促进生长、调节甲状腺激素、维持正常免疫功能、抗肿瘤及抗艾滋病的作用。

2. 吸收与代谢

硒主要是在小肠中被吸收，人体对食物中硒的吸收率一般为 60% ~ 80% 。硒在人体内主要以两种形式存在，一种是硒蛋氨酸，它在体内不能合成，直接由食物供给，作为机体内硒的储存形式存在，当膳食中缺少硒时，硒蛋氨酸可向机体提供人体所需的硒；另一种是硒中的硒半胱氨酸，为具有生物活性的化合物。

经肠道吸收进入人体内的硒，代谢后大部分经尿液排出，粪便中的硒主要是食物中未吸收的硒，此外，硒还可通过皮肤和毛发排出。

3. 缺乏与过量

硒在食物中的存在形式不同，其生物利用率也不同。维生素 A、维生素 C、维生素 E 可促进人体对硒的吸收和利用，重金属和铁、铜、锌等会对硒的吸收产生抑制作用。

我国科学家首先证实缺硒是发生克山病的主要病因。缺硒也是发生大骨节病的重要原因。另外，缺硒也可影响机体的抗氧化能力和免疫功能。

人类因食用含硒较高的食物和水，或从事某些常常接触到硒的工作时，可引起硒中毒。

4. 供给量及食物来源

我国推荐的每日膳食中硒的参考摄入量为：成人 50 μg，孕妇早期不需额外补充，但是到哺乳期时则每日需要量为 65 μg，一般每日摄入量不宜超过 400 μg。

食物中硒含量受产地土壤中硒含量的影响而有很大的地区差异，同一种食物会由于产地的不同而硒含量不同。一般来说，海产品、肝、肾、肉类、大豆和整粒的谷类是硒的良好来源。我国目前食物中的硒供给量一般存在不足。

项目六　人体对维生素的需要

维生素的种类很多，根据其溶解性可分为两大类，即脂溶性维生素和水溶性维生素两大类。脂溶性维生素包括维生素 A、维生素 D、维生素 E、维生素 K；水溶性维生素包括维生素 B_1、维生素 B_2、烟酸、维生素 B_6、维生素 B_{12}、叶酸、泛酸、胆碱、生物素及维生素 C 等。

一、水溶性维生素及其功能

（一）维生素 B_1

维生素 B_1 因其分子中含有硫和胺，又称硫胺素。因还发现其与预防和治疗脚气病有关，还可称为抗脚气病因子、抗神经炎因子。是维生素中最早发现的一种。

1. 生理功能

（1）参加细胞中的糖代谢

维生素 B_1 是糖代谢中辅酶的重要成分。焦磷酸硫胺素（TPP）是维生素 B_1 的活性形式，是糖类代谢中氧化脱羧酶的辅酶，参与糖代谢中 α–酮酸的氧化脱羧作用。维生素 B_1 若缺乏时，糖代谢至丙酮酸阶段就不能进一步氧化，造成丙酮酸在体内堆积，降低能量供应，影响人体正常的生理功能，并对机体造成广泛损伤。因此，硫胺素是体内物质代谢和热能代谢的关键物质。

（2）对于神经细胞膜对兴奋的传导作用起着重要作用

维生素 B_1 对神经生理活动有调节作用。神经组织能量不足时，出现相应的神经肌肉症状，如多发性神经炎、肌肉萎缩及水肿，甚至会影响心肌和脑组织功能。

此外，维生素 B_1 还与心脏活动、维持食欲、胃肠道的正常蠕动及消化液的分泌有关。

2. 维生素 B_1 的缺乏

人体中维生素 B_1 的缺乏主要是由于摄入不足、需要量增加或机体的吸收利用发生障碍。如长期大量食用精白米面，同时膳食中又缺乏其他的维生素 B_1 含量高的食物，就容易造成维生素 B_1 的缺乏；在煮粥、煮豆、蒸馒头时若加入过量的碱也会大量破坏维生素 B_1；如果高能量膳食中的绝大部分能量来自糖类也易造成维生素 B_1 缺乏；高温环境下、神经高度紧张时、孕妇、乳母对维生素 B_1 的需要量也会相应增加；肝损害、饮酒会影响体内维生素 B_1 的合成等。

维生素 B_1 缺乏引起的病称为脚气病。长期透析的肾病者、完全胃肠外营养的病人以及长期慢性发热病人都可发生。初期症状，有疲乏、淡漠、食欲差、恶心、忧郁、急躁、沮丧、腿麻林和心电图异常。一般分成几类：①干性脚气病：以多发性神经炎症为主，出现上行性周围经炎，表现为指趾麻木、肌肉酸痛、压痛，尤以腓肠肌为甚。②湿性脚气病：以水肿和心脏症状为主。③婴儿脚气病：多发生于 2～5 月龄的婴儿，且多是维生素 B_1 缺乏的母乳所喂养的婴儿，其发病突然，病情急。初期食欲不振、呕吐、兴奋、心跳快，呼吸急促和困难。④急性暴发性脚气病：以心理衰竭为主，伴有膈神经和喉神经瘫痪症状。

3. 供给量及食物来源

维生素 B_1 是人体能量代谢，特别是糖代谢所必需的，故人体对其需要量通常与摄取的热量有关。膳食中维生素 B_1 的供给量与机体能量总摄入量成正比。当人体的能量主要来源于糖类时，维生素 B_1 的需要量最大。一般供给量标准按 0.5 mg/4184 kJ（1000 kcal）计。

我国推荐的每日膳食中维生素 B_1 的参考摄入量为：成年男性 1.4 mg，成年女性 1.3 mg，孕妇 1.5 mg，乳母 1.8 mg。

维生素 B_1 广泛存在于天然食物中，但其含量随食物的种类及储存、加工、烹调等条件的影响而有很大的差异。谷物是维生素 B_1 的主要来源，多存在于种子的外皮及胚芽中。此外，黄豆、干酵母、花生、动物内脏、蛋类、瘦猪肉、新鲜蔬菜等中也含有较多的维生素 B_1。粮谷量的精加工可使维生素 B_1 有不同程度的损失。有些食物如淡水鱼、贝类含有硫胺素酶，能分解破坏硫胺素，不宜生吃，应使之破坏后再食用。

（二）维生素 B_2

维生素 B_2，又称核黄素。在自然界中主要以磷酸酯的形式存在于黄素单核苷酸（FMN）和黄素腺嘌呤二核苷酸（FAD）两种辅酶中。

1. 生理功能

维生素 B_2 在体内是以磷酸酯的形式存在于黄素单核苷酸（FMN）和黄素腺嘌呤二核苷酸（FAD）两种形式参与氧化还原反应，同时也参与维生素 B_6 和烟酸的代谢。

（1）参与体内生物氧化与能量代谢

维生素 B_2 以黄素单核苷酸（FMN）和黄素腺嘌呤二核苷酸（FAD）两种形式与特定的蛋白质结合生成黄素酶。黄素酶在物质代谢中起传递氢的作用，参与组织的呼吸过程。

（2）参与维生素 B_6 和烟酸的代谢

FMN 和 FAD 分别作为辅酶参与维生素 B_6 转变为磷酸吡哆醛、色氨酸转变为烟酸的过程。

（3）参与体内的抗氧化防御系统

由维生素 B_2 形成的 FAD 作为谷胱甘肽还原酶的辅酶，被谷胱甘肽还原酶及其辅酶利用，参与体内的抗氧化防御系统。

（4）与体内铁的吸收、储存和动员有关

维生素 B_2 缺乏时铁的吸收、储存和动员常会受到干扰，严重时可导致缺铁性贫血。

2. 维生素 B_2 的缺乏

维生素 B_2 是维持人体正常生长所必需的因素。人体缺乏维生素 B_2 的主要原因为膳食供应不足、食物的供应限制、储存和加工不当而导致的维生素 B_2 的破坏和损失。酗酒、胃肠道功能紊乱，如腹泻、感染性肠炎、过敏性肠综合症等也可引起人体中维生素 B_2 的缺乏。

维生素 B_2 缺乏主要表现在眼、口腔、皮肤的非特异性炎症反应。如角膜血管增生、眼对光敏感并易于疲劳、视物模糊、夜间视力降低、眼睑炎、眼部发红、发痒和流泪；口角干裂、口角糜烂、舌炎、舌肿胀并呈青紫色；脂溢性皮炎、轻度红斑、鼻周皮炎、男性阴囊皮炎等。长期缺乏维生素 B_2 还可导致儿童生长迟缓，轻中度缺乏性贫血，妊娠期缺乏可导致胎儿骨骼畸形。

3. 供给量及食物来源

因为维生素 B_2 参与体内的能量代谢，因此其需要量与热能的需要量、蛋白质的需要量以及机体代谢状况有关。生长迅速，创伤恢复，怀孕与哺乳期蛋白质的需要量增加，维生素 B_2 的需要量也应随之增加。

膳食模式对维生素 B_2 的需要量有一定影响，低脂肪、高糖类膳食可使机体对维生素 B_2 需要量减少，高蛋白、低糖类膳食或高蛋白、高脂肪、低糖类膳食可使机体对维生素 B_2 需要增加。

我国推荐的每日膳食中维生素 B_2 的参考摄入量为：1~11 岁 0.6~1.2 mg，成年男性 1.4 mg，成年女性 1.2 mg，，孕妇和乳母 1.7 mg。

肠中细菌可以合成一定量的维生素 B_2，但数量不多，主要还须依赖于食物中的供给。维生素 B_2 广泛存在于动植物食物中，但由于来源和收获、加工储存方法的不同，不同食物中维生素 B_2 的含量差异较大。乳类、蛋类、各种肉类、动物内脏中维生素 B_2 的含量丰富，主要以 FMN 和 FAD 的形式与食物中蛋白质结合。绿色蔬菜、豆类中也有。粮谷类的维生素 B_2 主要分布在谷皮和胚芽中，碾磨加工可丢失一部分维生素 B_2，植物性食物中维生素 B_2 的量都不高。我国以植物性食品为主，摄取量偏低，维生素 B_2 的摄入尚不能满足人们身体的需要，较易发生维生素 B_2 的缺乏。

（三）烟酸

烟酸又名尼克酸、维生素 B_5、维生素 PP、抗癞皮病因子，是具有烟酸生物活性的吡啶 - 3 - 羧酸衍生物的总称，主要包括烟酸和烟酰胺（也叫尼克酰胺），它们具有同样的生物活性。

1. 生理功能

（1）构成脱氢酶辅酶 I 及辅酶 II 的组成成分，参与生物氧化还原反应

烟酸的主要生理功能是作为脱氢酶辅酶 I 及辅酶 II 的组成成分，在生物氧化还原反应中作为氢的受体和电子的供体。辅酶 I 为烟酰胺腺嘌呤二核甘酸（NAD^+ 或 DPN^+），辅酶 II 为烟酰胺腺嘌呤二核苷酸磷酸（$NADP^+$ 或 TPN^+）它们都是脱氢酶的辅酶。需要辅酶 I、II 的脱氢酶有数百种，它们在糖类、脂肪及蛋白质的能量释放上起重要作用。

以 NAD 为辅酶的脱氢酶主要参与呼吸作用，即参与从底物到氧的电子传递作用的中间环节。而以 NADP 为辅酶的脱氢酶类则主要将分解代谢中间物上的电子转移到生物合成反应中所需要电子的中间物上。

NAD 参与蛋白质核糖基化过程，与 DNA 复制、修复和细胞分化有关。NADP 在维生素 B_6、泛酸和生物素存在下参与脂肪酸、胆固醇以及类固醇激素等的生物化合。

（2）烟酸还是葡萄糖耐量因子（GTF）的重要组分，具有增强胰岛素效能的作用

葡萄糖耐量因子（GTF）是由三价铬、烟酸、谷胱甘肽组成的一种复合体，具有增强胰岛素效能的作用，可能是胰岛素的辅助因子，有增加葡萄糖的利用及促使葡萄糖转化为脂肪的作用。游离的烟酸无此作用。

（3）保护心血管

大剂量的烟酸还能降低血液中甘油三酯、总胆固醇、β - 脂蛋白的浓度。以及扩张血管，有利于改善心血管功能。大剂量烟酸对复发性非致命的心肌梗死有一定程度的保护作用，但是烟酰胺无此作用，其原因不清。

2. 烟酸的缺乏

烟酸缺乏可引起癞皮病。癞皮病最早报道于 18 世纪的西班牙，主要发生在与玉米或高粱为主食的人群中，主要损害皮肤、口、舌、胃肠道黏膜以及神经系统。癞皮病起病缓慢，常有前期症状，如体重减轻、疲劳乏力、记忆力差、失眠等。如不及时治疗，则可出现皮肤、消化系统、神经系统症状，表现为皮炎、腹泻和痴呆。由于此三系统症状英文名词的开头字母均为"D"字，故又称癞皮病为"3D"症状。其中以皮肤症状最具特征性，主要表现为裸露皮肤及易摩擦部位对称性出现似暴晒过度引起的灼伤、红肿、水泡及溃疡等，皮炎处皮肤会变厚、脱屑、并发生色素沉着，也有因感染而糜烂。口、舌部症状表现为杨梅舌及口腔黏膜溃疡，常伴有疼痛和灼烧感。胃肠道症状可有食欲不振、恶心、呕吐、腹痛、腹泻等。神经症状可表现为失眠、衰弱、乏力、抑郁、淡漠、记忆力丧失、严重时甚至可出现幻觉、神志不清或痴呆症。烟酸缺乏常与维生素 B_1、维生素 B_2 的缺乏同时存在。

3. 供给量及食物来源

烟酸或烟酰胺的来源除食物含有外，尚可在体内由色氨酸转变为烟酸。一般说来，60 mg 色氨酸相当于 1 mg 烟酸。食物中烟酸的当量为烟酸及色氨酸转换而得的盐酸之和。但转换能力因人而异，晚期孕妇转换能力 3 倍于正常妇女。雌激素可刺激色氨酸氧化酶，它是色氨酸转为烟酸过程中的速率限制酶，故孕妇及口服药者转换能力较强。蛋白质摄入增加时烟酸的摄入可相应减少。另外，由于烟酸与能量的代谢有着密切的关系，能量增加时烟酸的需要量也增加，所以，在估计人体对烟酸的需要量时应考虑能量的消耗情况及蛋白质的摄入情况。

我国推荐的每日膳食中烟酸的参考摄入量为：成年男性 14 mg 的 NE，成年女性 13 mg 的 NE，孕妇 15 mg 的 NE。

烟酸及烟酰胺广泛存在于食物中。植物性食物中存在的主要是烟酸，动物性食物中以酰胺酸为主。其良好的食物来源主要为动物性食物，在肝、肾、瘦畜肉、鱼以及坚果类中含量丰富。乳、蛋中的含量虽然不高，但其所含色氨酸较多，在体内可转化为烟酸。谷类中的 80% ~90% 烟酸存在于它们的种子皮中，故加工精度的影响较大。

玉米中的盐酸含量并不低，甚至高于小麦粉，但玉米中的盐酸主要为结合型而不能被人体吸收利用，所以以玉米为主食的人群容易发生癞皮病。这种结合型烟酸在碱性环境中能发生降解而将游离烟酸释放出来，如果用碱处理玉米，可将结合型的盐酸水解成为游离型的烟酸，易被机体利用。有些地区的居民，长期大量食用玉米，用碳酸氢钠（小苏打）处理玉米以预防癞皮病，收到了良好的预防效果。

（四）维生素 B_6

维生素 B_6 又称吡哆醇，它是一组含氮的化合物，属于水溶性维生素，实际包括吡哆醇（PN）、吡哆醛（PL）、吡哆胺（PM）三种衍生物，均具有维生素 B_6 的生物活性，这三种形式间通过酶可相互转换。它们以磷酸盐的形式广泛分布于动植物体内。

1. 生理功能

（1）维生素 B_6 作为许多酶的辅酶参与物质代谢

维生素 B_6 是参与体内代谢最多的一种维生素。现已知有上百种酶需要维生素 B_6 作为辅酶而参与物质代谢，与蛋白质、脂肪、糖类的代谢有密切关系、维生素 B_6 作为磷脂化酶的一个基本成分，参与肌糖原和肝糖原的磷酸化反应，维生素 B_6 还参与由亚油酸合成花生四烯酸和胆固醇的过程。神经鞘磷脂的合成、神经递质、肾上腺素、胃促分泌素以及血红素卟啉前体的合成都需要维生素 B_6 的参与。维生素 B_6 除参与神经递质、糖原、神经鞘磷脂、血红素、类固醇和核酸的代谢外，还参与所有氨基酸代谢，为氨基酸代谢中需要的 100 多种酶的辅酶。维生素 B_6 对许多种氨基酸的转氨酶、脱羧酶、脱水酶、消旋酶和异构酶是必需的。

在机体组织细胞利用色氨酸自身合成烟酸的过程中，其转化过程受维生素 B_6 的影响，肝脏中维生素 B_6 水平降低时会影响烟酸的合成。

（2）提高机体免疫功能

维生素 B_6 参与了抗体的形成，另外，细胞的增长、DNA 的分裂、RNA 遗传物质的形成都需要维生素 B_6 的参与，它可以帮助脑及免疫系统发挥正常的作用。这个过程对维持适宜的免疫功能也是非常重要的。

2. 维生素 B_6 的缺乏

维生素 B_6 在动植物性食物中分布较广泛，人体肠道中也可合成一部分，在一般情况下人体不易发生缺乏。而且单纯的维生素 B_6 缺乏较少见，一般还同时伴有其他 B 族维生素的缺乏。维生素 B_6 缺乏的典型临床症状是脂溢性皮炎，可导致眼、鼻与口腔周围皮肤脂溢性皮炎，并可扩展至面部、前额、耳后、阴囊及会阴处。临床可见有口炎、舌炎、唇干裂，个别出现神经精神症状，易急躁、抑郁及人格改变。此外，维生素 B_6 的缺乏还可以导致生长不良、肌肉萎缩、脂肪肝、惊厥、贫血、生殖系统功能破坏、水肿及肾上腺增大。受维生素 B_6 缺乏影响的孕妇，还会影响胎儿脑细胞的发育。

儿童缺乏维生素 B_6 的影响较成人大，可出现烦躁、抽蓄、癫痫样惊厥以及脑电图异常等临床症状。肌肉注射补充后症状可消失，但其体内色氨酸转化为烟酸的能力恢复很慢。

3. 供给量及食物来源

人体对维生素 B_6 的需要量主要受膳食中的蛋白质含量、肠道细菌合成维生素 B_6 的量、机体生理状况及药物使用状况等因素的影响。我国推荐的每日膳食中维生素 B_6 的参考摄入量为：1～11 岁 0.5～1.1 mg，成人 1.2 mg，50 岁后增加到 1.5 mg，孕妇和乳母 1.9 mg。

维生素 B_6 的食物来源很广泛，动植物性食物中均含有，其中含量最高的食物为白色肉类，如鸡肉和鱼肉，另外在肝脏、谷类、豆类和坚果类中含量也很高，水果和蔬菜中含量较高，尤其是香蕉中的含量非常丰富。大多数维生素 B_6 的生物利用率相对较低，动物性来源的食物中维生素 B_6 的生物利用率要优于植物性来源的食物，且较易吸收。

（五）叶酸

叶酸也称蝶酰谷氨酸，是含有蝶酰谷氨酸结构的一类化合物的统称，因最初是从菠菜叶中分离提取故称为叶酸。

1. 生理功能

叶酸是人体重要的辅酶，在体内的活性形式为四氢叶酸（THFA），四氢叶酸是体内一碳单位转运酶系的辅酶，起着一碳单位传递体的作用。所谓一碳单位，是指在代谢过程中某些化合物分解代谢生成的含一个碳原子的基团，如甲基（－CH_3）、亚甲基（－CHO）、次甲基或称甲烯基（－CH）、甲酰基（－CHO）、亚胺甲基（－CH＝NH）等。四氢叶酸携带这些一碳单位，与血浆蛋白相结合，主要转运到肝脏储存。

叶酸携带一碳单位的代谢与许多重要的生化过程密切相关。它参与核酸等重要化合物的合成及氨基酸的代谢，而核酸及蛋白质的合成正是细胞增殖、组织生长和机体发育的物质基础，因此，叶酸对于细胞分裂和组织生长具有极其重要的作用。叶酸不仅可以影响 DNA 和 RNA 的合成，而且还可以通过蛋氨酸代谢影响磷脂、肌酸、神经介质以及血红蛋白的合成，在脂代谢过程也有一定作用。

2. 叶酸的缺乏

在正常情况下，人体所需叶酸除从食物摄取外，人体中的肠道细菌也能合成部分叶酸，一般不会产生叶酸的缺乏。但在一些情况下，如膳食供应不足、吸收障碍、生理需要量增加、酗酒等时也会造成体内叶酸的缺乏。

叶酸缺乏首先影响细胞增殖速度较快的组织，尤其是更新速度较快的造血系统。叶酸缺乏时红细胞中核酸合成障碍，从而影响红细胞的发育和成熟，表现为红细胞成熟延缓、细胞体积增大、不成熟的红细胞增多、同时引起血红蛋白的合成减少，脆性增加，称为巨幼红细胞贫血。另外，还可出现皮炎、腹泻、精神衰弱、萎靡不振等症状，还可诱发动脉粥样硬化及心血管疾病。儿童叶酸缺乏可使生长发育不良。叶酸缺乏还可使同型半胱氨酸向蛋氨酸转化出现障碍，进而导致同型半胱氨酸血症。

孕妇在孕早期缺乏叶酸是引起胎儿神经管畸形的主要原因。神经管闭合是在胚胎发育的第 3~4 周，叶酸的缺乏可引起神经管未能闭合而导致脊柱裂和无脑畸形为主的神经管畸形。所以孕妇应在孕前 1 个月至孕后 3 个月内注意补充叶酸摄入，可通过叶酸补充剂进行补充。但也不宜大剂量服用，叶酸过量会影响锌的吸收而导致锌缺乏，使胎儿发育迟缓、低出生体重儿增加，还可诱发惊厥。

3. 供给量及食物来源

我国推荐的每日膳食中叶酸的参考摄入量为：成人 400 μg，孕妇 600 μg，乳母 500 μg。一般不超过 1 mg。

叶酸盐在自然界中广泛存在动物性食物和植物性食物中。肝、肾、绿叶蔬菜、土豆、麦麸等含量丰富，但在自然界中为多谷氨结合型者。在烹调中暴露于空气及光中易被破坏。在长时间烹调或加工过程中，可破坏 50%~95%。植物的绿叶能合成叶酸，但易被光和热分解，食物经烹调、腌制及热处理后都能使叶酸破坏损失。

（六）维生素 B_{12}

维生素 B_{12}，又称钴胺素、抗恶性贫血维生素，为钴胺素类化合物。

1. 生理功能

（1）作为蛋氨酸合成酶的辅酶参与蛋氨酸的合成

维生素 B_{12} 在体内以两种辅酶形式即辅酶 B_{12}（即 $5'$-脱氧腺苷钴胺素）及甲基 B_{12}（甲基钴胺素）发挥生理作用，参与体内生化反应。辅酶 B_{12} 及甲基 B_{12} 为人类组织中最主要的辅酶形式。前者在线粒体内，后者在胞浆内，为合成蛋氨酸所必需。它们对光不稳定，光解后形成水钴胺素。在氰存在的条件下变成氰钴胺素。

（2）促进叶酸变为有活性的四氢叶酸

维生素 B_{12} 能促进叶酸变为有活性的四氢叶酸，并进入细胞以促使核酸和蛋白质的合成，有利于红细胞的发育、成熟。所以机体内若缺乏维生素 B_{12} 同样可引起巨幼红细胞性贫血。

（3）维生素 B_{12} 对维持神经系统的功能有重要作用

辅酶 B_{12} 参与神经组织中髓鞘脂的合成，同时它又能保持还原型谷胱甘肽的浓度而有利于糖代谢。缺乏维生素 B_{12} 可引起神经障碍，对幼儿可出现智力减退。

2. 维生素 B_{12} 的缺乏

膳食维生素 B_{12} 的缺乏较少见，维生素 B_{12} 的缺乏主要的原因为膳食中缺乏、"内因子"缺乏以及其他慢性腹泻引起的吸收障碍。素食者由于长期不吃肉食而较常发生维生素 B_{12} 的缺乏。老年人和胃切除患者由于胃酸过少，不能分解食物中蛋白 – 维生素 B_{12} 复合体也可引起维生素 B_{12} 的吸收不良。

维生素 B_{12} 的缺乏可影响到体内所有细胞，尤其对细胞分裂快的组织影响最为严重。主要表现为巨幼红细胞型贫血及神经系统的疾患。巨幼红细胞型贫血主要表现为血液中出现巨大的有核红细胞，红细胞成熟延缓，细胞体积增大，不成熟的红细胞增多，凝血时间延长，厌食等。神经系统的症状，起初为隐性的，先由周围神经开始，手指有刺痛感，后发展至脊柱后侧及大脑，记忆力减退，易激动，嗅味觉不正常，运动也不正常等。维生素 B_{12} 的缺乏严重时可导致死亡。

3. 供给量及食物来源

维生素 B_{12} 的最低需要量即维持正常机体正常功能的必须的摄入量为每日 0.1 μg。我国推荐的每日膳食中维生素 B_{12} 的参考摄入量为：成人 2.4 μg，孕妇 2.6 μg，乳母 2.8 μg。

由于维生素 B_{12} 只能依靠微生物合成，膳食中的维生素 B_{12} 主要来源于动物性食品，主要食物来源为肉类、动物内脏、鱼、禽、贝壳类及蛋类，尤其是肝脏，含量可达 10 μg/100 g。乳及乳制品中含量较少。植物性食品基本不含维生素 B_{12}。

（七）维生素 C

维生素 C 又名抗坏血酸、抗坏血病维生素，为水溶性的维生素，是一种含有 6 个碳原子的酸性多羟基化合物。维生素 C 的结构中虽然不含有羧基，仍具有有机酸的性质。天然存在的维生素 C 有 L 与 D 两种异构体，自然界存在的具有生物活性的是 L 型，D 型维生素无生物活性。

1. 生理功能

（1）参加体内的多种氧化 – 还原反应，促进生物氧化过程

维生素 C 可以氧化型，又可以还原型存在于体内，所以即可作为供氢体，又可作为受氢体，能可逆地参与体内的氧化还原反应。体内具有氧化型谷胱甘肽，可使还原型抗坏血酸氧化成脱氢抗坏血酸，而脱氢抗坏血酸又可被还原型谷胱甘肽还原成还原型抗坏血酸，以使维生素 C 在体内氧化还原反应过程中发挥重要作用。

维生素 C 是机体内一种很强的抗氧化剂，可使细胞色素 C、细胞色素氧化酶及分子氧还原，并与一些金属离子螯合，虽然不是辅酶，但是可以增加某些金属酶的活性。维生素 C 可以直接与氧化剂作用，以保护其他物质免受氧化破坏。它也可还原超氧化物、羟基、次氯酸以及其他活性氧化剂，这类氧化剂可能影响到 DNA 的转录或损伤 DNA、蛋白质或膜的结构。维生素 C 在体内是一个重要的自由基清除剂，能分解皮肤中的色素，防止发生黄褐斑等，发挥抗衰老作用，并能阻止某些致癌物的形成。有些化学物质对机体的损害，都涉及自由基的作用，如氧、臭氧、二氧化氮、酒精、四氯化碳及抗癌药中的阿拉霉素对心脏的损伤。维生素 C 作为体内水溶性的抗氧化剂，可与脂溶性抗氧化剂有协同作用，在防止过氧化作用上起

一定的作用。人眼中的晶体在光的作用下，也可产生氧的自由基，为白内障产生的原因之一。这些自由基在正常情况下为体内维生素 C 等抗氧化剂清除，所以大量的维生素 C 可以阻止这种过氧化作用的破坏。

（2）促进组织中胶原的形成，保持细胞间质的完整

胶原主要是存在于骨、牙齿、血管、皮肤等中，是这些组织保持完整性，并促进创伤与骨折愈合。胶原还能使人体组织富有弹性，同时又可对细胞形成保护，避免病毒侵入。在胶原的生物合成过程中，α-肽链上的脯氨酸和赖氨酸要经过羟化形成羟脯氨酸和羟赖氨酸羟基后才能进一步形成胶原的正常结构。维生素 C 能活化脯氨酸羟化酶和赖氨酸羟化酶，促进脯氨酸和赖氨酸向羟脯氨酸和羟赖氨酸转化。毛细血管壁膜及连接细胞的纤维组织也是由胶原构成，也需要有维生素 C 的促进作用。因此，维生素 C 对促进创伤的愈合、促进骨质钙化、保护细胞的活性并阻止有毒物质对细胞的伤害、保持细胞间质的完整、增加微血管的致密性及降低血管的脆性的方面有着重要的作用。

（3）提高机体的抵抗力，并具有解毒作用

维生素 C 作为抗氧化剂可促进机体种抗体的形成，提高白细胞的吞噬功能，增强机体对疾病的抵抗力。维生素 C 还与肝内、肝外的毒物及药物的代谢有关，维生素 C 使氧化型谷胱甘肽还原为还原型谷胱甘肽，还原型谷胱甘肽可解除重金属或有毒药物的毒性，并促使其排出体外。

（4）与贫血有关

维生素 C 能利用其还原作用，促进肠道中的三价铁还原为二价铁，有利于非血红素铁的吸收，因而对缺铁性贫血有一定作用，缺乏则引起贫血，严重时会引起造血机能障碍。

另外，叶酸在体内必须转变成有生物活性的四氢叶酸才能发挥其生理作用，维生素 C 能促进叶酸形成四氢叶酸，有效降低婴儿巨幼红细胞贫血的可能性。

（5）防止动脉粥样硬化

维生素 C 可促进胆固醇的排泄，防止胆固醇在动脉内沉积，并可溶解已有的沉积，有效防治动脉粥样硬化。

（6）防癌

维生素 C 可阻断致癌物亚硝胺在体内的合成，可维持细胞间质的正常结构，防止恶性肿瘤的生长蔓延。

2. 维生素 C 的缺乏

当膳食摄入量减少或机体需要增加又得不到及时补充时，可使体内维生素 C 储存减少，出现缺乏症状。维生素 C 缺乏时，主要是引起坏血病。

坏血病起病较为缓慢，一般历时 4～7 个月。其早期症状是体重减轻、四肢无力、衰弱、急躁、肌肉和关节疼痛等，继而出现牙龈红肿，牙龈疼痛出血、皮下渗血、易骨折等。典型症状可表现出齿龈红肿，受压迫时出血，严重时萎缩，牙齿松动，骨骼变脆，骨质疏松，毛细血管脆性增强，皮下、黏膜、肌肉、关节均可出血，如有创伤则伤口愈合缓慢。婴儿常有激动、软弱、倦怠、食欲减退、四肢疼痛、肋软骨接头处扩大、四肢掌骨端肿胀以及有出血倾向等。全身任何部位可出现大小不等和程度不同的出血、血肿或瘀斑。

维生素 C 虽然较易缺乏，但也不能过量补充。过量的维生素 C 对人体有副作用，如恶心、腹部不适、腹泻、破坏红细胞。维生素 C 在体内分解代谢的最终产物是草酸，长期服用

过量维生素 C 可出现草酸尿以至造成 pH 下降导致尿路结石。

3. 供给量及食物来源

人体维生素 C 的供给量可受多种因素的影响，如年龄、环境、体力消耗情况、疾病以及加工方法等。我国推荐的每日膳食中维生素 C 的参考摄入量为：1 ~ 11 岁 60 ~ 90 mg，青少年及成人 100 mg，孕妇及乳母 130 mg。

人体内不能合成维生素 C，所需要的维生素 C 必须由食物提供。维生素 C 的主要食物来源是新鲜蔬菜与水果。如青菜、菠菜、豌豆苗、韭菜、辣椒、油菜苔、苋菜、花菜、苦瓜等深色蔬菜中含有丰富的维生素 C；水果中枣（特别是酸枣）、柚、橙、龙眼、无花果、山楂、草莓、柑橘、柠檬等中含量最多，而苹果、梨中的含量较少；在动物性食物中仅肝、肾含有少量的维生素 C。

新鲜植物中维生素 C 的含量较多，是由于植物中的有机酸及其他抗氧化剂可以保护它免于破坏，而且在猕猴桃、刺梨、酸枣等水果中不仅维生素 C 的含量丰富，而且还含有保护维生素 C 的生物类黄酮，是一类值得开发的天然维生素 C 补充剂。但维生素 C 在烹调与储存过程中容易损失，菠菜储存 2 d 后损失可达 2/3。按中国的烹饪方法加工后的食物，维生素 C 的保存率为 50% ~ 70%。

二、脂溶性维生素及其功能

（一）维生素 A

维生素 A 又叫视黄醇，是人类最早发现的维生素，是指含有视黄醇结构，并具有其生物活性的一大类物质。包括视黄醇、视黄醛、视黄基酯复合物并不具有维生素 A 的生物活性，但它能在肠道中水解产生视黄醇。有维生素 A_1 和维生素 A_2 两种，它们纯属于动物代谢的产物。维生素 A_1 为视黄醇，主要存在于哺乳动物和海洋鱼类的肝脏中；维生素 A_2 为脱氢视黄醇，主要存在于淡水鱼中。维生素 A_2 的生物活性约为维生素 A_1 的 40%。在植物中不含已形成的维生素 A，植物来源的类胡萝卜素是人类维生素 A 的重要来源。某些有色植物含有类胡萝卜素，其中一小部分可在小肠和肝细胞内转变成视黄醇和视黄醛，这些类胡萝卜素统称为维生素 A 原，包括 α - 胡萝卜素、β - 胡萝卜素、β - 隐黄素、γ - 胡萝卜素等。植物体中所含红黄色素中很多属于类胡萝卜素，胡萝卜素为维生素 A 的前体。在动物体内胡萝卜素可以转化为维生素 A，并具有维生素 A 的生物活性，所以被称为维生素 A 原。类胡萝卜素中最具有维生素 A 生物活性是 β - 胡萝卜素，在人类肠道中的吸收利用率，大约为维生素 A 的 1/6，其他胡萝卜素的吸收率相对更低。

1. 生理功能

（1）维生素 A 与视网膜上的感光物质视紫红质的合成和再生有关

视网膜上有两种高度特异的感光视细胞，即视杆细胞与视锥细胞。视锥细胞与明视觉及色觉有关，视杆细胞与暗视觉有关，两者的感光物质不同，视锥细胞为视紫兰质，视杆细胞为视紫红质。在人体中后者数量多，前者数量少。视紫红质由维生素 A 醛与视蛋白结合而成，为暗视觉的必需物质，在黑暗中非常稳定。当视网膜接受光线时视紫红质发生一系列变化，经过各种中间构型的改变（表现为由红变橙，变黄，最后变为无色）而引发神经冲动，传入大脑形成视觉，此称光适应。由于在光亮处对光敏感的视紫红质被大量消耗，一旦由亮处到暗处，不能看到暗处物质，但若视网膜处有充足的视黄酸，即可被存在于细胞中的视黄醛异构酶异构化，并于视蛋白结合再次形成视紫红质，从而恢复对光的敏感性，以致能在微弱照度下的暗处看见物质，这一过程称为暗适应。显然，暗适应的速度快慢与体内维生素 A 的营养水平有密切关系。由于在此过程中，有部分视黄醛变成视黄醇被排泄，所以必须不断地补充维生素 A，才能维持视紫红质的合成和整个暗光视觉过程。

（2）维护上皮细胞的完整和健全，增强抵抗力

维生素 A 对上皮细胞起稳定作用，参与维持上皮细胞的形态完整和健全，增强抵抗力。维生素 A 营养良好时，人体上皮组织黏膜细胞中的糖蛋白的生物合成正常，分泌黏液正常，而缺乏时上皮不分泌糖蛋白，导致上皮组织萎缩，皮肤干燥、粗糙，毛囊角质化，汗腺和皮脂腺萎缩。

（3）促进生长发育和维护生殖功能，并维持和促进免疫功能

维生素 A 参与细胞的 RNA、DNA 的合成，对细胞的分化、组织更新有一定的影响。维生素 A 参与调节机体多种组织细胞的生长和分化，包括神经系统、心血管系统、眼睛、四肢和上皮组织等。维生素 A 通过调节细胞免疫和体液免疫来提高免疫功能，这也与增强巨噬细胞和自然杀伤细胞的活力以及改变淋巴细胞的生长和分化有关。维生素 A 还参与软骨内成骨，缺乏时长骨的形成和牙齿的发育均会受到影响。维生素 A 缺乏时还会导致男性睾丸萎缩，精子数量减少、活力下降，也可影响胎盘发育。缺乏维生素 A 的儿童生长停滞、发育迟缓、骨骼发育不良，缺乏维生素 A 的孕妇所生的新生儿体重减轻。

此外，类胡萝卜素也是人体内不可缺少的营养物质。β - 胡萝卜素不仅是食物中维生素 A 的良好来源，研究发现它在防癌方面和预防心血管疾病方面也有明显作用。β - 胡萝卜素是极好的抗氧化剂，在人体内能捕捉自由基，提高机体抗氧化防御能力，有助于提高正常机体的免疫功能。

2. 缺乏与过量

维生素 A 缺乏的最早症状是暗适应能力下降，严重时可导致夜盲症。缺乏维生素 A 可使细胞过度角质化，对所有器官均有影响，使其机能发生障碍。最早受影响的是眼睛的结膜和角膜，表现为结膜或角膜干燥、软化甚至穿孔，以及泪腺分泌减少。消化道表现为舌味蕾上皮角化，肠道黏膜分泌减少，食欲减退等。呼吸道黏膜上皮萎缩、干燥，纤毛减少，抗病能力减退。消化道和呼吸道感染疾病的危险性提高，而且感染后不易痊愈，特别是儿童、老人容易引起呼吸道炎症，严重时可引起死亡。泌尿和生殖系统的上皮细胞同样也会发生改变，从而影响其功能。

婴幼儿和儿童维生素 A 缺乏的发生率远高于成人，这是由于孕妇血中的维生素 A 不易通过胎盘屏障进入胎儿体内，故初生儿体内维生素 A 储存量低。儿童维生素 A 缺乏最主要的症状是眼结膜毕脱氏斑，其为脱落细胞的白色泡沫状聚积物，使正常结膜上皮细胞和杯状细胞被角化细胞取代的结果。另外，维生素 A 缺乏时，会造成血红蛋白合成代谢障碍，免疫功能低下，儿童生长发育迟缓。

由于维生素 A 为脂溶性维生素，其在体内的排泄率不高，食入过量可在体内蓄积而导致中毒。主要表现为厌食、恶心、呕吐、肝脾肿大、长骨变粗及骨关节疼痛、过度兴奋、肌肉僵硬、皮肤干燥、搔痒、鳞皮、脱发等。成人每天摄入 22500 ~ 150000 μg RE，3 ~ 6 个月后可出现上述症状，但大多数是由于摄入维生素 A 纯制剂或吃了某些野生动物肝、鱼肝而引起的，一般食物中摄入的维生素 A 不会引起中毒。通过食物摄入大量胡萝卜素，除在皮肤脂肪

积累使其呈黄色外，尚未发现有其他的毒性。

　　3. 供给量及食物来源

　　在计算膳食中维生素 A 的供给量时，除了应考虑维生素 A 本身外，还应考虑其前体物质类胡萝卜素（以 β - 胡萝卜素为主）。膳食或食物中全部具有视黄醇活性物质常用视黄醇当量（RE）来表示，包括已形成的维生素 A 和维生素 A 原的总量。

　　我国推荐的每日膳食中维生素 A 的参考摄入量为：男性 800 μg RE，女性 700 μg RE，孕妇与乳母 800 ~ 1000 μg RE。

　　维生素 A 在动物性食物如动物的肝、肾、蛋及乳中含量丰富，尤其以肝脏中最为丰富，在绿色蔬菜及红黄色蔬菜与水果中含有类胡萝卜素，如西兰花、胡萝卜、豌豆苗、红心甜薯、菠菜、苋菜、油菜、橘子、枇杷等中含量比较丰富。满足人体中维生素 A 需要量的主要食物来源是这些有色蔬菜，动物性食物膳食结构中所占的比例较少，单纯只靠动物性食物并不能完全满足人体对维生素 A 的需要，而人体每天都要摄入大量的有色蔬菜，其中的类胡萝卜素可在体内转化形成维生素 A、以供人体的需要。一般认为，人体每日所需维生素 A 1/3 由视黄醇提供，2/3 由类胡萝卜素提供较好。

（二）维生素 D

　　维生素 D 为一组存在于动植物组织中的类固醇的衍生物，因其有抗佝偻病作用，也称之为抗佝偻病维生素。目前已知的维生素 D 至少有 10 种，但最重要的是维生素 D_2（麦角钙化醇）和维生素 D_3（胆钙化醇）。麦角固醇和 7 - 脱氢胆固醇分别是维生素 D_2 和维生素 D_3 的前体。麦角固醇主要存在于植物油、酵母菌和麦角中，在人体中不存在，消化道中也不能吸收，但经紫外光照射后可转变为维生素 D_2，并且能为人体吸收。但麦角固醇在自然界中的存量很少。7 - 脱氢胆固醇存在于人体的皮肤和皮下脂肪中，经紫外线照射可转变为维生素 D_3。维生素 D_2 和维生素 D_3 的生理功能和作用机制是完全相同的，二者都具有维生素 D 的生理活性，常被统称为维生素 D。1, 25 - $(OH)_2$ - D_3 是维生素 D 的活性形式，具有类固醇激素的作用。

　　1. 生理功能

　　维生素 D 最主要的生理功能就是它能促进钙、磷在人体肠道中的吸收，维持血清中钙、磷浓度的稳定，促进骨骼和牙齿的钙化，保证正常的生长发育。

　　1, 25 - $(OH)_2$ - D_3 作用于小肠、骨骼、肾脏等器官中，在甲状旁腺素的共同作用下，维持血钙水平。血钙浓度低时，可促进肠道主动吸收钙、肾脏对钙的重吸收以及从骨骼中动员钙；而当血钙浓度过高时，促使甲状旁腺产生降钙素，阻止钙从骨中动员出来，增强骨骼钙化，并增加钙、磷从尿液中的排出量。维生素 D 也能激发肠道对磷的转运过程，且这种转运是独立的，与钙的转运相互并不影响。

　　2. 缺乏与过量

　　膳食供应不足或人体日照不足是维生素 D 缺乏的主要原因。若日照充足、户外活动正常，一般情况下不易发生维生素 D 的缺乏。

　　婴幼儿缺乏维生素 D 可引起佝偻病，以钙、磷代谢障碍为特征，严重者出现骨骼畸形，如方头、鸡胸、漏斗胸、肋骨串珠、"O" 型退和 "X" 型腿等。成人维生素 D 缺乏会使已成熟的骨骼脱钙，表现为骨质软化症，特别是孕妇和乳母及老年人容易发生，常见的症状是骨痛、肌无力、易变形，活动加剧时，严重时骨骼脱钙而引起骨质疏松症和骨质软化病，发生自发性或多发性骨折。

通过膳食来源的维生素 D 一般认为不会引起中毒，但摄入过量的维生素 D 补充剂或强化维生素 D 的乳制品，有发生维生素 D 过量和中毒的可能。目前认为维生素 D 的每日摄入量不宜超过 25 μg。

维生素 D 中毒表现主要有厌食、恶心、多尿、烦躁、皮肤瘙痒、血钙、血磷增高，尿中钙、磷也增高，钙可大量沉积在一些软组织，如心、肾、肝、血管中，引起功能障碍，甚至引起肾钙化，心脏及大动脉钙化。严重的维生素 D 中毒可导致死亡。

3. 供给量及食物来源

由于维生素 D 既可由膳食提供，又可经暴露在日光之下的皮肤自身合成，并且维生素 D 的供给量与食物中钙、磷的供给量相联系，皮肤中合成量的多少又受到地理位置、暴露面积、阳光照射时间、紫外线强度、皮肤颜色等方面的影响，所以维生素 D 的需要量很难确切估计。我国推荐的每日膳食中维生素 D 的参考摄入量为：在钙、磷供给量充足的条件下，儿童、少年、孕妇、乳母、老人维生素 D 的适宜摄入量为 10 μg，16 岁以上成人为 5 μg。

经常晒太阳是人体廉价获得充足有效的维生素 D 的最好来源，在阳光不足或空气污染严重的地区，也可采用紫外线灯作预防性照射。成年人只要经常接触阳光，一般不会发生维生素 D 缺乏症。婴儿若仅暴露面部和前手臂，每天户外活动 2h 即可预防维生素 D 缺乏病的发生。儿童和年轻人应每周保证 2~3 次的短时户外活动以满足对维生素 D 的需要。老年人皮肤产生维生素 D 的能力较低，衣服往往又穿的较多，接触阳光照射较少，使维生素 D 的产生较少，加上老年人易有乳糖不耐症，乳制品摄入少，维生素 D 的来源往往较少。因此，对老年人应鼓励在春、夏、秋季的早晨或下午多接触阳光，使维生素 D 满足身体的需要。

维生素 D 在天然食物中存在并不广泛，主要是存在于海水鱼（如鲱鱼、鲑鱼和沙丁鱼）、动物的肝脏、蛋黄、牛肉、黄油等动物性食品及鱼肝油制剂中，以鱼肝和鱼油中的含量最为丰富。植物性食物如蘑菇、蕈类中含有一定的维生素 D。人乳和牛乳中的维生素 D 含量较低，蔬菜、谷类及其制品和水果只含有少量的维生素 D 或几乎不含维生素 D。

由于食物中的维生素 D 来源不足，许多国家均在常用的食物中进行维生素 D 强化，如焙烤食品、乳及乳制品和婴儿食品等，以预防维生素 D 的缺乏症。我国不少地区使用维生素 A、维生素 D 对牛乳进行强化，使维生素 D 缺乏症得到了有效的控制。

（三）维生素 E

维生素 E 又名生育酚，是所有具有生育酚生物活性化合物的总称。它包括 4 种生育酚和 4 种生育三烯酚共八种化合物。即 α、β、γ、δ 生育酚和 α、β、γ、δ 生育三烯酚。虽然维生素 E 的这 8 种化合物的化学结构极为相似，但其生物学活性却相差甚远。其中 α-生育酚的生物活性最高，是自然界中分布最广泛、含量最丰富、活性最高的维生素 E 的形式，所以通常以 α-生育酚作为维生素 E 的代表。

1. 生理功能

（1）抗氧化作用

维生素 E 是极为重要的抗氧化剂，它与其他抗氧化物质以及抗氧化酶包括超氧化物歧化酶、谷胱甘肽过氧化物酶等一起构成了体内抗氧化系统，能清除体内的自由基并阻断其引发的链反应，可防止生物膜（包括细胞膜、细胞器膜）和脂蛋白中多不饱和脂肪酸、细胞骨架及其他蛋白质的巯基受自由基和氧化剂的攻击。维生素 E 还可与过氧化物反应，预防过氧化脂质的产生。从而维持了细胞膜的完整性和机体的正常功能。

（2）保持红细胞的完整性

膳食中长期维生素 E 摄入不足，可导致人体中红细胞数量的减少，并使其脆性增加，寿命缩短。维生素 E 还可抑制血小板凝聚，降低心肌梗死和脑卒中的危险性。

（3）预防衰老

血及组织中脂类过氧化物（内脂褐质）水平随着人们年龄的增长而不断增加。脂褐质俗称老年斑，是细胞内某些成分被氧化分解后的沉积物，补充维生素 E 可减少细胞中的脂褐质的形成。维生素 E 还可改善皮肤的弹性，延迟性腺萎缩，提高免疫力，在预防和延缓衰老方面具有一定的作用。

（4）与生殖机能有关

维生素 E 缺乏时可使雄性动物精子的形成被严重抑制，雌性动物孕育异常。在临床上常用维生素 E 治疗先兆性流产和习惯性流产。

此外，维生素 E 还可抑制体内胆固醇合成限速酶，从而降低血浆中胆固醇的水平，抑制肿瘤细胞的生长和繁殖，维持正常的免疫功能；并对神经系统和骨骼具有保护作用等。

2. 缺乏与过量

维生素 E 缺乏在人类中较为少见，但可出现在低体重的早产儿、血 β-脂蛋白缺乏症和脂肪吸收障碍的患者中。缺乏维生素 E 时可出现视网膜褪变、蜡样质色素积聚、溶血性贫血、肌无力、神经退行性病变、小脑共济失调和振动感觉丧失等。

在脂溶性维生素中，维生素 E 的毒性相对较小，人体使用大剂量维生素 E 也尚未发现有明显的中毒症状，有可能会出现肌无力、视觉模糊、复视、恶心、腹泻以及维生素 K 的吸收和利用障碍等现象。人体每天摄入量以不超过 400 mg 为宜。

3. 供给量及食物来源

维生素 E 的需要量因人而异，不同生理时期对维生素 E 的需要量不同。婴幼儿、孕妇、乳母、老年人对维生素 E 的需求量较大。一般来说，我国成人维生素 E 的每日摄入量为 14 mg，儿童依年龄而有所不同。

维生素 E 只能在植物中合成。植物的叶子和其他绿色部分均含有维生素 E，绿色植物中的维生素 E 含量要高于黄色植物。维生素 E 存在于各种油料种子及植物油中，麦胚油、棉籽油、玉米油、花生油及芝麻油是维生素 E 的良好来源，莴苣叶及柑橘皮中含量也较多，在坚果类及绿叶菜中也含有一定的数量。维生素 E 还存在于肉、禽蛋、乳及鱼肝油中。维生素 E 性质不稳定，容易被氧化，在储存与烹调过程中都有损失，加热时损失更大。

（四）维生素 K

维生素 K 也称凝血维生素，是肝脏中凝血酶原和其他因子合成必不可少的。

1. 生理功能

维生素 K 控制血液凝结。维生素 K 是四种凝血蛋白（凝血酶原、转变加速因子、抗血友病因子和司徒因子）在肝内合成必不可少的物质。

2. 缺乏与过量

缺乏维生素 K 会延迟血液凝固。天然形式的维生素 K 不会产生毒性，甚至大量服用也无毒。

3. 供给量及食物来源

我国推荐的每日膳食中维生素 K 的参考摄入量为：青少年每公斤体重 2 mg，成年人每日摄入量 120 mg。

人体中维生素 K 的来源有两个方面：一方面由肠道细菌合成，占 50% ~ 60%；另一方面来自于食物，占 40% ~ 50%。维生素 K 广泛分布于植物性食物和动物性食物中，绿叶蔬菜中的含量最高，其次是乳及肉类，水果及谷类含量低。因为人体对维生素 K 的需要量低，大多数食物基本可以满足机体的需要，人体一般不会缺乏维生素 K。但母乳例外，其中维生素 K 的含量低，甚至不能满足 6 个月以内婴儿的需要，应注意补充。

项目七　人体对水的需要

水是机体中含量最多的成分，约占人体组成的 50% ~ 80%。水在体内主要分布于细胞内液和细胞外液，以及身体的固态支持组织中。细胞内液约为总体水的 2/3，约占成人体重的 45%，细胞外液约为总体水的 1/3。

水在人体中以自由水与结合水两种状态存在。

一、水的生理功能

（一）机体的重要成分

水是人体含量最大和最重要的部分，成人体内水分含量约占体重的 2/3。水广泛分布在组织细胞内外，构成人体的内环境。

（二）促进体内物质代谢

人体内的所有物质代谢过程都有水的参与。水的溶解力很强，并有较大的电解力，可使水溶物质以溶解状态和电解质离子状态存在，并具有较大的流动性。可作为营养素的溶剂，有利于将其吸收和在体内运送；还可作为代谢产物的溶剂，有利于将其及时排出体外；难溶或不溶于水的物质，如脂类及某些蛋白质等分散于水中成为胶体溶液，水作为体内胶态系统的主要成分，有利于它的形成和稳定。所以，水在消化、吸收、循环、排泄过程中，能促进营养物质的运送和废物的排泄，使人体内新陈代谢和生理化学反应得以顺利进行。此外，水还直接参与体内的水解、氧化剂还原的过程。

（三）调节和维持体温

水对体温的调节和维持，与它的理化性质密切相关。水的比热容高（1 g 水升高或降低 1℃需要约 4.2J 的热量），流动性大，体液和血液中水的含量也大。大量的水能吸收体内物质代谢过程中产生的热量，而使体内温度变化不大，并通过体液交换和血液循环，将体内代谢产生的热量运送到体表散发到环境中，使机体能维持均匀而恒定的温度。水的蒸发热也高（在 37℃时蒸发 1 g 水可带走 2.4 kJ 的热量），所以，体热可随着水分经皮肤的蒸发和排汗而散热，这对在高温环境中的机体具有重要的生理意义。

（四）润滑作用

在关节、胸腔、腹腔和胃肠道等部位，都存在一定量的水分，对器官、关节、肌肉、组织等起到缓冲、润滑和保护的作用。如关节腔内的滑液能减少活动时的摩擦，口腔中唾液可使食物容易吞咽，泪液防止眼球干燥。

（五）食品的重要成分

水是动、植物食品的重要成分，它对食品的营养品质及加工性能有重要作用。水分对食品的鲜度、硬度、流动性、呈味性、保藏和加工等方面具有重要影响；在食品加工过程中，水起着膨润、浸透呈味物质的作用；水的沸点、冰点及水分活度等理化性质对食品加工有重要意义。

二、水在人体内的平衡

（一）水的平衡

1. 人体水的摄入

人体水的摄入或获取有两条途径。包括饮食及代谢。饮食又有饮水、食物水两方面。饮水包括喝水、奶、汤和各种饮料，是人体水的主要来源，饮水量因气温、生活习惯、工作性质和活动量而异；食物水是指各种食物中所含的水量，因膳食组成的差异也不尽相同。

代谢水也被称为氧化水，主要来源于蛋白质、脂肪和碳水化合物代谢时产生的水，每克蛋白质产生的代谢水约为 0.41 g，脂肪为 1.07 g，碳水化合物为 0.60 g，其变化范围很小。通常每人每日饮水约 1200 mL，食物中含水约 1000 mL，代谢水约 300 mL。

2. 人体水的排出

人体每日以各种方式排出机体的水分总量，合计约为 2000～2500 mL。其中包括从皮肤、肺部、消化道、肾脏等器官排出水分。

通过蒸发和汗腺分泌，每日由皮肤排出的水分，大约为 550 m。在暑期，可高达 2500 mL/h；一般状态时，由于呼吸，人体肺部每天可以失去大约 300 mL 的水。在空气比较干燥的时候，由此失去的水分还会增加；消化道分泌的消化液，含水量每天大约可高达 8L。在正常情况下，消化液将会随时在小肠部位吸收，所以每日仅有 150 mL 的水随粪便排出。但是，在腹泻、呕吐等病态时，由于大量消化液不可能再发生正常吸收，所以将会丢失大量的水分，从而造成机体脱水状态。

从肾脏排出的水占人体每日失水的大部分，约占 60%，肾脏的排水量不定，一般随体内水的多少而增减，从而保持调节机体内水的平衡。正常时，每日可经肾小球滤出的原尿大约有 150～200L。但实际每日排出的终尿大约只有 1000～1500 mL。这是因为肾小管将大部分滤出的水分又重新吸收了的缘故。

（二）水的缺乏或过量

在正常情况下，人体排出的水和摄入的水是平衡的，水的摄入和排出量维持在每天 2000～2500 mL 左右。体内不贮存多余的水，但也不能缺少水分。

1. 水缺乏

水摄入不足或丢失过多，可引起机体失水。一般情况下，失水达体重的 2%，可感到口渴、食欲降低、消化功能减弱、出现少尿；失水达体重 10% 以上，可出现烦躁、眼球内陷、皮肤失去弹性、全身无力、体温和脉搏数增加、血压下降；失水超过 20% 以上时，可引起死亡。

2. 水过量

水摄入量超过肾脏排出的能力，可引起体内水过量或水中毒。这种情况多见于疾病，如肾脏疾病、肝脏病、充血性心力衰竭等。正常人极少见水中毒，但严重脱水且补水方法不当也可发生。

水的需要量受年龄、体重、气候、劳动条件、疾病和损伤等方面的影响。年龄越大，每千克体重需要的水相对较小。正常人每日每千克体重需水量约为 40 mL，即 60 kg 体重的成人每天需水 2500 mL。婴儿的需水量为成人的 3 或 4 倍。

同时，人体每日水所需要量也可按能量摄取的情况估计。一般来说，成人每日摄取 4.184 kJ（11 kcal）的能量约需水 1 mL。

三、科学饮水

水分对于人体的健康至关重要，但是饮水的方法方式也要得当，应该提倡科学饮水。

第一，饮用健康水，包括没有受到污染的自然水（又称天然水）和含适量微量元素和矿物质的自然水。

第二，每日适量喝水，不暴饮。一个人每天的饮水量，应视气候、温度、身体状况和工作条件而定。暴饮会加重心、肺、胃肠的负担，引发消化不良、胃下垂，甚至心、肺衰竭。

第三，饮水要定时，切勿只在口渴时饮水。口渴是大脑中枢发出要求补水的信号，说明体内水分已经失衡，到这时再补水，往往事倍功半。

第四，要喝开水，不喝生水。煮开并沸腾 3 min 的开水既无菌，又能保持水中对人体必需的营养物质。据调查，经常饮用生水的人患膀胱癌、直肠癌的可能性增加。

第五，要喝新鲜开水，不要喝老化水、蒸锅水、重新煮开的水。

老化水俗称"死水"。也就是长时间贮存不动的水。常饮用这种水，对未成年人来说，会使细胞新陈代谢明显减慢，影响身体生长发育；中老年人则会加速衰老；许多地方食道癌、胃癌发病率日益增高。

蒸锅水就是蒸馒头等剩锅水，特别是经过多次反复使用的蒸锅水，亚硝酸盐浓度很高。常饮这种水，会引起亚硝酸盐中毒；水垢经常随水进入人体，还会引起消化、神经、泌尿和造血系统病变，甚至引起早衰。

有人习惯把热水瓶中的剩余温开水重新烧开再饮，目的是节水、节煤（气）、节时。但这种"节约"不足取。因为水烧了又烧，使水分再次蒸发，亚硝酸盐会升高，常喝这种水，亚硝酸盐会在体内积聚，引起中毒。

饮水的选择与人们的生活水平和生活习惯密切相关，事实上最卫生、方便、经济、实惠的饮水就是白开水。对儿童来说，大量饮用碳酸饮料或果汁饮料，将影响其健康成长。

项目八　食物纤维及其作用

一、食物纤维的种类

（一）食物纤维的定义

食物纤维又称膳食纤维，是指能抗人体小肠消化吸收，而在人体大肠中能部分或全部发酵的可食用的植物性成分、碳水化合物及其相类似物质的总和，包括多糖、寡糖、木质素以及相关的植物物质。食物纤维没有营养功能，但却是人体健康所必需的物质，是平衡膳食结构的一种特殊的营养素。

虽然食物纤维在人体口腔、胃、小肠内不被消化吸收，但人体大肠内的某些微生物仍能降解它的部分组成成分，且降解后的某些成分被认为是其生理功效的一个起因。

（二）食物纤维的分类

1. 按照营养成分的不同

按照营养成分，中国营养学会将膳食纤维划分为四类。

（1）总膳食纤维（TDF）

包括所有的组分在内如非淀粉多糖、木质素、抗性淀粉（包括回生淀粉和改性淀粉）以及美拉德反应产物等。

（2）可溶性膳食纤维（SDF）

水溶性膳食纤维是指不被人体消化酶消化，但溶于温水或热水且其水溶性又能被乙醇再沉淀的那部分膳食纤维。主要包括存在于苹果、橘类中的果胶，植物种子中的胶，海藻中的海藻酸、卡拉胶、琼脂和微生物发酵产物黄原胶，以及人工合成的羧甲基纤维素钠盐等。

（3）不可溶膳食纤维（IDF）

是指不被人体消化道酶消化且不溶于热水的那部分膳食纤维，是构成细胞壁的主要成分，包括纤维素、半纤维素、木质素、原果胶和动物性的甲壳素和壳聚糖。不溶性膳食纤维其中木质素不属于多糖类，是使细胞壁保持一定韧性的芳香族碳氢化合物。

（4）非淀粉多糖

食物样品中除去淀粉后，残渣用酸水解成中性糖，然后用气相色谱（GLC）或高效液相色谱（HPLC）定量检测其总和，即为非淀粉多糖，或用酶解方法检测，包括纤维素、半纤维素、果胶及可溶性非纤维素的多糖。

2. 按照化学成分的不同

膳食纤维主要存在于水果和蔬菜里面，其他植物性食物如谷类、豆类中也有，但果蔬类含的膳食纤维种类最齐全、最丰富。膳食纤维具有吸水的特性，其中水溶性膳食纤维的吸水性比非水溶性膳食纤维要强得多，按照化学组成的不同，可分为以下5种。

（1）纤维素

纤维素是自然界最大量存在的多糖，它是细胞壁的主要结构物质，通常和各种半纤维素及木质素结合在一起。纤维素化学结构与直链淀粉相似，由约数千个葡萄糖所组成。人体内的淀粉酶只能水解 $\alpha-1$，4糖苷键而不能水解 $\beta-1$，4糖苷键。因此纤维素不能被人体胃肠道的酶所消化。纤维素具有亲水性，在消化道内可以大量吸收水分。

（2）半纤维素

在人的大肠内半纤维素比纤维素易于被细菌分解，它有结合离子的作用。半纤维素的种类很多，绝大部分不溶于水，它也起到一定的生理作用。在人的大肠内半纤维素比纤维素易于被细菌分解，它有结合离子的作用。半纤维素中的某些成分是可溶的，在谷类中可溶的半纤维素被称之为戊聚糖，它们可形成黏稠的水溶液并具有降低血清胆固醇的作用。半纤维素大部分为不可溶性。

（3）果胶及果胶类物质

天然果胶一般有两类：其中一类分子中超过一半的羧基是甲酯化的，称为高甲氧基果胶（HM），余下的羧基是以游离酸及盐的形式存在；另一类分子中低于一半的羧基是甲酯化的，称为低甲氧基果胶（LM）。

果胶类物质主要有阿拉伯聚糖、半乳聚糖和阿拉伯半聚糖等。果胶或果胶类物质可在热溶液中溶解，在酸性溶液中遇热形成胶态。果胶也具有与离子结合的能力，对维持食物纤维的结构有重要作用。

（4）木质素

木质素不是多糖物质，而是苯基类丙烷的聚合物，具有复杂的三维结构。天然存在的木质素大多与碳水化合物紧密结合在一起，很难将之分离开来。故在膳食纤维的组成成分中包括了木质素。人和动物均不能消化木质素。

（5）抗性淀粉（RS）

包括改性淀粉和经过冷却加热处理的淀粉。抗性淀粉在生理功能上与膳食纤维极为相似，故归入膳食纤维。它属于不溶性膳食纤维，但通常兼具可溶性膳食纤维的特点，可用作葡萄糖的缓释剂，用于降低餐后血糖。动物研究表明，在体内和体外试验中抗性淀粉都可促进益生菌的生长，增加大肠双歧杆菌的数目。

二、食物纤维的功能

（一）食物纤维的物理化学特性与生理功能

1. 具有高持水力和膨胀功能

食物纤维化学结构中含有很多亲水基团，具有很强的持水力，对调节肠道功能有重要影响。膳食纤维可吸收相当于自身重数倍的水，在肠胃中吸水膨胀并形成高黏度的溶胶或凝胶，使人产生饱腹感并抑制进食。对肥胖人群有较好的调节减肥功能。同时增加大便水分、体积，刺激肠道蠕动，加速排便频率，使粪便中的有害物质特别是致癌物质及时排出体外，大大减少肠道癌和痔疮等的发病率。

2. 具有吸附有机物的功能

食物纤维表面带有很多活性基团，能吸附胆汁酸、胆固醇变异原等有机分子，抑制总胆固醇（TC）浓度升高，降低胆酸及其盐类的合成与吸收，降低人体血浆和肝脏胆固醇水平，防治冠状动脉硬化、胆结石症和预防心脑血管疾病。膳食纤维还能吸附葡萄糖使吸收减慢，另外膳食纤维还具有一种抑制增血糖素分泌的作用，这样就可充分发挥胰岛素的作用，防止糖尿病。此外，膳食纤维还具有吸附人体肠道内有毒物质（内源性毒素）、有毒化学品（外源性毒素）等的作用。

3. 阳离子结合和交换功能

食物纤维分子结构中的羧基、羟基和氨基等侧链基团，可产生类似弱酸性阳离子交换树脂的作用，可与阳离子尤其是有机阳离子进行可逆的交换，从而影响消化道的 pH、渗透压等，形成一个更缓冲的环境有利于消化吸收。

此外膳食纤维可与 Cu、Pb 等重金属离子进行交换，缓解重金属中毒。更重要的是能与肠道中的 K^+、Na^+ 进行交换，促使尿液和粪便中大量排出 Na、K，从而降低血液中的 Na^+ 与 K^+ 的比，产生降低血压的作用。

4. 无能量填充剂

食物纤维体积较大，缚水膨胀后体积更大，在胃肠道中会起填充剂的溶剂作用，易引起饱腹感。同时，它还会影响可利用碳水化合物等在肠道中的消化吸收，使不易产生饥饿感。所以食物纤维对预防肥胖症十分有利。

5. 发酵作用

食物纤维虽不能被人体消化道内的酶所降解，但膳食纤维可被大肠有益菌部分发酵或全部发酵，产生大量短链脂肪酸，如乙酸，乳酸等，可调节肠道 DH，改善有益菌的繁殖环境，使双歧杆菌、乳酸菌等有益菌增殖，从而使得双歧杆菌等有益菌群能迅速扩大。诱导产生大量的好气有益菌，抑制厌气腐败菌，防止肠道黏膜萎缩和支持肠黏膜屏障功能，维持维生素供应，保护肝脏等都是十分重要的。

（二）食物纤维的营养功能

过去，人们认为膳食纤维不能被人体消化、利用，因此无营养价值，无关紧要，甚至予以排斥。其实，膳食纤维对预防许多疾病都具有显著的效果，它在营养方面已不再是惰性物质，而是人们膳食中不可缺少的部分。膳食纤维的功能主要有以下几方面。

1. 低能量，可预防肥胖症

纤维素属于多糖类，有饱腹感，因而可减少体内产能营养素的摄入，同时，食物纤维的高持水性和缚水后体积的膨胀性，对肠道产生作用，以及引起胃排空的减慢，更快产生饱腹感且不易饥饿感，对预防肥胖症有益处。膳食纤维对妇女乳腺癌也有一定预防作用。

2. 控制血糖，可预防糖尿病

糖尿病是近年来的一种高发病，有人认为糖尿病发病率高与食物纤维摄入量有很大的关系。含有大量食物纤维的食品，食物纤维中的果胶可延长食物在肠内的停留时间，降低葡萄糖的吸收速度，使进餐后血糖不会急剧上升，有利于糖尿病病情的改善；同时，高纤维食品可以改善末梢组织对胰岛素的感受性，降低生理范围内的胰岛素的分泌，调节糖尿病患者的血糖水平，对糖尿病有预防和治疗作用。

3. 降低血脂，可防止冠心病

血清胆固醇水平高是心血管的诱发因子之一。由于可溶性膳食纤维可降低血糖水平，因此也可减少体内胰岛素的释放，而胰岛素可刺激肝脏合成胆固醇，所以胰岛素释放减少可以使血浆胆固醇水平受到影响。另外，膳食纤维还可以螯合胆固醇，吸附胆汁酸，降低胆固醇和甘油酯溶解，阻止其消化吸收，从而起到防止动脉粥样硬化及冠心病的作用。

4. 吸水通便，可防治结肠癌

食物中的某些刺激物或有毒物质长时间停留在结肠部位，对结肠具有毒害作用，甚至毒物被结肠壁细胞吸收，刺激结肠细胞发生变异，诱发结肠癌。膳食纤维对防治结肠癌有明显效果，这有两方面原因：一方面膳食纤维虽然在体内不被消化吸收，但能刺激消化液分泌和促进肠道蠕动，缩短食物通过肠道之间，加速粪便的排泄速度，减少了粪便中有毒物质与肠壁接触的机会；另一方面，膳食纤维可以吸收大量水分，增大粪便的体积，相对降低了有毒物质的浓度，从而有利于防治结肠癌。

5. 调节肠道菌群，可提高人体免疫力

脂肪和过精膳食可以使肠内厌氧细菌大量繁殖，这些细菌能使肠道中的胆碱、胆固醇及其代谢产物进一步分解产生致癌物质，在有充分纤维素存在的情况下，耗氧细菌易于生长，厌氧细菌受到抑制，由于膳食纤维被结肠内某些细菌酵解，产生短链脂肪酸，使结肠内 pH 下降，影响结肠内微生物的生长和增殖，促进肠道有益菌的生长和繁殖，而抑制了肠道内有害腐败菌的生长，从而提高人体免疫力，增强抵抗疾病的能力。同时，还可使肠内容物通过肠道的时间变短，减少致癌物质与肠黏膜的接触时间，防止发生癌变。为此，有人称其为"清道夫"。

但是，膳食纤维摄入过量也有不利的一面：①会影响其他营养物质的消化和吸收；②会增加肠道蠕动和产气量，导致腹胀不适；③增加粪便中排出甲烷的量，并将有益的金属离子同时排出体外；④可降低血清中铁和叶酸的含量，导致贫血。

三、食物纤维的来源

食物纤维资源非常丰富，现已开发的食物纤维共六大类约 30 多种。这六大类包括谷物纤维、豆类种子和种皮纤维，水果和蔬菜纤维、微生物纤维、其他天然纤维以及合成和半合成纤维，目前在生产中应用的有以下几种：小麦纤维、大豆纤维、甜菜纤维、玉米纤维、壳聚糖、橘粉。其中壳聚糖是由甲壳类物质为原料提取的，壳聚糖特殊的化学结构使它具有较好的成膜型、保湿性、吸附性和抑菌防霉作用，对人体安全无毒，成为一种备受人们青睐的食物纤维。

【复习思考题】

一、名词解释

氮平衡　必需氨基酸　完全蛋白质　非必需氨基酸　蛋白质互补作用

二、简述题

1. 简述人体消化系统的组成及特点。
2. 简述影响消化吸收的因素。
3. 促进钙吸收的因素有哪些？影响钙吸收的因素有哪些？
4. 简述矿物质的共同特点。
5. 脂类有哪几种类型？必需脂肪酸的生理功能有哪些？
6. 摄入水过少或过多对人有哪些影响？
7. 膳食纤维的组成有哪些？简述膳食纤维的营养功能。
8. 矿物质的生理功能有哪些？
9. 营养素是如何被吸收的？
10. 维生素有哪些种类？各有何生理功能？

模块三　食品营养组成及评价

【知识目标】

1. 了解食品标签标准的标示规定。
2. 理解食物营养价值的相对性。
3. 掌握营养素密度、营养素生物利用的概念。
4. 理解储藏加工烹调对营养供应的影响。
5. 熟悉谷类、薯类、豆类、蔬菜水果、肉乳蛋类的食品营养价值。

【技能目标】

1. 会制作食品营养标签。
2. 能进行食品能量密度和营养质量指数评价。

各类食物有着不同的营养价值。营养价值是指食品中所含的营养素和能量能够满足人体营养需要的程度。食物的营养价值是相对的，如米、面类及油脂食品，其能量、碳水化合物、脂肪营养价值较高，而蛋白质营养价值却很低；而奶类的蛋白质营养价值较高，铁的营养价值则较低。即同一类食品中由于不同品系、部位、产地、成熟程度等因素，其营养价值也不同。因此，进行食品营养价值评定时要考虑到这些因素。

项目一　食品标签、配料和食品营养标签

一、食品标签

（一）概念

预包装食品是经预先定量包装，或装入（灌入）容器中，向消费者直接提供的食品，预包装食品的包装上应当有标签。

食品标签是指食品包装容器上或附于食品包装容器的一切附签、吊牌、文字、图形、符号及其他说明物。其主要作用是帮助消费者选择适合自己的商品。标签内容是生产商的自我声明，是食品的"身份证"，是消费者选购食品时的第一依据。

（二）食品标签标准

GB 7718—2011《食品安全国家标准　预包装食品标签通则》是我国强制性国家标准。

第一部分：直接向消费者提供的预包装食品标签标示

应包括食品名称、配料表、净含量和规格、生产者和（或）经销者的名称、地址和联系

方式、生产日期和保质期、贮存条件、食品生产许可证编号、产品标准代号及其他需要标示的内容。

1. 食品名称

应在食品标签的醒目位置，清晰地标示反映食品真实属性的专用名称。

当国家标准、行业标准或地方标准中已规定了某食品的一个或几个名称时，应选用其中的一个，或等效的名称。无国家标准、行业标准或地方标准规定的名称时，应使用不使消费者误解或混淆的常用名称或通俗名称。

标示"新创名称""奇特名称""音译名称""牌号名称""地区俚语名称"或"商标名称"时，应在所示名称的同一展示版面标示其他标准已规定的名称。

为不使消费者误解或混淆食品的真实属性、物理状态或制作方法，可以在食品名称前或食品名称后附加相应的词或短语。如干燥的、浓缩的、复原的、熏制的、油炸的、粉末的、粒状的等。

2. 配料表

预包装食品的标签上应标示配料表，配料表中的各种配料应按食品名称的要求标示具体名称。

配料表应以"配料"或"配料表"为引导词。当加工过程中所用的原料已改变为其他成分（如酒、酱油、食醋等发酵产品）时，可用"原料"或"原料与辅料"代替"配料"、"配料表"，并按本标准相应条款的要求标示各种原料、辅料和食品添加剂。加工助剂不需要标示。

各种配料应按制造或加工食品时加入量的递减顺序一一排列；加入量不超过2%的配料可以不按递减顺序排列。如果某种配料是由两种或两种以上的其他配料构成的复合配料（不包括复合食品添加剂），应在配料表中标示复合配料的名称，随后将复合配料的原始配料在括号内按加入量的递减顺序标示。当某种复合配料已有国家标准、行业标准或地方标准，且其加入量小于食品总量的25%时，不需要标示复合配料的原始配料。

食品添加剂应当标示其在GB 2760中的食品添加剂通用名称。食品添加剂通用名称可以标示为食品添加剂的具体名称，也可标示为食品添加剂的功能类别名称并同时标示食品添加剂的具体名称或国际编码（INS号）。在同一预包装食品的标签上，应选择附录B中的一种形式标示食品添加剂。当采用同时标示食品添加剂的功能类别名称和国际编码的形式时，若某种食品添加剂尚不存在相应的国际编码，或因致敏物质标示需要，可以标示其具体名称。食品添加剂的名称不包括其制法。加入量小于食品总量25%的复合配料中含有的食品添加剂，若符合GB 2760规定的带入原则且在最终产品中不起工艺作用的，不需要标示。

在食品制造或加工过程中，加入的水应在配料表中标示。在加工过程中已挥发的水或其他挥发性配料不需要标示。可食用的包装物也应在配料表中标示原始配料，国家另有法律法规规定的除外。下列食品配料，可以选择按表3-1的方式标示。

3. 配料的定量标示

如果在食品标签或食品说明书上特别强调添加了或含有一种或多种有价值、有特性的配料或成分，应标示所强调配料或成分的添加量或在成品中的含量。如果在食品的标签上特别强调一种或多种配料或成分的含量较低或无时，应标示所强调配料或成分在成品中的含量。食品名称中提及的某种配料或成分而未在标签上特别强调，不需要标示该种配料或成分的添加量或在成品中的含量。

表 3-1　配料标示方式

配料类别	标示方式
各种植物油或精炼植物油，不包括橄榄油	"植物油"或"精炼植物油"；如经过氢化处理，应标示为"氢化"或"部分氢化"
各种淀粉，不包括化学改性淀粉	"淀粉"
加入量不超过2%的各种香辛料或香辛料浸出物（单一的或合计的）	"香辛料"、"香辛料类"或"复合香辛料"
胶基糖果的各种胶基物质制剂	"胶姆糖基础剂""胶基"
食用香精、食用香料、食用香精香料	"食用香精""香料""食用香精香料"

4. 净含量和规格

净含量的标示应由净含量、数字和法定计量单位组成。应依据法定计量单位，按以下形式标示包装物（容器）中食品的净含量：

① 液态食品，用体积升（L）(l)、毫升（mL）(ml)，或用质量克（g）、千克（kg）；

② 固态食品，用质量克（g）、千克（kg）；

③ 半固态或黏性食品，用质量克（g）、千克（kg）或体积升（L）(l)、毫升（mL）(ml)。

净含量的计量单位应按表 3-2 标示，净含量字符的最小高度应符合表 3-3 的规定。

表 3-2　净含量计量单位的标示方式

计量方式	净含量（Q）的范围	计量单位
体积	$Q < 1000$ mL $Q \geqslant 1000$ mL	毫升（mL）(ml) 升（L）(l)
质量	$Q < 1000$ g $Q \geqslant 1000$ g	克（g） 千克（kg）

表 3-3　净含量字符的最小高度

净含量（Q）的范围	字符的最小高度/mm
$Q \leqslant 50$ mL；$Q \leqslant 50$ g	2
50 mL $< Q \leqslant 200$ mL；50 g $< Q \leqslant 200$ g	3
200 mL $< Q \leqslant 1$L；200 g $< Q \leqslant 1$ kg	4
$Q > 1$L；$Q > 1$ kg	6

净含量应与食品名称在包装物或容器的同一展示版面标示。容器中含有固、液两相物质的食品，且固相物质为主要食品配料时，除标示净含量外，还应以质量或质量分数的形式标示沥干物（固形物）的含量。同一预包装内含有多个单件预包装食品时，大包装在标示净含

量的同时还应标示规格。规格的标示应由单件预包装食品净含量和件数组成，或只标示件数，可不标示"规格"二字。单件预包装食品的规格即指净含量。

5. 生产者、经销者的名称、地址和联系方式

应当标注生产者的名称、地址和联系方式。生产者名称和地址应当是依法登记注册、能够承担产品安全质量责任的生产者的名称、地址。有下列情形之一的，应按下列要求予以标示。

① 依法独立承担法律责任的集团公司、集团公司的子公司，应标示各自的名称和地址。

② 不能依法独立承担法律责任的集团公司的分公司或集团公司的生产基地，应标示集团公司和分公司（生产基地）的名称、地址；或仅标示集团公司的名称、地址及产地，产地应当按照行政区划标注到地市级地域。

③ 受其他单位委托加工预包装食品的，应标示委托单位和受委托单位的名称和地址；或仅标示委托单位的名称和地址及产地，产地应当按照行政区划标注到地市级地域。

依法承担法律责任的生产者或经销者的联系方式应标示以下至少一项内容：电话、传真、网络联系方式等，或与地址一并标示的邮政地址。

进口预包装食品应标示原产国国名或地区区名（如香港、澳门、台湾），以及在中国依法登记注册的代理商、进口商或经销者的名称、地址和联系方式，可不标示生产者的名称、地址和联系方式。

6. 日期标示

应清晰标示预包装食品的生产日期和保质期。如日期标示采用"见包装物某部位"的形式，应标示所在包装物的具体部位。日期标示不得另外加贴、补印或篡改。

当同一预包装内含有多个标示了生产日期及保质期的单件预包装食品时，外包装上标示的保质期应按最早到期的单件食品的保质期计算。外包装上标示的生产日期应为最早生产的单件食品的生产日期，或外包装形成销售单元的日期；也可在外包装上分别标示各单件装食品的生产日期和保质期。

应按年、月、日的顺序标示日期，如果不按此顺序标示，应注明日期标示顺序。

【小常识】

食品保质日期与食品保存日期的区别

食品保质日期指在标签上规定的条件下保证食品质量的期限，在此期间，食品完全适用于出售，并符合标签上或产品标准中所规定的质量，但超过此期限，食品仍然可能是可以食用的。

食品保存日期指在标签上规定的条件下食品可以食用的最终日期，在此之后该食品不适于食用。

保存期在 18 个月以上和 7 天以内的食品可以免除保存日期或保质日期的标志。

7. 贮存条件

预包装食品标签应标示贮存条件。

8. 食品生产许可证编号

预包装食品标签应标示食品生产许可证编号的，标示形式按照相关规定执行。

9. 产品标准代号

在国内生产并在国内销售的预包装食品（不包括进口预包装食品）应标示产品所执行的标准代号和顺序号。

10. 其他标示内容

辐照食品：经电离辐射线或电离能量处理过的食品，应在食品名称附近标示"辐照食品"。经电离辐射线或电离能量处理过的任何配料，应在配料表中标明。

转基因食品：转基因食品的标示应符合相关法律、法规的规定。

营养标签：特殊膳食类食品和专供婴幼儿的主辅食类食品，应当标示主要营养成分及其含量，标示方式按照 GB 13432—2013《食品安全国家标准　预包装特殊膳食用食品标签》执行。其他预包装食品如需标示营养标签，标示方式参照相关法规标准执行。

质量（品质）等级：食品所执行的相应产品标准已明确规定质量（品质）等级的，应标示质量（品质）等级。

第二部分　非直接提供给消费者的预包装食品标签

应按照相应要求标示食品名称、规格、净含量、生产日期、保质期和贮存条件，其他内容如未在标签上标注，则应在说明书或合同中注明。

第三部分　标示内容的豁免

① 下列预包装食品可以免除标示保质期：酒精度大于等于 10% 的饮料酒；食醋；食用盐；固态食糖类；味精。

② 当预包装食品包装物或包装容器的最大表面面积小于 10 cm^2 时，可以只标示产品名称、净含量、生产者（或经销商）的名称和地址。

第四部分　推荐标示内容

1. 批号

根据产品需要，可以标示产品的批号。

2. 食用方法

根据产品需要，可以标示容器的开启方法、食用方法、烹调方法、复水再制方法等对消费者有帮助的说明。

3. 致敏物质

以下食品及其制品可能导致过敏反应，如果用作配料，宜在配料表中使用易辨识的名称，或在配料表邻近位置加以提示：含有麸质的谷物及其制品（如小麦、黑麦、大麦、燕麦、斯佩耳特小麦或它们的杂交品系）；甲壳纲类动物及其制品（如虾、龙虾、蟹等）；鱼类及其制品；蛋类及其制品；花生及其制品；大豆及其制品；乳及乳制品（包括乳糖）；坚果及其果仁类制品。

如加工过程中可能带入上述食品或其制品，宜在配料表临近位置加以提示。

二、食品的配料

食品配料是指在制造或加工食品时使用的、并存在（包括以改性的形式存在）于食品中的主要原料或辅料物质，如食品添加剂。食品标签上的配料表是用来标注生产此种食品所使用到的主、辅料及各种添加剂成分的，即其中标明了食品的组成成分，是一个产品的原料构成，包括名称和量化的信息。

【案例分析】

配料表原料排列顺序

《中华人民共和国食品安全法》在相关内容中规定，食品配料一般以加入量比例的多少，由多到少依次递减的顺序排列，也就是说排在第一位的应该是占成品比重最大的原料，依次类推；但如果加入量少于2%的（多数为添加剂）为例外，可随意排列。

对比一下两种乳制品的配料表。

1. 某品牌酸奶配料表：鲜牛奶、白砂糖、食品添加剂（果胶、酸处理淀粉、食用香精）

2. 某品牌果味酸酸乳配料表：水、鲜牛奶、白砂糖、全脂奶粉、低聚异麦芽糖、乳酸、安赛蜜、食用香精（橙味香精、酸奶香精）

对比这两份配料表，酸酸乳的最主要成分居然是水，而且其中没有任何水果成分和益生菌成分，它标识上的"果味"和"酸乳"完全是利用香精勾兑出来的。

三、食品营养标签

食品营养标签是向消费者提供食品营养成分信息和特性的说明，包括营养成分表和附加的营养信息。食品营养标签是食品标签的重要内容，食品标签通常说明的是食品的外部信息，更注重食品安全问题，如生产商、生产日期、保存期、产品的质量等；食品营养标签是消费者了解食品的营养信息、获取营养知识最简单、最直接的途径，说明的是食品的内部特征和信息，利于平衡膳食，降低膳食相关疾病的发生危险。

（一）食品营养标签标准

GB 28050—2011《食品安全国家标准　预包装食品营养标签通则》是我国强制性国家标准。该标准包括营养成分表、营养声称和营养成分功能声称。

营养成分表是指标有食品营养成分名称、含量和占营养素参考值（NRV）百分比的规范性表格，直接以数据形式显示某一食品中所含有的营养成分含量。

营养声称是指对食物营养特性的描述和说明。包括营养素含量声称，即描述食物中营养素含量的高低，如高钙、低乳糖；比较声称，即在两种或两种以上同类食品中对某营养与同类产品相比较的优势；减少疾病危险的声称，即以规定的语言标注食品中某营养素或其他物质在减少疾病发生危险、健康促进方面的意义。

营养成分功能声称是指某营养成分可以维持人体正常生长、发育和正常生理功能等作用的声称，同时规定了营养成分功能声称应当符合的条件。

强制标示内容包括：

① 所有预包装食品营养标签强制标示的内容包括能量、核心营养素的含量值及其占营养素参考值（NRV）的百分比。当标示其他成分时，应采取适当形式使能量和核心营养素的标示更加醒目。

对除能量和核心营养素外的其他营养成分进行营养声称或营养成分功能声称时，在营养成分表中还应标示出该营养成分的含量及其占营养素参考值（NRV）的百分比。

② 使用了营养强化剂的预包装食品，在营养成分表中还应标示强化后食品中该营养成分的含量值及其占营养素参考值（NRV）的百分比。

③ 食品配料含有或生产过程中使用了氢化和（或）部分氢化油脂时，在营养成分表中还应标示出反式脂肪（酸）的含量。

④ 上述未规定营养素参考值（NRV）的营养成分仅需标示含量。

对能量和营养成分的高低、有无、增减等描述，通则都规定了具体的含量要求和限制条件。预包装食品营养标签标示的任何营养信息，应真实、客观，不得标示虚假信息，不得夸大产品的营养作用或其他作用。营养标签应标在向消费者提供的最小销售单元的包装上。

（二）食品营养标签制作的程序

第一步：了解产品分析计划和相关标准，了解分析产品属于哪个类别。

第二步：确定检验项目。

（1）确定产品的营养特点。

（2）确定产品质量检验项目。

第三步：送检样品。

第四步：整理检验数据，用于计算营养标签标示值的数据，至少有 10 次以上的送检结果。

第五步：数据修约。具体规定见表 3 - 4、表 3 - 5。

表 3 - 4 能量和营养成分名称、顺序、表达单位、修约间隔和"0"界限值

能量和营养成分的名称和顺序	表达单位[a]	修约间隔	"0"界限值（每 100 g 或 100 mL）[b]
能量	千焦（kJ）	1	≤ 17 kJ
蛋白质	克（g）	0.1	≤ 0.5 g
脂肪	克（g）	0.1	≤ 0.5 g
饱和脂肪（酸）	克（g）	0.1	≤ 0.1 g
反式脂肪（酸）	克（g）	0.1	≤ 0.3 g
单不饱和脂肪（酸）	克（g）	0.1	≤ 0.1 g
多不饱和脂肪（酸）	克（g）	0.1	≤ 0.1 g
胆固醇	毫克（mg）	1	≤ 5 mg
碳水化合物	克（g）	0.1	≤ 0.5 g
糖（乳糖）[c]	克（g）	0.1	≤ 0.5 g
膳食纤维（或单体成分，或可溶性、不可溶性膳食纤维）	克（g）	0.1	≤ 0.5 g
钠	毫克（mg）	1	≤ 5 mg
维生素 A	微克视黄醇当量（μg RE）	1	≤ 8 μg RE
维生素 D	微克（μg）	0.1	≤ 0.1 μg
维生素 E	毫克 - 生育酚当量（mg - TE）	0.01	≤ 0.28 mg - TE

续表

能量和营养成分的名称和顺序	表达单位[a]	修约间隔	"0"界限值（每100 g或100 mL）[b]
维生素 K	微克（μg）	0.1	≤ 1.6 μg
维生素 B$_1$（硫胺素）	毫克（mg）	0.01	≤ 0.03 mg
维生素 B$_2$（核黄素）	毫克（mg）	0.01	≤ 0.03 mg
维生素 B$_6$	毫克（mg）	0.01	≤ 0.03 mg
维生素 B$_{12}$	微克（μg）	0.01	≤ 0.05 μg
维生素 C（抗坏血酸）	毫克（mg）	0.1	≤ 2.0 mg
烟酸（烟酰胺）	毫克（mg）	0.01	≤ 0.28 mg
叶酸	微克（μg）或微克叶酸当量（μg DFE）	1	≤ 8 μg
泛酸	毫克（mg）	0.01	≤ 0.10 mg
生物素	微克（μg）	0.1	≤ 0.6 μg
胆碱	毫克（mg）	0.1	≤ 9.0 mg
磷	毫克（mg）	1	≤ 14 mg
钾	毫克（mg）	1	≤ 20 mg
镁	毫克（mg）	1	≤ 6 mg
钙	毫克（mg）	1	≤ 8 mg
铁	毫克（mg）	0.1	≤ 0.3 mg
锌	毫克（mg）	0.01	≤ 0.30 mg
碘	微克（μg）	0.1	≤ 3.0 μg
硒	微克（μg）	0.1	≤ 1.0 μg
铜	毫克（mg）	0.01	≤ 0.03 mg
氟	毫克（mg）	0.01	≤ 0.02 mg
锰	毫克（mg）	0.01	≤ 0.06 mg

[a]营养成分的表达单位可选择表格中的中文或英文，也可以两者都使用。

[b]当某营养成分含量数值≤"0"界限值时，其含量应标示为"0"；使用"份"的计量单位时，也要同时符合每100 g或100 mL的"0"界限值的规定。

[c]在乳及乳制品的营养标签中可直接标示乳糖。

表3-5 能量和营养成分含量的允许误差范围

能量和营养成分	允许误差范围
食品的蛋白质，多不饱和及单不饱和脂肪（酸），碳水化合物、糖（仅限乳糖），总的、可溶性或不溶性膳食纤维及其单体，维生素（不包括维生素 D、维生素 A），矿物质（不包括钠），强化的其他营养成分	≥80% 标示值
食品中的能量以及脂肪、饱和脂肪（酸）、反式脂肪（酸），胆固醇，钠，糖（除外乳糖）	≤120% 标示值
食品中的维生素 A 和维生素 D	80% ~180% 标示值

第六步：与国家产品质量标准比较。

第七步：确定营养成分标示值。

第八步：营养素参考数值计算。中国食品营养标签营养素参考值，简称营养素参考值，指食品营养标签上比较食品营养素含量多少的参考标准，是消费者选择食品的一种营养参照尺度。详见表3-6。

表 3-6　中国食品标签营养素参考值 NRV（成人每日摄入的参考值）

营养成分	NRV	营养素成分	NRV
能量[a]	8400 kJ	泛酸	5 mg
蛋白质	60 g	生物素	30 μg
脂肪	<60 g	胆碱	450 mg
饱和脂肪酸	<20 g	钙	800 mg
胆固醇	<300 mg	磷	700 mg
碳水化合物	300 g	钾	2000 mg
膳食纤维	25 g	钠	2000 mg
维生素 A	800 μg	镁	300 mg
维生素 D	5 μg	铁	15 mg
维生素 E	14 mg	锌	15 mg
维生素 K	80 μg	碘	150 μg
维生素 B_1	1.4 mg	硒	50 μg
维生素 B_2	1.4 mg	铜	1.5 mg
维生素 B_6	1.4 mg	氟	1 mg
维生素 B_{12}	2.4 μg	铬	50 μg
维生素 C	100 mg	锰	3 mg
烟酸	14 mg	钼	40 μg
叶酸	400 μg		

[a] 能量相当于 2000 kcal；蛋白质、脂肪、碳水化合物供能分别占总能量的13%、27%与60%。

某营养素（%）NRV = 某营养素含量 × 单位重量 ÷ 该营养素 NRV × 100%

第九步：营养声称选择。

第十步：营养标签的核定和归档。

仅表示能量和核心营养素的营养标签见表3-7。

表 3-7　营养成分表示例

项目	每 100 克（g）或 100 毫升（mL）或每份	营养素参考值/%
能量	千焦（kJ）	%
蛋白质	克（g）	%
脂肪	克（g）	%
碳水化合物	克（g）	%
钠	毫克（mg）	%

项目二　食物营养价值的评价

一、食物营养价值的相对性

食物的营养价值是指食物中所含的热能和营养素能满足人体需要的程度，包括营养素的种类、数量和比例、被人体消化吸收和利用的效率、所含营养素之间有何相互作用等几个方面。高营养价值的食品应该具备的条件：所含营养素种类齐全，数量及相互比例适宜，易被人体消化吸收利用等。

食物的营养价值并非绝对的，而是相对的。在评价食物的营养价值时必须注意以下几个问题：

① 几乎所有的天然食物中都含有人体所需要的一种以上的营养素。除去某些特别设计的食品（如病人用无渣膳、婴儿奶粉和宇航食品等）以及 4 个月内婴儿喂养的母乳之外，没有一种食品的营养价值全面到足以满足人体的全部营养需要。例如，牛奶虽然是一种营养价值相当高的食物，但是其中铁的含量和利用率都较低；胡萝卜也是一种被公认具有营养价值的蔬菜，但其蛋白质含量很低。通常被称为"营养价值高"的食物往往是指多数人容易缺乏的那些营养素含量较高或多种营养素都比较丰富的那些食物。

② 不同的食物中热能和营养素的含量不同，但同一种食物的不同品种、不同部位、不同产地、不同成熟程度之间也有相当大的差别。例如，同样是番茄，大棚生产与露天生产的果实维生素 C 含量不同。因此，食物成分表中的营养素含量只是这种食物的一个代表值。

③ 食物的营养价值也受储存、加工和烹调的影响。有些食物经过精制后会损失原有的营养成分；也有些食物经过加工烹调提高了营养素的吸收利用率，如大豆制品、发酵制品等。如，蔬菜经不同的烹调加工处理后，其中保留的维生素 C 含量不同。

④ 有些食物中存在一些天然抗营养因素或有毒物质。如菠菜中的草酸会影响钙的吸收，生大豆中的抗胰蛋白酶影响蛋白质的吸收，生蛋清中的生物素结合蛋白影响生物素的利用，生扁豆中的毒物会引起中毒等。这些物质会对食物的营养价值和人体健康产生不良影响，应当通过适当的加工烹调使之失活。

⑤ 食品的安全性是首要的问题。如果食品受到来自微生物或化学毒物的污染，就无法考虑其营养价值。

食品除了满足人的营养需要之外，尚有社会经济和文化习俗等意义。食物的购买和选择取决于价格、口味嗜好、传统观念和心理需要等多种因素。因此，食物的营养价值常常与其价格相去甚远。

评价营养价值的指标包括：营养密度、能量密度、食物营养质量指数。

二、食物中能量密度计算

（一）食品的营养（素）密度

营养素密度（nutrient density）指食品中以单位热量为基础所含重要营养素的浓度（含量），计算时以食物中（某）营养素的含量与等量食物所提供的能量之比，也可换算成 1000 kcal 热能的该食品中（某种）营养素的含量，热能的单位：千卡（kcal）即：

营养素密度 = ［食物中某营养素含量/等量食物所提供的能力］×1000

食物的营养价值不能以一种或两种营养素的含量来决定，而必须看它在膳食整体中对营养平衡的贡献。较重要的营养素主要指维生素、矿物质和蛋白质三类。要注意的问题是，营养素的含量与其营养素密度并非等同。如，以维生素 B_2 含量而论，炒葵花子的含量为 0.26 mg/100 g，而全脂牛奶的含量为 0.16 mg/100 g，前者比较高。然而若以维生素 B_2 的营养素密度而论，炒葵花子为 0.43，而全脂牛奶为 2.96，显然后者更高。这就意味着，安排平衡膳食的时候，如果不希望增加更多能量而希望供应较多的维生素 B_2，选择牛奶更为适当。

（二）能量密度

能量密度指每克食物所含的能量。与食品中的水分和脂肪含量有关，高水分食品能量密度低、高脂肪食品则其能量密度高。

富含脂肪的食物，如肥肉，往往能量密度高，蔬菜和水果能量密度较低并且富含人体必需的维生素和矿物质。

人体对膳食中能量的需要是有限的。现代人体力活动不断减少，高能量膳食却十分丰富，膳食能量超过身体需求导致的肥胖症已经成为社会问题。因此，获得充足的营养素而不会造成能量过剩是合理膳食的重要要求之一。从这个角度来说，在用食物补充某些维生素或矿物质时，营养素密度是比营养素含量更为重要的参考数据。如果对食物进行脱脂、低脂、低糖、无糖等处理，就可以有效地提高膳食中食品的营养素密度，如半脱脂牛奶、无糖酸奶、低脂肪奶酪、低脂肪花生酱等。对于食量有限的幼儿、老人、减肥者，以及营养素需求极其旺盛的孕妇、乳母来说，都要特别注意膳食中食物的营养素密度。

三、营养质量指数计算方法

营养质量指数（index of nutrition quality，INQ）是由 Hansen R. G. 推荐作为评价食品营养价值的指标，反映了食物中单位能量所对应的某营养素的含量高低。

$$INQ = 营养素密度/能量密度$$

标准 INQ = 1，表示食物的该营养素与热能含量，对该供给量的人的营养需要达到平衡；INQ > 1，表示该食物该营养素的供给量高于热能，故 INQ ≥ 1，为营养价值高；INQ < 1，说明此食物中该营养素的供给少于热能的供给，长期食用此种食物，可能发生该营养的不足或热能过剩，为营养价值低。INQ 是评价食物营养价值的一个简明指标。

［例 1］现有某营养麦片的食品标签，标注有以下内容：该麦片每 100 g 营养成分：能量 1554 kJ，脂肪 5.6 g，蛋白质 6.7 g，碳水化合物 72.5 g、膳食纤维 ≥ 3.0 g、低聚糖 ≥ 3.0 g、9 种维生素、6 种矿物质。

配料：全小麦粉、大米、大麦麦芽精、白沙糖、玉米粉、食盐、植脂末、稳定剂、低聚糖、矿物质、各种维生素、香兰素。

请计算该麦片中蛋白质的质量指数（假设为 40 岁以下，轻体力男性食用），并对蛋白质、碳水化合物进行营养价值评价。

答：蛋白质质量指数计算：INQ = 麦片营养素密度 ÷ 麦片能量密度 = （6.7 ÷ 75）/（1554 ÷ 10040）= 0.576 < 1

对麦片蛋白质进行营养评价：麦片中蛋白质的含量仅为 6.7/100 g，且为植物蛋白质，赖氨酸含量较低，生物利用率较低，并通过计算：INQ < 1，故蛋白质的营养价值较低。

对碳水化合物进行营养评价：麦片中碳水化合物含量为 72.5 g/100 g，主要为淀粉，在人体内消化率高，营养价值较好，并含有较多的膳食纤维，有益肠道系统健康，防止便秘。

四、营养素的生物利用率

营养素的生物利用率指它们实际被机体吸收利用的情况。机体对营养素的吸收利用，依赖于食品提供的营养素总量及可吸收程度，并与机体的机能状态有关。影响营养素生物利用率的因素主要包括以下几个方面：

（1）食物的消化率。不同来源的脂肪、糖类和蛋白质消化率是不同的。例如，虾皮中富含钙、铁、锌等元素，然而由于很难将其彻底嚼碎，故其消化率较低，因此其中营养素的生物利用率受到影响。

（2）食物中营养素的存在形式。如，在植物性食物中，铁主要以不溶性的三价铁复合物存在，其生物利用率较低；而动物性食品中的铁为血红素铁，其生物利用率较高。

（3）食品组成。食物中营养素与其他食物成分共存状态可能影响生物利用率。如不同食品组分对铁的吸收利用可有促进或抑制的作用，维生素 C 促进铁的吸收，而磷酸盐、草酸盐、植酸盐等可与铁结合，降低其溶解度，使铁吸收降低；蛋黄铁由于存在较高的卵黄高磷蛋白而明显抑制吸收，使铁的生物有效性降低。菠菜含草酸影响钙的利用。

（4）食品加工方式。如在食品加工中除去植酸盐或加维生素 C 均对铁的生物有效性有利；颗粒小或溶解度高的铁盐，其生物有效性更好；面粉发酵加工后可提高矿物质的有效性。

（5）人体的需要状况与营养素的供应充足程度。人体机能状态对营养素的吸收利用影响很大。在人体需求急迫或是食物供应不足时，许多营养素的生物利用率提高；反之，在供应过量时便降低。如缺铁性贫血患者或缺铁的受试者对食品中铁的吸收增加（正常成人膳食铁的吸收为 1% ~ 12%，缺铁受试者吸收达 45% ~ 64%）；妇女铁吸收高于男子，小孩随年龄增加铁的吸收下降。

因此，评定食品营养价值的意义，一是全面了解各种食物的天然组成成分，包括营养素、非营养素类物质、抗营养因素等；提出现有主要食品的营养缺陷；并指出改造或创制新食品的方向，解决抗营养因素问题，充分利用食物资源。二是了解在加工烹调过程中食品营养素的变化和损失，采取相应的有效措施，最大限度地保存食品中的营养素含量，提高食品营养价值。三是指导人们科学地选购食品和合理配制营养平衡膳食，以达到增进健康、增强体质及预防疾病的目的。

项目三 粮谷类食品的营养价值

一、谷类的营养特点

谷类主要指禾本科植物的种子，也包括少数虽然不属于禾本科如大米、小麦、玉米、高粱、荞麦等，但是习惯于作为主食的植物种子（如荞麦）。谷类在我国人民的膳食中占有重要的地位，被称为主食。谷类是供给能量最主要的来源，它们为我国人民提供了膳食中 50% ~ 70% 的能量，40% ~ 60% 的蛋白质和 60% 以上的维生素 B_1。

(一) 谷类的营养价值

1. 能量

谷类是我国膳食中能量的主要来源，也是能量的最经济来源，它含碳水化合物约 75% ~ 80%，主要是淀粉。50 g 谷类约可供能量 0.73 MJ（175 kcal）。

2. 碳水化合物

谷粒中碳水化合物约 70%，其中约 90% 为淀粉，主要在胚乳内；禾谷类淀粉包括直链淀粉和支链淀粉，直链淀粉占 20% ~ 25%；除 90% 的碳水化合物为淀粉，其余约 10% 为糊精、葡萄糖、果糖、和膳食纤维等。

3. 蛋白质

谷类并非是富含蛋白质的食物（每 100 g 谷类约含蛋白质 7 ~ 10 g），分谷蛋白、醇溶蛋白、白蛋白、球蛋白，禾谷类种子中的蛋白质主要为醇溶蛋白和谷蛋白，其中谷氨酸含量丰富，但缺乏赖氨酸，所以赖氨酸是谷类第一限制氨基酸。胚芽中有较多赖氨酸，但易在加工过程被损失掉。动物蛋白质、大豆蛋白质可以补充谷类蛋白质的不足。

4. 脂肪

谷粒中脂类以甘油三酯（脂肪）为主，还含有少量的植物固醇和卵磷脂；小麦和玉米胚芽中的甘油三酯以不饱和脂肪酸为主，达 80% 以上，其中亚油酸占 60%，具有较高的营养价值。谷类含脂肪量很低，主要存在于胚芽及糊粉层中，加工后所剩无几。

5. 矿物质

谷类的矿物质大部分集中在谷皮、糊粉层和胚芽层，有磷和一些微量元素，如铁、铜、钴、锌、硒、锰、铂、镍、铬等，经过精制以后含量都很少。

6. 维生素

人体 B 族维生素主要来源于粮谷类，谷类中 V_{B1}、V_{B2}、烟酸、泛酸等含量高于其他烹饪原料，主要集中在糊粉层和胚芽部分，加工方法与加工精度影响维生素的含量，加工精度越高，维生素损失越大。

(二) 谷物加工对营养价值的影响

糙米和全麦要经过加工，即经过适当的碾磨，去掉部分谷皮，产品比较洁白，并增进消化。谷粒所含的矿物质、维生素、蛋白质、脂肪，多在谷粒的周围和胚芽中，向内逐渐减少，因此加工的精度越高，谷粒的周围部分和大部分胚芽去掉得越多，营养素也就损失得越多。在出粉率 90% 时 B 族维生素的含量便大大下降，到出粉率为 70% 时 B 族维生素的保存率一般仅为总量的 35% 以下。

粮谷类含碳水化合物高，其加工越精细，其血糖生成指数越高，碳水化合物消化吸收越快，血糖上升峰值越高；粗加工谷类食物正好相反。粗粮对人体健康有利，但应适当食用。由于加工过于粗糙，不但口感差，其膳食纤维和植酸含量过高，会影响本身的一些营养素的吸收，也影响其他营养素的吸收。特别不适合老年人和消化功能弱的儿童食用。

(三) 谷类的合理使用

1. 粮食混食

由于各种粮食的营养成分不完全相同，几种粮食混合食用可以提高营养价值。膳食中采用一部分粗粮或杂粮如小米、玉米、甘薯之类，不仅可以增加维生素和矿物质的摄入量，还可以利用它们之间蛋白质的互补作用。提倡多食标准米面，少食精白米面。

2. 注意合理烹调

复合维生素 B 及矿物质均易溶于水，因此淘米时除非谷粒被污染，应避免过分的揉搓，用盆或碗蒸饭以及焖饭比捞饭法（即先煮米，去掉米汤，然后再蒸）损失营养素少。米汤及煮面条的汤应设法利用，食用原汤面条较好。

3. 采用强化粮食的方法

在食品中加入某些营养素，以弥补原来所缺少的营养素，称为强化食品。国外用强化粮食的办法改进谷类的营养价值。如：

① 在面粉或米粉中加入赖氨酸以提高蛋白质的营养价值。

② 在精白面粉中加入硫胺素、核黄素、尼克酸、钙、铁等。

③ 在大米中加硫胺素、核黄素、尼克酸和铁，食用时按一定比例与精白米混合。

二、薯类的营养特点

薯类属于原料杂粮类，主要有马铃薯、甘薯、木薯、芋头等，是我国居民既作主食又当蔬菜的传统食物。薯类的营养成分非常富厚，不仅富含卵白质，而且质量好，靠近动物性卵白。它含有特殊的黏卵白，不但有润肠效用，另有脂类代谢效用，能帮助胆固醇代谢。

（一）薯类的营养价值

1. 碳水化合物

淀粉是碳水化合物的重要来源，它所提供的能量占人体总能量的60% ~ 70%。在每 100 g 干薯类食物中含有 76 ~ 81 g 的碳水化合物，即高于谷类食物。薯类食物中含有优质的淀粉，尤其是由木薯生产的淀粉极易消化，常适宜于婴儿及病弱者食用。

2. 膳食纤维

每 100 g 干薯中含有 1.5 ~ 2.0 g 膳食纤维，是谷类稻米的 1 ~ 2 倍。薯类食物中所含有的纤维素、半纤维素、果胶等膳食纤维，有利于肠道蠕动，食物消化。

3. 维生素

每 100 g 干红薯中胡萝卜素和 V_c 的含量，分别为 750 μg 和 25 mg，在土豆粉中分别为 120 μg 和 27 mg，而在谷类食物中基本上不含有这类维生素。

4. 矿物质

在薯类食物中钙、铁的含量较高，每 100 g 薯类食物中含钙量为 100 ~ 200 mg，铁为 10 mg，分别为谷食物的 5 ~ 10 倍。

5. 特殊的营养保健成分

如在薯类食物中所含有的黏体蛋白（即一种多糖蛋白的混合物），可以预防心血管系统的脂肪沉积，保持动脉血管弹性，防止动脉粥样硬化过早发生。同时，对于减少眼干燥症的发生和预防某些癌症有着重要作用。

（二）薯类合理加工

薯类适合加工的品种有两种，分为淀粉加工和食品加工两类。一般食用的品种不要求淀粉含量高，而要求薯肉致密；做菜用时，要求薯肉熟了而不变成糊状，或煎、炒是不易粉碎成糊状。对于制作淀粉用的品种则要求淀粉含量越高越好。目前我国在生产上用于淀粉和全粉加工的品种，以一季作物种植的高淀粉品种为主。二季作物种植的品种因春季生长期短，一般都为早熟品种，淀粉含量低，不适合淀粉加工，而适合菜用。

薯类的制作方法同样重要，煮食或做汤，营养吸收好。由于烹调方法选择不当，维生素会大量损失，尤其油炸的加工方法，增加脂肪，成倍提高能量，因此，要避免吃油炸薯条和烤地瓜。

薯类中含有易使薯类褐变的多酚氧化酶、酪氨酸酶，因此去皮或切断食用时，暴露于空气的切面易发生褐变。加工时用亚硝酸溶液浸渍或水冲洗处理可以防止因储藏不当马铃薯在芽眼或绿色皮部会含有有毒的龙葵素，加工时需除去。

三、豆类的营养特点

豆类包括各种豆科栽培植物的可食种子，其中以大豆最为重要，也包括红豆、绿豆、豌豆、蚕豆等各种杂豆。豆类提供的能量与粮谷类相似，但其提供的蛋白质和脂类要比粮谷类高得多，B 族维生素的含量也多于粮谷类。豆类与谷类种子结构不同，其营养成分主要在子粒内部的子叶中，因此在加工中除去种皮不影响营养价值。

（一）大豆的营养价值

大豆主要指黄豆、青豆、黑豆等。

1. 蛋白质

大豆蛋白质含量平均为 30%～50%，是一般粮谷类的 3～5 倍，八种必需氨基酸模式符合人体需要，除蛋氨酸略低外，其余与动物性蛋白质相似，且赖氨酸含量比较丰富，是与粮谷类蛋白质互补的理想食物（粮谷类赖氨酸为第一限制氨基酸）。

2. 脂类

大豆脂类平均含量约 18%，其中约 85% 为不饱和脂肪酸，饱和脂肪酸占 15% 左右。脂肪酸中亚油酸占 55%；此外约有 21% 为油酸，9% 为棕榈酸；6% 为硬脂酸及少量的其他脂肪酸；磷脂约为 1.5%，其中主要为大豆磷脂，其含量高于鸡蛋。

3. 碳水化合物

大豆中的碳水化合物含量不高，约为 25%，其中一半为淀粉、半乳聚糖、蔗糖等；另一半则为棉子糖、水苏糖等，存在于大豆细胞壁，不能被人体消化吸收，在肠道中经细菌作用可发酵产生二氧化碳和氨，引起腹部胀气，所以大豆应加工后食用，少吃纯大豆。在计算大豆碳水化合物含量时也应折半计算。

4. 无机盐与维生素

大豆中含丰富的铁、磷、钙，但由于膳食纤维的存在，引起钙、铁的消化率不高；另外，V_{B1}、V_{B2}、烟酸等 B 族维生素含量也比粮谷类多数倍，还含有一定胡萝卜素及维生素 E。

（二）其他豆类的营养价值

豌豆、蚕豆、绿豆、赤小豆、芸豆、刀豆等豆类称为杂豆，其营养素的组成和含量与大豆有很大的区别，碳水化合物含量比较高，约为 55%～60%；蛋白质的含量低于大豆，但高于粮谷类，含蛋白质 20% ~ 25%；脂类的含量比较低，约为 0.5% ~ 2%，只有大豆脂肪的十几分之一。此外，还含有矿物质钙、磷、铁和复合维生素 B；缺乏胡萝卜素，不含 V_C。

（三）豆制品的营养价值

大豆经过浸泡、磨细、过滤加热等处理过程，减少了膳食纤维，提高了蛋白质的消化率。

1. 豆腐

豆腐根据其加工方法的不同可分为南豆腐与北豆腐两种，南豆腐含水量约 90%，质地细嫩，蛋白质在 4.7% ~ 7% 不等，脂肪在 1% 左右，另外还含有一些碳水化合物。北豆腐一般采用提取脂肪后的大豆制取，含水量在 85% 左右，脂肪含量不到 1%，蛋白质含量有所增加，在 7% ~ 10%，质地比南豆腐硬。豆腐在加工过程中去除了大量的膳食纤维，各种营养素的利用率有所提高，蛋白质消化率达 92% ~ 96%。

2. 豆浆

豆浆蛋白质一般在 2.5% ~ 5%，主要与原料用水量与加水量有关；脂肪含量低，适合老年人及高血脂患者饮用，避免牛奶中高含量的饱和脂肪酸对老年人及心血管系统疾病患者的不利影响。

3. 豆腐干

与豆腐相比，豆腐干与千张含水量明显下降，其各种营养素含量有所增加。

4. 发酵豆制品

发酵豆制品包括豆豉、豆瓣酱、豆腐乳、臭豆腐等，大豆经过发酵工艺后，蛋白质部分发生分解，较容易消化吸收；发酵使谷氨酸游离出来，豆制品味较鲜美而且维生素 B_{12} 和核黄素的含量有所增加。

5. 豆芽

大豆与绿豆都可以制作豆芽，其营养素除含有豆类本身的营养素外，在发芽过程中产生了维生素 C。

（四）豆类中的抗营养因素

各种豆类中都含有一些抗营养物质，它们不利于豆类中营养素的吸收利用，甚至对人体健康有害。

多种豆类中都含有蛋白酶抑制剂，它们能够抑制人体内胰蛋白酶、胃蛋白酶、糜蛋白酶等蛋白酶的活性。由于存在这类物质，生大豆的蛋白质消化吸收率很低。红细胞凝集素也存在于多种豆类中。它是一类糖蛋白，能够特异性地与人体的红细胞结合，使红细胞发生凝聚作用，对人体有一定毒性。适当的湿热处理可使这种蛋白质失活，蛋白酶处理也可使之分解。

豆类中所含的大量植酸会妨碍钙和铁的吸收；大豆中还含有丰富的脂氧合酶，它不仅是豆腥味的起因之一，而且在储藏中容易造成不饱和脂肪酸的氧化酸败和胡萝卜素的损失。

（五）豆类的合理使用

1. 要注意制备方法

影响豆类蛋白质消化率的因素有两个：一是生豆中含有抗胰蛋白酶因子，它抑制胰蛋白酶的作用，影响豆类蛋白质的消化率。豆经加热煮熟后，抗胰蛋白酶即被破坏，不影响消化。

二是豆类细胞壁含有粗纤维，使大豆蛋白质难以与消化酶接触，如将大豆浸泡，使细胞壁软化，并磨细制成豆浆、豆腐等，比整粒煮熟的大豆消化率要高。

2. 利用豆类改进谷类蛋白质的质量

各种豆类的蛋白质，一般都富含赖氨酸，而谷类蛋白质的赖氨酸一般均偏低。所以将豆类和谷类混合食用，豆类蛋白质可以补充谷类蛋白质的不足，提高膳食蛋白质的营养价值。

项目四 肉蛋乳及水产类食品的营养价值

一、畜禽肉的营养特点

畜肉包括牛、猪、羊等大牲畜肉及内脏，其中蛋白质、维生素和矿物质的含量随动物的种类、年龄、肥育度和部位的不同而有很大差异。畜肉是膳食中蛋白质、脂肪和 B 族维生素的重要来源。

（一）畜肉类的营养价值

1. 蛋白质

畜肉含蛋白质 10% ~20%，含量与动物种类、年龄及肥瘦有关。肥肉多脂肪，瘦肉多蛋白质。牛肉（20%）＞羊肉（11%）＞猪肉（9.5%）。肉类生理价值高，含各种必需氨基酸，消化吸收率高。

2. 脂肪

畜肉中脂肪的含量与畜种、部位、年龄、肥育度等关系密切。畜肉中的肥肉含有 90% 左右的脂肪，蛋白质含量仅 2% ~3%；瘦肉中含有 10% ~20% 的蛋白质和 0.4% ~25% 的脂肪。平均猪肉约 59% ＞羊肉（28%）＞牛肉（10%）。

畜肉脂肪中饱和脂肪酸较多，肥畜肉含胆固醇约 100 ~200 mg/100 g、瘦猪肉中含胆固醇 77 mg/100 g，而猪肝为 368 mg/100 g，是瘦肉的 4 ~5 倍。

3. 维生素

瘦肉含一定的 B 族维生素，维生素 B_1 较高，基本不含维生素 A、维生素 C。肝是各种维生素在动物体内的储藏场所，是维生素 A、维生素 D、维生素 B_2 的极好来源，还含有少量维生素 C 和维生素 E。

4. 矿物质

畜肉是铁、锌等矿物质的重要来源。肉类中的铁以血红素铁的形式存在，生物利用率高，吸收率不受食物中各种干扰物质的影响。肝脏是铁的储藏器官，含铁量为各部位之首。血液和脾脏也是膳食铁的优质来源。畜肉中钙含量很低，而磷含量较高。此外，畜肉中锌、铜、硒等微量元素较丰富，且其吸收利用率比植物性食品高。肉类少 Ca，S、P、Cl 较多，是成酸性食品。

5. 含氮化合物

肉味鲜美是由于肉中含"含氮浸出物"，能溶于水的含氮物如肌溶蛋白、肌肽、肌酸、肌酐、嘌呤碱和少量氨基酸。能促进胃液分泌，浸出物多，味浓。

（二）禽肉的营养价值

鸡、鸭、鹅、鹌鹑、火鸡、鸵鸟等统称禽类，以鸡为代表。它们被称为"白肉"，与被称为"红肉"的畜肉相比，在脂肪含量和质量方面具有优势。

1. 蛋白质

禽肉中含蛋白质约 10% ~20%。去皮鸡肉和鹌鹑的蛋白质含量比畜肉稍高，为 20% 左右。鸭、鹅的蛋白质含量分别为 16% 和 18%。禽肉的蛋白质也是优质蛋白，生物价与猪肉和牛肉相当。

2. 脂肪

在各种肉用禽类中，火鸡和鹌鹑的脂肪含量较低，在 3% 以下；鸡和鸽子的脂肪含量类似，在 14% ~17%；鸭和鹅的脂肪含量达 20% 左右。因肥育度的不同，脂肪含量可以有很大的差异。肥育禽类，如肥育肉鸡、填鸭等的脂肪含量可达 30% ~40%。禽类脂肪中不饱和脂肪酸的含量高于畜肉，其中油酸约占 30%，亚油酸占 20% 左右，在室温下呈半固态，因而营养价值高于畜类脂肪。其胆固醇含量与畜肉相当。

3. 维生素

禽肉中 B 族维生素含量丰富，特别是富含尼克酸。肝脏中各种维生素的含量均很高，维生素 A、维生素 D、维生素 B_2 含量丰富。禽肉中铁、锌、硒等矿物质含量很高，但钙的含量不高。禽类肝脏和血中的铁含量可达 10 ~30 mg/100 g，可称为铁的最佳膳食来源。

4. 矿物质

钙、磷、铁等均高于猪、牛、羊肉，禽肝铁为猪、牛肝的 1 ~6 倍。

5. 含氮浸出物

与年龄有关，同一品种幼禽肉汤中含氮浸出物低于老禽。肉或鸡经煮沸后蛋白质遇热凝固，仅有很小一部分水解为氨基酸而溶于汤中，大部分蛋白质仍在肉中。

（三）加工和储藏对畜禽肉营养价值的影响

畜肉、禽肉等食物在加工中主要损失维生素 B_1、维生素 B_2 和尼克酸等水溶性维生素。除煎炸和烧烤处理之外，蛋白质的生物价值基本不受影响。

动物性食品均需经过加热方可食用。加热灭菌对蛋白质的影响不大，但是在烧烤和煎炸时，温度高于 200℃ 可能引起氨基酸的交联、脱硫、脱氨基等变化，使生物价值降低。温度过高时蛋白质焦糊，产生有毒物质，并失去营养价值。

传统的干燥方法使肉类表层的必需脂肪酸受到氧化，并可能受到微生物的作用而使蛋白质分解，但这也是肉干产生特殊风味的原因之一。冷冻干燥对营养素的影响较小。

肉类食品的储藏温度应在 -18℃ 以下。时间过长或温度不够低会导致蛋白质分解、脂肪氧化、B 族维生素损失等问题。罐藏肉制品在常温（20℃）下储藏 2 年后，其蛋白质损失不大，但 B 族维生素损失约为 50%。但是如果在 0℃ 存放，损失仅在 10% 以下。因此，罐头食品也应尽可能放在冰箱中储藏。

二、蛋类的营养特点

蛋类主要指家禽的蛋，包括鸡、鸭、鹅蛋；其他一些禽类如鹌鹑、鸽蛋等也可食用。

（一）　蛋类的营养价值

1. 蛋白质

蛋类蛋白质含量较高，平均在 13% ~ 15%，而且质量高，生物学价值可达 95% 以上，几乎能被人体完全吸收，是天然食物中最理想的蛋白质。

2. 脂肪

蛋的脂类主要集中在蛋黄中，脂肪呈乳化状态，易被人体消化吸收，并含有一定比例卵磷脂；蛋黄的胆固醇含量高，以游离胆固醇为主，一个中等大小的鸡蛋，含胆固醇 200 mg 左右，易被人体消化吸收。

3. 矿物质

蛋类的无机盐含量丰富，含有磷、镁、钙、硫、铁、铜、锌、氟等，尤其蛋壳中钙含量丰富；蛋黄和蛋清中铁的含量也较高，但因卵黄高磷蛋白的干扰，降低了铁的消化吸收率。

4. 维生素

蛋黄中含丰富的维生素 A、维生素 D、维生素 B_1、维生素 B_2 等，但缺乏维生素 C；蛋清里含有维生素 B_2；生蛋中含有抗生物素和抗胰蛋白酶因子，影响生物素的消化吸收和抑制胰蛋白酶的活性；但高温加热可破坏这两种抗营养因子。

（二）　储藏和加工对蛋类营养价值的影响

松花蛋的加工中需要加入氢氧化钠等碱性物质，使维生素 B_1 受到一定程度的破坏，而且传统的松花蛋腌制中加入黄丹粉，即氧化铅，使产品的铅含量提高。目前已有多种"无铅皮蛋"问世，用铜或锌盐代替氧化铅，使得这些微量元素含量相应上升。

0℃冰箱中保存鸡蛋对维生素 A、维生素 D、维生素 B_1 无明显影响，但维生素 B_2、尼克酸和叶酸分别有 14%、17% 和 16% 的损失。

生蛋清的消化吸收率仅为 50% 左右，而且含有抗营养因素如抗胰蛋白酶因子和生物素结合蛋白等。此外，生鸡蛋中可能污染有沙门菌。因此，鸡蛋不宜生食，应加热到蛋清完全凝固为好。蛋黄加热前后的消化率差异不大。

鸡蛋经蒸、煮、炒之后，其蛋白质的消化吸收率均在 95% 以上。煎蛋和烤蛋中维生素 B_1、维生素 B_2 的损失分别为 15% 和 20%，而叶酸损失最大，达 65%。煎得过焦的鸡蛋蛋白质消化率略微降低，维生素损失较大。煮鸡蛋几乎不带来 V_{B2} 的损失。

三、乳及乳制品类的营养特点

乳类所含的营养素比较完全，营养价值很高且易于消化吸收，最适合于病人、幼儿、老人食用，乳类和乳制品的食用有利于改善钙的营养状况，其中最常用的是牛奶。牛乳也是老年人、体弱者及病人比较理想的食物，特别对于国人来说，

（一）　乳类的营养价值

1. 蛋白质

乳类蛋白质丰富，以牛乳为例：蛋白质平均含量为 3.5%，约比人乳高 3 倍，且消化率在 87% ~ 89%，生物学价值可达到 85% ~ 90%，比人乳（92%）稍低，但其必需氨基酸含量及构成比例与鸡蛋相近，利用率高，也是一种优质蛋白质。

2. 脂类

牛奶中脂类含量约为 35%，其中 95%~96% 为甘油三酯。

3. 碳水化合物

乳类碳水化合物全部为乳糖，牛乳中乳糖约为 4.5%。乳糖的甜度仅为蔗糖的 1/6~1/5，乳糖有调节胃酸，促进胃肠蠕动，利于钙的消化吸收等作用，同时改变胃肠道菌群，利于肠道健康。

乳糖在被乳糖酶分解为葡萄糖和半乳糖后被人体吸收；而乳糖酶却随着人年龄的增长而减少，部分成人不吃或少吃乳类，造成乳糖酶很少或缺乏，这部分人偶尔食用乳类，由于乳糖不能被分解，而产生腹痛、腹泻等症状，称为乳糖不耐症。解决乳糖不耐症，可对牛奶进行适当处理，预先将乳糖分解，即可预防乳糖不耐症，并提高乳糖消化率，如"酸奶"。

4. 无机盐

乳类几乎含有婴儿所需的全部无机盐，钙、磷尤其丰富；牛奶中的钙以酪蛋白钙形式存在，易被人体消化吸收，同时牛奶中也存在一些利于钙消化吸收的营养素，因此，奶类是供给人体钙的最好食物来源。牛奶中铁含量不高，且消化吸收率低。

5. 维生素

乳类中维生素的含量受很多因素影响，饲料和种类、饲养的方法、日照时间、乳类加工储存方法等都会影响乳中维生素的含量。但乳类维生素主要是维生素 A、维生素 D，也含有部分维生素 B_1、维生素 B_2、维生素 C 等。

（二）乳制品的营养价值

常见的乳制品主要包括奶粉、酸奶、调制奶粉、奶酪等。

1. 奶粉

鲜奶经过消毒、脱水并干燥成粉状，再根据一些特殊要求，制成不同品种的奶粉。干燥方法通常用喷雾干燥法，其脱水速度快、时间短，奶粉冲调后感官性状、营养素保存等指标比较好。市售的奶粉可分为全脂奶粉、脱脂奶粉、低糖奶粉、加糖奶粉等品种。

2. 调制奶粉

调制奶粉是参照母乳的营养素组成与模式，对牛奶的营养素加以调整与改进，以配制成适合不同年龄婴儿生长发育所需要的乳制品。根据婴儿生长的营养需要，分为初级配方（1~6月）、后继配方（6月后）等。

3. 酸奶

酸奶是将鲜奶加热消毒后接种嗜酸乳杆菌，经发酵而成。发酵后，牛奶内含的乳糖有 20%~30% 分解成葡萄糖和半乳糖，并可进一步转化为乳酸或其他有机酸，可增加人体对钙、磷、铁的消化吸收；乳酸杆菌还可产生维生素 B_1、维生素 B_2、叶酸、烟酸等。

4. 炼乳

炼乳分甜炼乳和淡炼乳，淡炼乳属于浓缩型，是鲜奶除去 2/3 的水分，再经过消毒加工而成。加工中赖氨酸与 V_{B1} 略有损失。甜炼乳指鲜奶加 15% 的庶糖后再去除 2/3 的水分，再消毒加工而成。

5. 干酪

干酪指以牛乳、稀释奶油、部分脱脂乳、酪乳或这些产品的混合物为原料，经凝乳并分离乳清而制得的乳制品。干酪在制作过程中对原料乳进行了 10 倍以上浓缩，其营养价值很高，是人类食物中蛋白质、脂肪、钙、磷的良好来源，同时含丰富的维生素，其蛋白质消化率高达 96% 以上。

6. 黄油

黄油由牛乳中的乳脂肪分离制成，脂肪含量在 80% 以上。牛乳中的维生素 A、维生素 D 等脂溶性营养成分基本上保留在黄油中，但是水溶性营养成分含量较低。黄油中以饱和脂肪为主，并含有一定量的胆固醇。

（三）储藏与加工对乳和乳制品营养价值的影响

乳制品的加工中最普遍的工艺是均质和杀菌。牛乳的杀菌可以采取 60～70℃ 的传统巴氏杀菌、80～90℃ 的高温短时杀菌、90～120℃ 的超高温瞬时杀菌等。由于微生物菌体蛋白失活反应的温度系数大于维生素破坏反应的温度系数，高温瞬时杀菌对保存营养素最为有利。高压灭菌的加热时间长，温度高，维生素损失较大。

长时间的加热或高温储藏导致羧氨反应，引起赖氨酸的损失。牛乳富含赖氨酸，消毒奶加工中赖氨酸的损失为 1%～10%；奶粉约损失 20% 的赖氨酸。

鲜牛乳中含有溶菌酶等抑菌物质，在 24h 左右的时间内能够防止微生物的大量繁殖。但是，由于牛乳营养丰富，在抑菌物质消耗完后，微生物的繁殖很快。因此，鲜牛乳必须储藏在 4℃ 下，并应尽快消费。

牛乳是维生素 B_2 的良好来源，但见光后容易损失。透明玻璃瓶装牛乳在日光下暴晒 3h，其中的维生素 B_2 损失可达 90% 以上。维生素 C 在日光下暴露 12h 后，含量可从 12 mg/L 降低到 6 mg/L。因此，牛乳应用不透明的容器盛装，并存放在避光处。

四、水产品的营养特点

水产类包括鱼、虾、蟹、贝及部分软体动物，根据其来源又可分淡水和海水类水产品。

（一）水产品的营养价值

1. 蛋白质

鱼类的蛋白质含量为 15%～20%，与肉类相比，鱼类的肌肉纤维细嫩柔软，更易消化吸收，同时营养价值更高。鱼肉蛋白质属完全蛋白质，利用率可达 85%～95%，但结缔组织蛋白质营养价值并不高，主要是必需氨基酸的组成和比例不符合人体需要。

2. 脂肪

水产类脂肪含量一般在 3%～5%，主要存在于皮下和脏器周围肌肉，肌肉组织中含量少。虾类的脂肪含量很低，蟹类的脂肪主要存在于蟹黄中。水产品中还含有氨基乙磺酸，即牛磺酸，能够促进胎儿和婴儿大脑发育、防止动脉硬化、维持血压、保护视力的有益物质。

3. 无机盐

水产品中的各种矿物质含量丰富，钙、硒等元素的含量明显高于畜肉，微量元素的生物利用率也较高。甲壳类食品是锌、铜等微量元素的最佳来源。贝类、虾和鱼罐头是钙的好来源。海鱼和海生虾贝类还是碘、铜、锰、锌等元素的优质来源。

4. 维生素

水产品中的维生素 A、维生素 D、维生素 E 含量均高于畜肉。鱼类是维生素 B_2 与尼克酸（V_{PP}）的良好来源，特别是鳝鱼中维生素 B_2 的含量很高；维生素 E 的含量在淡菜等贝类的含量比较高；鱼类，特别是海产鱼的肝脏中维生素 A 和维生素 D 的含量特别高，常作为生产药用鱼肝油的来源。

5. 含氮浸出物

鱼类的含氮浸出物比较多，约占鱼体质量的 2% ~ 3%，主要有三甲胺、次黄嘌呤核苷酸、游离氨基酸和尿素等，三甲胺体现鱼腥味，氧化三甲胺则体现鲜味。

（二）水产品的合理使用

1. 防止腐败变质

鱼类因水分和蛋白质含量高，结缔组织少，较畜禽肉更易腐败变质特别是青皮红肉鱼，如鲐鱼、金枪鱼，组氨酸含量高，所含的不饱和双键极易氧化破坏，能产生脂质过氧化物，对人体有害。因此打捞的鱼类需及时保存或加工处理，防止腐败变质。保存处理一般采用低温或食盐来抑制组织蛋白酶的作用和微生物的生长繁殖。

2. 防止食物中毒

有些鱼含有极强的毒素，如河豚鱼，虽其肉质细嫩，虽其味道鲜美，但其卵、卵巢、肝脏和血液中含有极毒的河豚毒素，若不会加工处理，可引起急性中毒而死亡。

项目五　果蔬类食品的营养价值

一、蔬菜的营养特点及价值

（一）蔬菜的分类

蔬菜的种类很多，按植物的结构部位可分为：

叶菜类——如大白菜、小白菜、油菜、菠菜及其他各种绿叶蔬菜等。

根茎类——萝卜、土豆、芋头、洋葱、蒜等。

豆荚类——扁豆、红豆、其他鲜豆类等。

瓜果类——冬瓜、黄瓜、苦瓜、西葫芦、茄子、青椒、西红柿等。

花芽类——菜花、黄花菜、各种豆芽等。

这些新鲜蔬菜的特点是都含有大量水分，大部分鲜菜的含水量在 90% 以上，碳水化合物的含量不高，蛋白质含量少，脂肪含量更低，因此不能作为能量和蛋白质的来源。但是它们在膳食中却非常重要，因为它们是矿物质、维生素和膳食纤维的重要来源。

（二）蔬菜的营养价值

蔬菜的含水量一般在 90% 以上，这使得其中营养素的含量看起来较低，但营养素密度不低。

1. 能量

由于大部分蔬菜含水分高，所以供能量不多，平均每 100 g 鲜菜供应能量 10 ~ 40 kcal。

只有含淀粉较多的根茎类如土豆、芋头、山药等供能量较多（每100 g可供能量80 kcal左右）。

2. 蛋白质

新鲜蔬菜的蛋白质含量通常在3%以下。在各种蔬菜中，以鲜豆类、菌类和深绿色叶菜的蛋白质含量较高，如鲜豇豆的蛋白质含量为2.9%，金针菇为2.4%，苋菜为2.8%。蔬菜蛋白质质量较佳，如菠菜、豌豆苗、豇豆、韭菜等的限制性氨基酸均为含硫氨基酸，而赖氨酸则比较丰富，可和谷类发生蛋白质营养互补。如每日摄入绿叶蔬菜400 g，按照2%的蛋白质含量计算，可从蔬菜中获得8 g蛋白质，达每日需要量的13%。由此可见，绿叶蔬菜也是不可忽视的蛋白质营养来源。

3. 矿物质

蔬菜中富含矿物质，对人体调节膳食酸碱平衡十分重要。蔬菜为高钾低钠食品，也是钙和铁的重要膳食来源。在各种蔬菜中，以叶菜含矿物质为多，尤以绿叶蔬菜更为丰富。蔬菜中含有的草酸和膳食纤维，影响了无机盐特别是一些微量元素的吸收，草酸含量高的有：菠菜、牛皮菜、蕹菜、鲜竹笋、洋葱等。

4. 维生素

蔬菜中含有除维生素D和维生素B_{12}之外的各种维生素。胡萝卜素的含量与蔬菜的颜色有关，深绿色叶菜和橙黄色蔬菜的含量最高；各种新鲜蔬菜都含有维生素C，绿叶菜是维生素C的良好来源。

由于我国人民消费奶类和柑橘类水果和果汁较少，因此蔬菜是膳食中维生素A、维生素C、维生素B_2的重要来源。如每天摄入400 g绿叶蔬菜，约可获得0.4 g核黄素，相当于每日推荐供给量的1/3左右。

5. 碳水化合物

蔬菜中的碳水化合物包括可溶性糖、淀粉和膳食纤维。大部分蔬菜的碳水化合物含量较低，仅为2%~6%，几乎不含淀粉。然而，根和地下茎之类储藏器官的碳水化合物含量比较高，如马铃薯为16.5%，藕为15.2%，其中大部分是淀粉。蔬菜中纤维素、半纤维素等膳食纤维含量较高，鲜豆类在1.5%~4.0%之间，叶菜类通常达1.0%~2.2%，瓜类较低，在0.2%~1.0%。

6. 芳香物质、色素及酶类

蔬菜中含有芳香物质色素及酶类，赋予食物香味、色泽、刺激食欲，增加感官性能及一些特殊功效。如，萝卜含淀粉酶，生食利于消化；大蒜含植物杀菌素和含硫香精油，生食可预防肠道传染病，并刺激食欲；大蒜、洋葱可降胆固醇；苦瓜可降血糖等。

（三）蔬菜加工对营养价值的影响

脱水蔬菜的水分含量通常在7%~10%，其中的矿物质、碳水化合物、膳食纤维等成分得到浓缩。在脱水过程中，维生素C有部分损失，损失程度因干制方法的不同而异。一般来说，真空冷冻干燥法的营养素损失最小，而且由于浓缩效应，干制后的营养素含量升高。长时间的暴晒或烘烤则带来较大的损失，维生素C损失率最高可达100%，胡萝卜素氧化造成褪色。

速冻蔬菜经过清洗——热烫——包冰衣——装袋——深冻几步处理后，水溶性维生素有一定损失，但胡萝卜素损失不大。

罐藏蔬菜经过热烫、热排气、灭菌等工艺后，水溶性维生素和矿物质可能受热降解和随水流失。蔬菜的 pH 比水果高，酸性较低，维生素 C 的加工稳定性较差。

蔬菜汁是混浊汁，通常由多种蔬菜调配而成，包含了蔬菜中的主要营养成分，营养价值较高。但是它除去了蔬菜中的大部分膳食纤维。

（四）蔬菜的合理烹调

为了防止蔬菜中矿物质和维生素的损失，烹调中要注意以下几点：

① 尽量减少用水浸泡和弃掉汤汁及挤去菜汁的做法。

② 烹调加热时间不宜过长，叶菜快火急炒则保留的维生素最多。做汤时宜先煮汤而后加菜。集体食堂以分批炒菜较为合理。

③ 新鲜蔬菜不宜久存，勿在日光下曝晒。烹制后的蔬菜，不宜放置时间过长。

④ 加醋烹调可减少维生素 B 和维生素 C 的损失；加淀粉调芡汁也可减少维生素 C 的破坏和损失。

⑤ 不用铜器制备蔬菜，铜锅损失维生素 C 最多，铁锅次之。

二、水果的营养特点及价值

水果类的营养价值近似新鲜蔬菜。各种水果都含有大量的水分，蛋白质和脂肪的含量很低，能量低，但水果所含的矿物质和维生素不及蔬菜多。

（一）水果的营养价值

1. 碳水化合物

水果中的碳水化合物以糖、淀粉为主，纤维素和果胶的含量也很高。苹果、梨等仁果类以单糖为主，口感比较甜，葡萄糖和蔗糖含量相对比较少；葡萄、草莓、猕猴桃等浆果类以葡萄糖和果糖为主；桃、杏等核果类以及柑橘类水果蔗糖含量比较高；水果中单糖和双糖的含量和比例直接影响到水果的甜度以及风味，使水果各具特色。

水果含有纤维素、半纤维素和果胶，有促进肠蠕动的作用，是自然的缓泻剂。果胶还是制果浆不可缺少的胶冻，在山楂、苹果、海棠中含量较多。

2. 维生素

水果中含丰富的维生素，特别是维生素 C，鲜枣、酸枣、山楂、橘等含量较高。水果特别是枣类含有比较多的生物类黄酮，对维生素 C 具有保护作用。黄色水果中胡萝卜素含量很高，如芒果、杏、枇杷等。

3. 色素与有机酸

富含色素是水果的一大特色，它对赋予水果不同的颜色。如花青素使水果呈紫色，能溶于水，在果皮中含量最高，对光、热敏感，加热可被破坏，在酸性环境稳定，遇碱呈紫色，遇铁、铝呈灰紫色。胡萝卜素使水果呈黄色。

水果中的有机酸主要有苹果酸、柠檬酸、酒石酸，微量的琥珀酸、苯甲醋酸等。水果具有酸涩味，与富含有机酸有关。浆果类柠檬酸含量最多，常与苹果酸共存；仁果类苹果酸最多；葡萄中含有酒石酸；琥珀酸、延胡索酸有明显的涩味，主要存在于未成熟的水果中。

4. 矿物质

水果中含有丰富的无机盐，特别是钙、钾、钠、镁、铜等，属于理想的碱性食物。

（二）水果加工对营养价值的影响

水果罐头、果酱、果脯、果汁、果糕等的维生素 C 保存率与原料特点、加工工艺水平和储藏条件有很大关系。在适当的加工条件下，柑橘汁等酸性果汁中的维生素 C 可以得到较好的保存。

纯果汁分为两类：一类是带果肉的混浊汁，其中含有除部分纤维素之外水果中的全部养分，如柑橘汁等；另一类是澄清汁，经过过滤或超滤，除去了水果中的膳食纤维、各种大分子物质和脂类物质，只留下糖分、矿物质和部分水溶性维生素，如苹果汁。市售"果汁饮料"中原果汁的含量在 10% 以下，有的在 2.5% 以下，只能提供水分和部分热能。

果酱和果脯加工中需要加大量蔗糖长时间熬煮或浸渍，一般含糖量可达 50%～70%，因此大量消费这类产品可能带来精制糖摄入过量的问题。水果干制可导致 10%～50% 的维生素 C 损失，在酸性条件下损失少，其中的矿物质得到浓缩。

水果可以加工成多种果酒。与蒸馏酒相比，果酒中的酒精度低，并含有较丰富的糖类、氨基酸、矿物质和维生素，含有水果中有益健康的一些有机酸类、多酚类物质和风味物质等。有研究认为，少量饮用果酒具有降低心脏病发病率的作用。近年来发现葡萄酒中有微量防癌物质白藜芦醇。由于果酒的生产可以有效利用水果加工中的皮、渣、核等副产品，因而对农产品综合利用具有重要的意义。

项目六 酒类和饮料的营养价值

一、酒类的营养特点及价值

酒是一种含有乙醇的饮料，酒的种类很多，根据工艺过程的不同，可分为发酵酒、蒸馏酒、和露酒。发酵酒，以啤酒为代表，还有黄酒、葡萄酒、江米酒等。除含有乙醇外，还有丰富的果糖、葡萄糖、麦芽糖、糊精及多种维生素和矿物质；还含有具特殊风味的脂肪酸、氨基酸、醛酮、醇等物质；蒸馏酒，其品种也很多，以白酒为代表。其成分以乙醇为主，含量在 20%～60%；露酒主要有苹果酒、马提尼酒、威士忌酒等。

现介绍四种常见酒的营养价值。

（一）黄酒的营养价值

黄酒的营养成分很齐全，含有糖分、糊精、有机酸、氨基酸、酯类、甘油、高级醇、维生素、矿物质。其总固形物为 >20～40 g/L，含氨基酸态氨 >0.2 g/L，糖分 <10～200 g/L（以葡萄糖汁）。

1. 能量

黄酒的能量为 1200 kcal/L，相当于每日人体需要热能的 1/2 左右，是啤酒的 3～6 倍；同葡萄酒相比，则是普通红葡萄酒的 1.84 倍。饮 600 mL 黄酒可供给 720 kcal 热量，相当于吃二两米饭或面粉的热量。

2. 蛋白质

绍兴加饭酒的蛋白质为 1.6 g/100 mL，绍兴善酿酒为 2 g/100 mL，上海黄酒为 1 g/100 mL，北京黄酒为 1.2 g/100 mL。

黄酒中含有全部的必需氨基酸，尤为亮氨酸、缬氨酸、苯丙氨酸、赖氨酸含量最丰富。半必需氨基酸如精氨酸、甘氨酸、丝氨酸含量也很丰富。非必需氨基酸谷氨酸，一门冬氨酸、脯氨酸含量很高。

4. 碳水化合物

黄酒的碳水化合物约 28 ~ 200 g/L，主要为葡萄糖、糊精、纤维素和淀粉。

5. 维生素

黄酒的原料（糯米或黄米、玉米）含有大量 B 族维生素。在黄酒的酿制过程中，蒸煮时间短温度低，维生素 B_1、尼克酸保存率比日常蒸饭高。

6. 矿物质

黄酒中含有钙、镁、磷、锰等常量元素和铁、铜、锌、硒等微量元素。

（二）啤酒的营养

啤酒被称为清凉饮料，主要是酒体中含水量 92% ~ 96%，并含二氧化碳。由于啤酒经常在 4℃ ~ 8℃ 库内保存，具有的清凉性和发泡性，形成了清爽性能，对防暑降温甚为有益。此外，啤酒花的苦味，能刺激味觉分泌唾液，也可减轻口渴。

1. 能量

啤酒和汽水、脱脂奶一样、都属于"糖性饮料"。每升啤酒热量为 400 kcal，相当于 200 g 面包，或 500 g 土豆，或 45 g 植物油，或 60 g 奶油。因此历史上埃及人称啤酒为"液体面包"。

2. 碳水化合物

啤酒含糖量为 34 g/L，其中含糊精 27 g，果糖、蔗糖、戊糖、戊聚糖约 8 g。

3. 蛋白质

每升啤酒内约含蛋白质 4.1 g。啤酒中含有氨基酸 17 种，氨基酸总量为 1.77 g/L。

4. 维生素

啤酒内含有丰富的维生素 B_1、维生素 B_2、维生素 B_6、维生素 B_{12}、泛酸、叶酸、生物素及维生素 C 等。

5. 矿物质

啤酒内含有钙、磷、钾、钠、镁等常量元素和硒、锌、铬等微量元素。

（三）葡萄酒的营养

1. 葡萄酒的营养成分

葡萄酒一般含酒精 10% ~ 16% 左右，所含乙醇来自果汁发酵。其化学成分来自葡萄汁，现已分析出的成分有 250 种以上。

葡萄酒中含葡萄糖、果糖、戊糖、树胶质、黏液质，皆为人体必需的糖类物质。

含酒石酸、苹果酸、琥珀酸、柠檬酸等，皆为维持体内酸碱平衡的物质，能帮助消化。

葡萄酒内含氧化钾、氧化镁，酒中比例恰相当于人体肌肉中钾镁元素的比例。酒中磷含量很高，钙低，氮化钠及三氧化二铝低，含硫、氯、铁、二氧化硅、锌、铜、硒等。

葡萄酒内平均含氮量约 0.05% ~ 0.027%，葡萄酒内含蛋白质 1 g/L，并含 18 种氨基酸。

葡萄酒内含有维生素 B_1、维生素 B_2、维生素 B_6、维生素 B_{12}、尼克酸、泛酸、叶酸、生物素、维生素 C 等。类维生素物质如肌醇、对氨基苯甲酸和胆碱等以及生物类黄酮等。

酒精含量 70 mL/L ~ 180 mL/L。有少量杂醇油、苯乙醇等。二醇类、多元醇、酯类、缩醛等，这些物质形成葡萄酒的呈香、呈味物质。

红葡萄酒内的单宁比白葡萄酒多，略有苦涩味。红葡萄酒含色素 0.4 g/L ~ 0.11 g/L。长时间贮存后，葡萄酒色泽变深，这主要是因为色素变成胶体、沉淀，氧化后变色。

2. 葡萄酒的保健作用

葡萄酒是一种很容易消化的低度发酵酒，因为它的酸度接近于人体胃酸（pH 2 ~ 2.5）的浓度，并含有维生素 B_6，能帮助消化吸收鱼、肉、禽等蛋白质食物。尤其是吃海鲜时，饮用白葡萄酒最佳，吃鸡、鸭、肉时，饮用红葡萄酒更易消化。中医对葡萄酒也有许多保健和治疗经验，如明朝李时珍在《本草纲目》上记载："葡萄酒暖腰肾驻颜色。"《饮膳服食谱》上记载："葡萄酒运气行滞使百脉流畅。"《古今图书集成》内记载："葡萄酒主治胃阴不足纳食不佳、肌肤粗糙、容颜无华"。这都说明了葡萄酒有消除疲劳、促进血液循环、增进食欲、帮助消化和美容等作用。纽约康奈尔大学克里博士研究发现，葡萄酒中含有一种非酒精成分"白黎芦醇"，具有降低胆固醇和甘油三酯的作用。美国心脏病学家证明每天饮 200 mL 红葡萄酒能降低血小板聚集和血浆黏度，使血栓不易形成，因而可预防冠心病的发生。葡萄酒内含有类黄酮的多酚类物质，可改善血液循环。美国哈佛医科大学研究证明，常喝葡萄酒能减少 70% 的心脏病死亡率。

（四）白酒的营养

白酒，又叫烧酒、白干儿、火酒，有些地方直呼其为烈性酒或高度酒。白酒是用高粱、玉米、红薯、稗子、米糠等粮食或其他果品发酵、蒸馏而成。因没有颜色，所以叫白酒。白酒的种类繁多，可以按酒精含量分为高度酒（含酒精在 40% 以上）、中度酒（含酒精量在 20% ~ 40%）；按香型分为清香型（也叫汾型）、浓香型（也叫沪型）和酱香型（也叫茅型）；按酒精来源分为原汁酒和勾兑酒。清香型白酒以山西汾酒为代表，清香爽口，柔和纯净；浓香型白酒以四川沪州大曲为代表，浓香馥郁，落口绵甜；酱香型白酒以贵州茅台酒为代表，酒度较低，香气宜人。

白酒不同于黄酒、啤酒和果酒，除了含有极少量的钠（平均约为 0.7 mg/100 g），铜（平均约为 0.03 mg/100 g），锌（平均约为 0.13 mg/100 g），几乎不含维生素和钙、磷、铁等，所含有的仅是水和乙醇。酒中的酒精被人体吸收后，虽然也可以氧化供热，但是饮白酒后所感到的浑身发热，并非酒精供热的结果，而是在酒精的刺激下，由人体的微血管扩张，体表大量散热所致，实际上消耗的还是体内的葡萄糖。据测定，每饮烈酒 500 g，会使体内在一天内所摄取热量的 1/3 ~ 1/2 被它白白消耗掉。

服用适量的白酒能使循环系统发生兴奋效能。有失眠症者在睡眠前饮用少量白酒，可以起到催眠作用。白酒能刺激胃液分泌与唾液分泌，因而起到健脾作用。《本草纲目》上说白酒有通风、散寒、舒筋、止泄、止疼痛、利小便及驱虫的作用。中医用白酒治病或作为强肾补剂。已知的有人参酒、红花酒、黄芪酒、杜仲酒、龟肉酒、龟蛇酒、蛇血酒、五加皮酒、鹿茸酒、虎骨酒、蛇胆酒、薏苡仁酒、菊花酒、通草酒等。民间有用橘子酒、桃仁酒治疗肾虚腰痛，红花酒治疗血淤性痛经症，茴香酒除补肾外，对治疗心绞痛也有好处。龟肉酒能治多年咳嗽，蛇血酒补养气血，适于畏冷虚弱之人饮用。蛇胆酒起养血清热明目作用。龟蛇酒适合于消瘦、疲倦、乏力之人饮用。说明我国古代对中药入白酒治病，早有颇深的研究。

（五）酒类的嫌忌成分和毒副作用

1. 甲醇

蒸馏酒的甲醇主要来自酿酒原料的果胶物质。果胶物质受糖化和发酵微生物的作用发生分解，最终产生甲醇，并可以完全被蒸馏到成品酒中。甲醇在人体的氧化分解很慢，在人体内经呼吸道、胃肠道吸收后，可迅速分布在机体组织内。尤在脑脊液、血、胆汁和尿中含量最高。甲醇具有明显的麻醉作用。故甲醇在体内蓄积呈现出来的中毒症状比乙醇明显得多。严重中毒时，颅内血管扩张或痉挛，甚至引起脑出血使组织功能紊乱，以致局部瘫痪、深度麻痹、体温下降、衰竭死亡。

由于眼房和玻璃体内的含水量达99%以上。甲醇中毒后，其中的含量很高，并作用于视网膜上的糖原酵解酶，抑制视网膜的氧化磷酸化过程，引起视网膜及视神经病变，最后引起视神经萎缩。

2. 甲醛

酒中也可能含有甲醛。一般白酒中的含量较高，但很少有人对此进行化验。若含有甲醛，则对人体是有害的。甲醛轻度中毒有烧灼感、头晕、意识丧失等症状。同时，甲醛中毒也是急性甲醇中毒的症状之一。

3. 杂醇油

杂醇油是一类较高级的醇类化合物，包括异戊醇、正丁醇、异丁醇、丙醇、异丙醇等。因其在液体里以油状出现，故称杂醇油。在酒精发酵过程中，除能产生糖类外，在氨基酸的分解过程中也能产生杂醇油。

杂醇油的毒性比乙醇大。其中，丙醇的毒性相当于乙醇的8.5倍；异丁醇为乙醇的8倍。由于杂醇油能抑制神经中枢，故饮入过多者有头痛、头晕等症状，对人是有害的。按国家规定，蒸馏酒及配制酒中的杂醇油含量（以异丁醇和异戊醇 计）应 ≤ 0.2 g/100 mL。在各类酒中，蒸馏酒的杂醇油含量最高，如中国白酒、白兰地、威士忌等。

二、饮料的营养特点及价值

饮料是指以水为基本原料，由不同的配方和制造工艺生产出来，供人们直接饮用的液体食品。饮料除提供水分外，由于在不同品种的饮料中含有不等量的糖、酸、乳、钠、脂肪、能量以及各种氨基酸、维生素、无机盐等营养成分，因此有一定的营养。

饮料一般可分为含酒精饮料和无酒精饮料，无酒精饮料又称软饮料，指酒精含量 < 0.5%（体积分数），以补充人体水分为主要目的的流质食品，包括固体饮料。大致有以下几类：

碳酸类饮料：是将二氧化碳气体和各种不同的香料、水分、糖浆、色素等混合在一起而形成的气泡式饮料。像可乐、汽水等。主要成分包括：碳酸水、柠檬酸等酸性物质、白糖、香料，有些含有咖啡因。

果蔬汁饮料：各种果汁、鲜榨汁、蔬菜汁、果蔬混合汁等。

功能饮料：含各种营养要素的饮品，满足人体特殊需求。

茶类饮料：各种绿茶、红茶、花茶、乌龙茶、麦茶、凉茶以及冰茶等饮品。有些含有柠檬成分。

乳饮料：牛奶、酸奶、奶茶等以鲜乳或乳制品为原料的饮品。

咖啡饮料：含有咖啡成分的饮品。

【知识链接】

碳酸饮料对人体健康的影响

1. 对骨骼的影响

大部分碳酸饮料都含有磷酸。大量摄入磷酸会影响钙的吸收，以致钙、磷比例失调，从而影响到骨骼和牙齿的生长发育。有资料显示，经常大量饮用碳酸饮料的青少年的骨折发生危险是其他青少年的3倍。

2. 对消化功能的影响

碳酸饮料喝得太多会直接影响肠胃的消化功能。特别是一次大量饮入时，释放出的二氧化碳很容易引起腹胀，影响食欲，甚至造成肠胃功能紊乱。

3. 对神经系统的影响

妨碍神经系统的冲动传导，容易引起儿童多动症。

4. 导致肥胖和龋齿

碳酸饮料中含有10%左右的精制糖。若每日摄入2罐碳酸饮料，便同时摄入了70 g白糖（含280 kcal的热量）。如果每天不增加运动量，也不减少三餐的进食量，持续3个月后，多摄入的热量即相当于增加2.8 kg脂肪；且精制糖摄入较多亦容易发生龋齿。

项目七　食用油脂和调味品的营养价值

一、食用油脂的营养特点及价值

食用油脂按其来源可分为植物油和动物脂肪两类。植物油来自植物的种子，因而种类较多，有豆油、花生油、菜籽油、麻油、棉籽油、核桃油、玉米油、米糠油等；动物油主要来自动物的体脂、乳脂及鱼类脂肪。

市场上出售的食用油脂的营养素主要为脂类，包括甘油三酯、磷脂、胆固醇等，其中甘油三脂（中性脂肪）占很大的比例。

（一）甘油三酯

甘油三酯为油脂中最主要的营养素，其含量最高可达98%以上，因其来源不同，其组成脂肪酸在碳链长短、脂肪酸饱和程度及必需脂肪酸含量等有所区别。

动物脂肪酸的饱和程度比较高，特别是含16～22个碳的饱和脂肪酸，其中以棕榈酸（软脂酸）和硬脂酸的含量较多；但鱼油例外，其不饱和脂肪酸含量高。植物油中脂肪酸以不饱和脂肪酸含量为多，如麻油中不饱和脂肪酸含量达78%，豆油达86%，向日葵油达87%，而黄油、牛油、猪油等动物性脂肪中不饱和脂肪酸含量一般在30%～35%之间。

脂肪酸的不饱和程度和含量直接影响到油脂的熔点，不饱和脂肪酸含量高，其熔点低，熔点低于体温的，其消化吸收率可达97%～98%，饱和脂肪酸含量越高，熔点越高，熔点高于体温，其消化吸收率约为90%。

必需脂肪酸是人体必需的，但不能自身合成，必须通过食物供给的一种不饱和脂肪酸。在人体，必需脂肪酸为亚油酸（十八碳二烯酸）和α－亚麻酸（十八碳三烯酸）。必需脂肪酸含量以植物油中最高，远远高于动物脂肪中的含量，棉籽油、豆油、玉米胚芽油中的含量又高于其他植物油；动物脂肪中禽类脂肪中含量高于畜类；畜类脂肪中猪油中含量又高于牛油和羊油。

（二）磷脂

许多植物油中含有一定的磷脂，以大豆油的含量最高（1.1%～3.2%），玉米胚芽油（1.2%～2.0%）、小麦胚芽油（0.08%～2.0%）、米糠油（0.5%）中含量也比较高。但植物油经过精制后，磷脂的含量会明显下降。

（三）固醇

油脂中含有一定量的固醇，动物油脂以胆固醇为主，以可食部100 g计，牛油胆固醇为135 mg，鸭油为83 mg，羊油为107 mg，猪油为93 mg；而植物油中则以植物固醇为主，植物油的精制程度会影响到植物固醇的含量。

（四）维生素

一般情况下，动物脂肪中几乎不含脂溶性维生素，维生素A、维生素D只存在于动物肝脏和奶油中；植物油中含丰富的维生素E。

二、常见调味品的营养特点及价值

（一）食盐

食盐的主要成分是氯化钠，没有精制的粗盐还带有少量碘、镁、钙、钾等，海盐含碘较多，精盐则是比较纯的氯化钠。

（二）食糖

日常用的食糖多为蔗糖，由甘蔗或甜萝卜制成。食糖是纯碳水化合物，如白砂糖含碳水化合物达99%，只供能量，缺乏其他营养素。红糖没有经过精炼，含碳水化合物约94%，含有铁、铬及少量其他矿物质。麦芽糖水分含量较高，相对其营养素密度小于白糖、红糖。

（三）酱油

酱油是以小麦、大豆及其制品为主要原料，接种曲霉菌种，经发酵酿制而成。酱油味鲜美，具有香味，在烹调中可增加食物香味，有利于促进食欲，是我国膳食烹调中很重要的调味品。为了防止酱油腐坏，其中的含盐量约为18%，故酱油也是人体钠的一个来源。酱油含少量的蛋白质、碳水化合物及其他矿物质和维生素 B_1。

（四）食醋

食醋是由粮食（淀粉）或酒糟经醋酸酵母菌发酵制成，含有醋酸约 3% ~ 4%，有调味、促进食欲的作用。用于烹调排骨、小鱼，有助于骨中的钙、磷溶解，增加其吸收利用。另外，食醋有去鱼虾腥味的作用，鱼虾腥臭的胺化物是弱碱性，醋酸能中和它，使腥臭味减少。

（五）味精

味精是谷氨酸钠盐。我国生产的味精以淀粉为原料，经微生物发酵合成谷氨酸。味精味极鲜美，在烹调中可增加菜肴的美味，因而有促进食欲的作用。炒菜及做汤均宜在起锅前加入味精，加热时间太久、温度过高，易使味精变质。

项目八　其他食品的营养价值

一、蕈类食品的营养价值

食用菌是指可供人们食用的真菌。我国的食用菌资源有 625 种，一般分为野生菌和人工栽培菌两大类。到目前为止，经栽培利用的大约有 30 种，仅占我国食用菌总数的 3.5%。常食用的食用菌主要有蘑菇、香菇、草菇、银耳、木耳、猴头菇及金针菇等。营养成分有：

（一）蛋白质

食用菌蛋白质含量达 37% 左右，高出蔬菜类好几倍，甚至超过肉类和乳制品。如双孢蘑菇，其蛋白质含量高达 40%，是猪肉的 2 倍多。食用菌的蛋白质是优质蛋白质，含有人体不能合成的 8 种必需氨基酸，其中赖氨酸和亮氨酸含量较多，消化吸收率达 80% 以上。

（二）脂肪

食用菌的脂肪含量较低，2% 左右，而且多为不饱和脂肪酸，因此是肥胖症、高血脂、高血压、动脉硬化、脑血管病患者较为理想的食品。

（三）维生素

食用菌含有多种维生素。如蘑菇中维生素 B_2、维生素 B_1 含量比肉类高，维生素 B_{12} 含量比奶酪和鱼类高，若每天吃 25 g 鲜蘑菇即可满足一天维生素的需要。木耳含有较多的维生素 B_1；香菇中维生素 B_2 较多；草菇中维生素 C 含量高于西红柿。

黑木耳含有丰富的铁，为补血佳品。多种食用菌含有多糖体，这是一种能提高机体抑制肿瘤生长的物质，可作为保健滋补品。

二、茶叶的营养

茶是世界三大饮料之一。绿茶类属不发酵茶，乌龙茶类属半发酵茶，红茶类、黑茶类属发酵茶。黄茶类按鲜叶老嫩分为黄芽茶、黄小茶和黄大茶，是经绿茶发展而来的。再加工茶包括花茶类、茶饮料和药用保健茶等。

（一）茶叶的营养价值

1. 蛋白质

蛋白质含量一般为 20%～30%，但能溶于水而被利用的只有 1%～2%；所含的多种游离氨基酸约 2%～4%，因易溶于水而被吸收利用。

2. 脂肪

脂肪含量 2%～3%，包括磷脂、硫脂、糖脂和各种脂肪酸，其中亚油酸和亚麻酸含量较多，部分可为人体所利用。

3. 碳水化合物

碳水化合物含量 20%～25%，多数是不溶于水的多糖，能溶于水可为机体所利用的糖类仅占 4%～5%。

4. 矿物质

矿物质有 30 多种，含量约 4%～6%，包括钙、镁、铁、钠、锌、铜、磷、铁、硒等。

（二）茶的合理饮用

因茶叶含有咖啡因，故容易失眠的人睡前不宜饮浓茶。咖啡因能促进胃酸分泌，增加胃酸浓度，故患溃疡病的人饮茶会使病情加重。营养不良的人也不宜多饮茶，因茶叶中含茶碱和鞣酸，可影响人体对铁和蛋白质等的吸收，对缺铁性贫血患者尤其不宜。茶叶苦寒，宜喝热茶，喝冷茶会伤脾胃。体形肥胖者宜多饮绿茶，体质瘦弱者宜多饮红茶和花茶。夏季饮绿茶，可清热去火降暑；秋冬季节最好饮红茶，以免引起胃寒腹胀。青壮年时期，应该饮绿茶为佳；进入老年，因脾肾功能趋于衰退，故以饮红茶和花茶为宜。

正确的泡茶方法是将沸水稍凉后（约 90℃左右）冲入壶或杯中，茶经泡后 5 min 即可饮用，但不可一次饮干，而应保留 1/3 的茶液作底，以便续水之后能保持一定浓度。

三、花卉的营养

在市场上比较常见的食用花卉在 50 种左右，统计如下：

木本植物：菊花、桂花、月季、桃花、茉莉、槐花、杏花、玫瑰、木槿、映山红、厚朴花、玉兰花、梅花、梨花、牡丹、木芙蓉、腊梅、玳玳花、海棠花、栀子花、山茶花、珠兰、丁香、迷迭香等；

多年生草本植物：荷花、旱金莲、凤仙花、金银花、芦荟、薄荷、兰花、墨兰、罗汉果；

一二年生草花：鸡冠花、金莲花、金盏菊、月见草、万寿菊、野菊、千日红、红花、勿忘我等；

球根类：百合、郁金香、美人蕉、晚香玉花等。

有些花卉是有毒禁食的，如五色梅、蔓陀罗、一品红、蝴蝶花、水仙花、凌霄花、铃兰、燕草属的花卉植物、毛地黄、深山百合等都有不同程度的毒性。

花卉的营养价值：可食性花卉植物的花朵中花蜜和花粉含有可供人体吸收的物质 96 种，其中氨基酸 22 种，维生素 14 种，及丰富的糖、蛋白质、脂类等，还有多种活性蛋白酶、核酸、黄酮类化合物等活性物质。有的还含有较高的铁、锌、钙、镁、铜、锰等人体必需的矿质元素。玫瑰花的花托中含有非常丰富的维生素 C；蒲公英的花蕾中则不仅含有丰富的维生素 A 和维生素 C，矿物质磷的含量也很高；大白花杜鹃中含有维生素 B_6，而且含量高于目前所知的其他所有植物；黄花菜中含维生素 E 4.92 mg/100 g，居野菜之冠，食用它可获得营养平衡的健脑效果。

四、蜂蜜的营养

《神农本草经》中说蜂蜜"安五脏，益气补中，止痛解毒，除百病，和百药，久服轻身延年。"《本草纲目》中说："和营卫，润脏腑，通三焦，调脾胃。"蜂蜜对神经衰弱、高血压、冠心病、动脉硬化、糖尿病、肝病、便秘等有很好的疗效。蜂蜜的营养成分有：

（一）碳水化合物

成熟蜂蜜总含糖量达 75% 以上，占干物质的 95% ~99%，蜂蜜中的糖分主要是葡萄糖和果糖，一般葡萄糖占总糖分的 40% 以上，果糖占 47% 以上，蔗糖占 4% 左右。此外，还含有麦芽糖、曲二糖、海藻糖、松三糖等。

（二）蛋白质

蜂蜜中蛋白质的平均含量为 0.3%。蛋白质是人体组织、酶类、免疫体和其他特异性物质的组成含有，在消化过程、机体代谢反应和保护反应中起重要作用。蜂蜜中氨基酸的含量种类较多，已知含有 18 种氨基酸，包括 8 种必需氨基酸。

（三）维生素

蜂蜜中含有多种维生素，尤其是含 B 族维生素最多，每 100 g 蜂蜜中含 B 族维生素 300 ~840 μg。目前已知蜂蜜中含有的维生素有：硫胺素、核黄素、维生素 C、泛酸、生物素、叶酸、烟酸和凝血维生素等多种维生素。

（四）酶类

蜂蜜中所含酶量的多少，即酶值的高低，是检验蜂蜜质量优劣的一个重要指标，表明蜂蜜的成熟度和营养价值的高低。蜂蜜中的酶是蜜蜂在酿蜜过程中添加进去的，来源于蜜蜂唾液，主要是蔗糖酶，这种酶能把花蜜中的蔗糖转化为葡萄糖和果糖；另外还有淀粉酶、葡萄糖氧化酶、过氧化氢酶、还原酶、转化酶、类蛋白酶等。

（五）酸类

蜂蜜中含有有机酸主要有葡萄糖酸、柠檬酸、乳酸、醋酸、丁酸、甲酸和苹果酸等；无机酸主要有磷酸、盐酸等。

（六）矿物质

蜂蜜中所含矿物质种类很多，主要有铁、铜、钾、钠、镁、锰、磷、硅、铝、铬、镍、硒、钙、锌、铅、钴、硼、锑等18种，其含量约占蜂蜜重量的0.03%~0.9%。虽然矿物质含量不高，但其含有量和所含种类之比与人体中的血液接近。

（七）其他物质

每100 g蜂蜜中含有1200~15000 μg乙酰胆碱，食用蜂蜜后能消除疲劳，振奋精神。蜂蜜中还含有0.1%~0.4%的抑菌素，从而使蜂蜜具有较强的抑菌作用。

项目九　实训内容

实训一　食品标签和配料表解读

一、实训目的

掌握食品标签与配料表的正确识别方法。

二、实训原理

食品标签必须标示的内容有：食品名称、配料清单、净含量和沥干物、固形物、含量、制造者的名称和地址、生产日期或包装日期和保质期、产品标准号。

我国出售的预包装食品必须获QS食品安全认证方可生产，标签上应有QS标志。

食品标签的一切内容应清晰、醒目，易于消费者在选购食品时辨认和识读，不得在流通环节中变得模糊甚至脱落，更不得与包装容器分开。

食品标签上的语言、文字、图形、符号必须准确、科学，符合GB 7718—2011《食品安全国家标准　预包装食品标签通则》要求。标签上必须标示的文字和数字的高度不得小于1.8 mm；食品标签的汉字必须是合格规范的汉字，不得使用不规范的简化字和淘汰的异体字；可以同时使用汉语拼音，也可以同时使用少数民族文字或外文，但必须与汉字有严密的对应关系，外文不得大于相应的汉字；净含量与食品名称必须标注在包装物或包装容器的同一视野，便于消费者识别和阅读。

食品标签的所有内容，不得以错误的、容易引起误解或欺骗性的方式描述或介绍食品。食品不得加入药品，食品不得宣传疗效。

预包装食品的标签上应标示配料表，配料表中的各种配料应按食品名称的要求标示具体名称。各种配料应按制造或加工食品时加入量的递减顺序一一排列；加入量不超过2%的配料可以不按递减顺序排列。如果某种配料是由两种或两种以上的其他配料构成的复合配料（不包括复合食品添加剂），应在配料表中标示复合配料的名称，随后将复合配料的原始配料在括号内按加入量的递减顺序标示。当某种复合配料已有国家标准、行业标准或地方标准，且其加入量小于食品总量的25%时，不需要标示复合配料的原始配料。

三、实训操作

每实训小组收集10个食品标签，对照GB 7718—2011《食品安全国家标准　预包装食品标签通则》内容分别进行食品标签和配料表解读，并整理结果。

（1）查看标签的内容是否齐全。

（2）查看是否有 QS 标志。

（3）查看标签内容是否清晰、完整。

（4）查看标签内容是否科学规范。

（5）查看标签的内容是否真实。

（6）查看配料表，说明食品组成。

四、结果分析

根据查看结果形成分析报告，说明食品标签中欠缺的内容及修改意见。

实训二　食品营养标签解读

一、实训目的

掌握食品营养标签的内容及格式。

二、实训原理

食品营养标签包括营养成分表、营养声称和营养成分功能声称。

营养成分表是指标有食品营养成分名称、含量和占营养素参考值（NRV）百分比的规范性表格，直接以数据形式显示某一食品中所含有的营养成分含量。

营养声称是指对食物营养特性的描述和说明。包括营养素含量声称，即描述食物中营养素含量的高低，如高钙、低乳糖；比较声称，即在两种或两种以上同类食品中对某营养与同类产品相比较的优势；减少疾病危险的声称，即以规定的语言标注食品中某营养素或其他物质在减少疾病发生危险、健康促进方面的意义。

营养成分功能声称是指某营养成分可以维持人体正常生长、发育和正常生理功能等作用的声称，同时规定了营养成分功能声称应当符合的条件。

三、实训操作

按类型调查市场现有食品营养标签的标注情况，每个类型产品调查 5 个以上营养标签，对照 GB 7718—2011《食品安全国家标准　预包装食品营养标签通则》，进行评价，写出分析报告。

1. 查看营养标签标示的"能量"与四大核心营养素是否齐全，标示顺序是否准确。

2. 查看营养成分的含量其计量单位是否符合标示准则。

3. 查看是否标示营养素参考值（NRV），格式是否符合标示准则。

4. 查看营养标签是否包含营养声称和营养成分功能声称。

四、结果分析

根据查看结果对产品的营养标签做出评价，指出该标签已表达的营养信息，并补充缺少的营养信息。

实训三　常见食物重量的估计

一、实训目的

了解常见食物器皿的容量；能较准确的目测估计常用餐具的容量和常规份食物的重量。

二、实训原理

食物重量及食品的份是进行膳食评价和营养配餐时重要的内容，最常用的称量重量的器具有碗、盘、勺和杯具等。食物的份是指单位食物或常用单位量具中食物的数量和份额。这个份额可根据大多数个体的食物量或自然分量而确定。

三、实训操作

1. 实训准备
食物称、称量器具、食物、记录笔和表
2. 收集各类食物：主食类、副食类、饮料类、瓜果类、调料类
3. 准备记录表：包括容器尺寸、食品种类、估计重量
4. 测量和记录尺寸，并记录结果。

四、结果分析

五、注意事项

1. 食物重量的估计：填写时以 g 为单位，可估计到整数或小数点后一位。
2. 计算误差：平均误差不超过 ±20% 。

实训四　食物营养价值的评价

一、实训目的

掌握氨基酸评分（AAS）方法；掌握食物蛋白质互补作用和应用；掌握食物血糖生成指数的应用和评价方法；掌握食物脂肪酸和脂肪评价方法。

二、实训原理

（一）食物蛋白质质量评价
（1）蛋白质含量
评价食物蛋白质营养价值的基础。
方法一：通过凯氏定氮法测定氮含量，乘以蛋白质折算系数（6.25）。
方法二：查食物成分表，每百克食物中含蛋白质的量。
（2）氨基酸模式
蛋白质中含必需氨基酸的种类和数量；以色氨酸为参照，其他氨基酸与色氨酸的比值。
（3）食物氨基酸直接比较法

将食物蛋白质的必需氨基酸含量及比值与人体必需氨基酸需要模式进行直接比较，判断食物中氨基酸含量和比值是否接近人体氨基酸模式。

（4）氨基酸评分法（AAS）

也称蛋白质化学评分，用被测食物蛋白质的必需氨基酸与推荐的理想模式或参考蛋白的氨基酸模式进行比较，计算出比值，比值最低者为第一限制氨基酸。

（5）蛋白质消化率有经消化率校正后的氨基酸评分法（PDCAAS）

$$蛋白质真消化率（\%）=\frac{氮吸收量}{食物氮}=[食入氮-（粪氮-粪代谢氮）/食入氮]\times100\%$$

$$PDCAAS=氨基酸评分（AAS）\times真消化率（TD）$$

（6）蛋白质利用率

蛋白质功效比值（PER）：在一定条件下，动物平均每摄取 1 g 蛋白质时所增加的体重克数 = 增加体重/蛋白质摄入量

$$蛋白质生物价（BV）：=（氮储留量/氮吸收量）\times100$$

$$蛋白质净利用率（NPU）：=生物价\times消化率=（氮储留量/食物氮）\times100\%$$

（二）食物碳水化合物评价

（1）食物血糖生成指数（GI）

$$GI=\frac{含 50 g 碳水化合物试验食物餐后 2h 血糖应答曲线下面积}{等量碳水化合物标准参考物餐后 2h 血糖应答曲线下面积}\times100$$

通常标准参考物选择葡萄糖或白面包。不同来源的碳水化合物由于消化吸收速度不同有不同的 GI 值。

GI 大于 70 的为高 GI 食物；GI 在 55～70 的为中 GI 食物；GI 小于 55 的为低 GI 食物。

（2）食物血糖负荷（GL）

GL = 食物 GI × 摄入该食物的实际可利用碳水化合物的含量（g）

GL 大于 20 的为高 GL 食物；GL 在 11～19 的为中 GL 食物；GL 小于 10 的为低 GL 食物。

（三）食物脂肪评价——脂肪酸比例

（1）熔点及消化率

一般而言，熔点低于体温的脂肪消化率可达 97%～98%，高于体温的脂肪消化率 90% 左右，动物脂肪多属后者，此外不饱和脂肪和短链脂肪含量高的脂肪熔点越低，容易消化。

（2）总脂肪含量及必需脂肪酸

一般合理膳食中脂肪的供能比为 20%～30%，必需脂肪酸应占一定比例。

（3）脂肪酸的适宜比例

包括两方面：

① 饱和脂肪酸（S）：单不饱和脂肪酸（M）：多不饱和脂肪酸（P）之间比例

对一般成年人 S : M : P = 10% : 10% : 10%

60 岁以上老年人为 6%～8%、10%、8%～10%

② n-6 : n-3 多不饱和脂肪酸之间比例

2 岁以下及 60 岁以上人群 n-6 : n-3 = 4 : 1

其他年龄组 n－6∶n－3＝（4~6）∶1

（4）脂肪中含有的其他天然成分

胆固醇、植物固醇、反式脂肪酸、维生素 E 等的含量

三、实训操作

（一）蛋白质营养价值评价

以鸡蛋、大豆为例，比较和评价两种食品的蛋白质营养价值。

1. 查食物成分表，确定被评价的食物蛋白质含量。

2. 确定必需氨基酸的含量值

$$氨基酸含量（mg/g 蛋白质）＝\frac{氨基酸含量（mg/100\ g）}{蛋白质含量（g/100\ g）}$$

3. 计算氨基酸评分（AAS）

$$AAS＝\frac{被测食物蛋白质每克蛋白质中氨基酸含量（mg）}{理想模式中每克蛋白质中氨基酸含量（mg）}$$

4. 找出第一限制氨基酸

评分值最低的必需氨基酸定为第一限制氨基酸，此氨基酸的评分值即为该食物蛋白质的氨基酸评分

5. 计算经消化率校正后的氨基酸评分（PDCAAS）

（1）查找蛋白质的真消化率（TD）

（2）计算 PDCAAS

$$PDCAAS＝AAS×TD$$

评分最低的为该食物最终的 PDCAAS 评分，将结果列入下表中。

表 3-8　食品氨基酸评分表

氨基酸	人体氨基酸模式（mg/g 蛋白质）	鸡蛋		大豆	
		氨基酸含量（mg/g 蛋白质）	AAS	氨基酸含量（mg/g 蛋白质）	AAS
异亮氨酸	40				
亮氨酸	70				
赖氨酸	55				
蛋＋胱	35				
苯丙＋酪	60				
苏氨酸	40				
色氨酸	10				
缬氨酸	50				
总计	360				

（二）碳水化合物营养价值评价

某份膳食由馒头 50 g、牛奶 200 mL 和面条 150 g 组成，请评价该膳食的血糖生成指数和

血糖负荷。

1. 查食物成分表，膳食中每种食物的碳水化合物含量和膳食纤维含量

将碳水化合物减去膳食纤维量获得可利用碳水化合物含量（A）

2. 根据混合膳食中每种配料来食物的重量（B）计算每种配料来食物提供的碳水化合物量

$$C = 可利用碳水化合物含量 × 食物的重量/100 = A × B/100$$

求混合膳食中的碳水化合物总量 $\sum C =$ 各食物提供碳水化合物量求和

3. 计算各配料提供的碳水化合物质量百分比

$$D = （各配料提供的碳水化合物质量/碳水化合物总量）× 100\% = C/\sum C × 100\%$$

4. 混合膳食 GI 的计算

（1）查资料得混合膳食中每种食物的 GI 值

（2）计算总 GI：= 每种食物的 GI × 占一餐中碳水化合物质量比（D）

5. 计算食物血糖负荷（GL）

$$GL = 食物 GI × 摄入该食物的实际可利用碳水化合物的含量（g）$$

表 3 - 9　混合膳食碳水化合物营养质量评价

项　目	馒头	牛奶	面条	混合膳食
可利用碳水化合物含量 $A/$（g/100 g）				
重量 B				
提供碳水化合物量 C（g）（$A × B/100$）				
占一餐碳水化合物质量比 D（%）（$C/\sum C$）				
各食物原料 GI				
对一餐总 GI 的贡献（$D × GI$）				
GL（$\sum GI × \sum C$）				

（三）脂肪营养价值评价

对玉米油、猪肉、混合膳食的脂肪进行分析评价

1. 分析和比较总脂肪含量

查食物成分表得各种食物含脂肪含量

2. 分析必需脂肪酸含量

（1）查食物脂肪酸含量表，查出食物中含量较高或较低的脂肪酸含量，分析脂肪的脂肪酸组成；

（2）分析和计算必需脂肪酸含量（亚油酸 C18:2、亚麻酸 C 18:3），以每 100 g 物中脂肪酸的克数表示

3. 计算脂肪酸比例

查找或计算食物中饱和脂肪酸含量（S）、单不饱和脂肪酸含量（M）、多不饱和脂肪酸含量（P）占总脂肪酸的比例，以饱和脂肪酸为 1，计算 $S:M:P$ 比值，见表 3 - 10。

表 3 – 10　食品脂肪营养价值计算表

项　目	猪肉	玉米油	混合膳食
脂肪含量 A			
重量 B			
提供脂肪质量 C（$C = A \times B/100$）			
脂肪质量比 D（$D = C/\sum C \times 100\%$）			
脂肪酸含量 E（g/100 g 脂肪）			
饱和脂肪酸含量 S			
单不饱和脂肪酸含量 M			
多不饱和脂肪酸含量 P			
亚油酸含量			
亚麻酸含量			
$S : M : P$			
$n - 6 : n - 3$			

四、结果分析

根据以上计算结果，评价食物中蛋白质、碳水化合物、脂肪的营养价值，并给出可能的建议。

实训五　食品能量密度和营养质量指数和评价

一、实训目的

能利用食品标签数据计算食品能量密度；掌握能量密度和营养质量指数概念；能用于食物营养咨询和指导。

二、实训原理

1. 食物中能量密度计算

能量密度 = 一定量食物提供的能量值/能量推荐摄入量

（对营养需求不同的人群，同一种食物可有不同的能量（或营养素）密度值，对不同的人食物营养价值是不一样的。）

2. 营养质量指数（Index of nutrition quality）计算方法

（1）计算 INQ

即营养素密度（该食物所含某营养素占供给量的比）与热能密度（该食物所含热能占供给量的比）之比。

公式：（一定食物中某营养素含量/该营养素推荐摄入量 RNI）/（一定食物提供的能量/能量推荐摄入量）

INQ＝1 该食物提供营养素能力与提供能量能力相当，为"营养质量合格食物"

INQ＜1 该食物提供营养素能力小于提供能量能力，为"营养质量不合格食物（营养价值低食物"长期食用此食物会发生该营养素不足或供能过剩的危险。

INQ＞1 该食物提供营养素能力大于提供能量能力，为"营养质量合格食物"，并特别适合超重和肥胖者。

三、实训操作

100 g 某曲奇饼干的能量为 260 kcal（1088 kJ），蛋白质含量为 6.6 g，碳水化合物含量为 50.1 g，脂肪含量为 3.7 g，维生素 B_1 含量为 0.05 mg，维生素 B_2 含量为 0.06 mg，钙含量为 42 mg，铁含量为 1.2 mg。假设消费对象为学龄前儿童（6 岁女童），请计算该饼干能量密度、营养素密度及营养质量指数，根据 INQ 对该饼干的营养价值进行评价。

1. 查找对应的 RNI 或 AI 数值

根据确定的食用对象查找 RNI

2. 计算每 100 g 该食物含能量及各营养素含量

查食物成分表即得每 100 g 食物含能量及各营养素含量

3. 计算能量密度、营养素密度、营养质量指数

公式：

$$能量密度 = \frac{一定量食物提供的能量}{能量推荐摄入量}$$

$$营养素密度 = \frac{一定量食物提供的营养素含量}{相应营养素推荐摄入量}$$

$$食物营养质量指数（INQ）= \frac{营养素密度}{能量密度}$$

4. 根据 INQ 评价食物营养价值

表 3－11 食品营养质量指数计算表

能量/营养素	RNI 或 AI	含量（每 100 g）	能量/营养素密度	INQ
能量/kcal				
蛋白质/g				
脂肪/g				
碳水化合物/g				
维生素 B_1/mg				
维生素 B_2/mg				
钙/mg				
铁/mg				

四、结果分析

评价标准：

INQ = 1 该食物提供营养素能力与提供能量能力相当，为"营养质量合格食物"。

INQ < 1 该食物提供营养素能力小于提供能量能力，为"营养质量不合格食物（营养价值低食物"长期食用此食物会发生该营养素不足或供能过剩的危险。

INQ > 1 该食物提供营养素能力大于提供能量能力，为"营养质量合格食物"，并特别适合超重和肥胖者。

实训六　膳食中各类食物摄入量的计算

一、实训目的

了解食物的分类，计算膳食能量及各种营养素的含量。

二、实训原理

营养素含量的计算方法：

食物中某种营养素的含量 = $\sum$ （食物量 × EP × 食物中某营养素的含量/100 g）

三、实训操作

进行一份菜肴营养素摄入量的计算。

1. 记录菜肴的原料：包括用料和重量。
2. 在食物成分表中查询相关数据。
3. 计算原料的营养素含量。
4. 计算各营养素的总量。

四、结果分析

将计算结果列表，并分析菜肴中各营养素的含量。

五、注意事项

1. 注意记录的原料是生重还是熟重，尽量采用熟食编码。
2. 明确调查的是净重还是毛重。
3. 学会灵活运用近似食物的营养成分代替计算，掌握代替原则。
4. 不同的烹饪方法可以制出不同重量的菜肴，这里表示的是生菜重量。
5. 烹调过程对原料中的营养素种类和数量有一定的影响。
6. 在对消耗食物进行食物归类时，要注意有些食物要进行折算才能相加。

【复习思考题】

一、名词解释

食品标签　　食品营养标签　　食品配料　　食品的营养价值

二、简述题

1. 从哪些方面评定食品的营养价值？

2. INQ 的公式及营养学意义是什么？
3. 大豆有哪些营养价值？
4. 牛奶中碳水化合物的营养特点有哪些？
5. 影响营养素生物利用率的因素有哪些？

模块四　合理营养与膳食指南

【知识目标】

　　1. 了解我国居民膳食结构的类型和特点。

　　2. 熟悉合理膳食的概念和基本原则。

　　3. 掌握营养食谱的制定方法。

【技能目标】

　　1. 能编制不同人群的营养食谱。

　　2. 能进行食谱评价。

项目一　居民膳食结构与中国居民膳食

一、合理膳食

　　合理膳食也称为平衡膳食，指膳食所提供的能量及营养素在数量上能满足不同生理条件、不同劳动条件下用膳者的要求，并且膳食中各种营养素之间比例适宜的膳食。平衡的膳食表现为由多种食物构成，能为人体提供足够数量的热能和各种营养素，满足其正常生理的需要，而且还要保持各种营养素之间数量的平衡，以利于消化和吸收。合理膳食可维持人体的正常生理功能，促进健康和生长发育，提高机体的劳动能力、抵抗力和免疫力，有利于某些疾病的预防和治疗。

　　合理膳食的基本要求：

　　（1）三大热能营养素平衡

　　蛋白质、脂肪和糖是人体的三大能源物质，其中最主要的是糖和脂肪对蛋白质的节约作用，即足够的糖和脂肪可减少蛋白质作为能源而消耗的部分。

　　（2）蛋白质中氨基酸平衡

　　（3）不饱和肪脂酸和饱和脂肪酸的平衡。人体的必需脂肪酸都是不饱和脂肪酸，在植物油中含量较高。

　　（4）无机盐之间的平衡。

　　（5）维生素和其他营养素之间的平衡。

　　为了达到平衡膳食，必然要求膳食能全面地提供各种比例合适的营养素，使其相互配合而相得益彰。供给平衡膳食，应包括 7 类食物：谷类、食用脂肪类、肉类（如肉、鱼，蛋等）、根茎薯类、牛奶（或奶制品）类、水果类和蔬菜类。而各类食物的数量及质量，应该根据儿童、青少年消耗量合理搭配供应，必须注意食物多样化及某些容易缺乏的营养素的补给。

应该指出的是，平衡膳食的前提是无毒、无害，合乎卫生要求，这是毋庸置疑的。

二、几种典型的膳食类型

膳食结构是指膳食中各类食物的数量及其在膳食中所占的比重，由于影响膳食结构的这些因素是在逐渐变化的，所以膳食结构不是一成不变的，人们可以通过均衡调节各类食物所占的比重，充分利用食品中的各种营养，达到膳食平衡，促使其向更利于健康的方向发展。

依据动、植物性食物在膳食构成中的比例划分不同的膳食结构，一般将世界各国的膳食结构分为以下四种模式：

（1）东方膳食模式：该膳食模式以植物性食物为主，动物性食物为辅。大多数发展中国家如印度、巴基斯坦和非洲一些国家等属此类型。平均能量摄入为 2000 ~ 2400 kcal，蛋白质仅 50 g 左右，脂肪仅 30 ~ 40 g，膳食纤维充足，来自动物性食物的营养素如铁、钙、维生素 A 摄入量常会出现不足。这类膳食容易出现蛋白质、能量营养不良，以致健康状况不良，劳动能力降低，血脂异常和冠心病等营养慢性病低发。

（2）经济发达国家膳食模式：该膳食模式以动物性食物为主，是多数欧美发达国家如美国、西欧、北欧诸国的典型膳食结构，属于营养过剩型膳食。食物摄入特点是：粮谷类食物消费量小，人均每天 150 ~ 200 g，动物性食物及食糖的消费量大，肉类 300 g 左右，食糖甚至高达 100 g，蔬菜、水果摄入少。人均日摄入能量高达 3300 ~ 3500 kcal，蛋白质 100 g 以上，脂肪 130 ~ 150 g，以提供高能量、高脂肪、高蛋白质、低膳食纤维为主要特点。这种膳食模式容易造成肥胖、高血压、冠心病、糖尿病等营养过剩性慢性病发病率上升。

（3）日本膳食模式：是一种动植物食物较为平衡的膳食结构，以日本为代表。膳食中动物性食物与植物性食物比例比较适当。特点是谷类的消费量平均每天 300 ~ 400 g 左右，动物性食品消费量平均每天 100 ~ 150 g 左右，其中海产品比例达到 50%，奶和奶制品 100 g 左右，蛋类 40 g 左右，豆类 60 g。能量和脂肪的摄入量低于欧美发达国家，平均每天能量摄入为 2000 kcal 左右，蛋白质为 70 ~ 80 g 左右，动物蛋白质占总蛋白的 50% 左右，脂肪 50 ~ 60 g，该膳食模式既保留了东方膳食的特点，又吸取了西方膳食的长处，少油、少盐、多海产品，蛋白质、脂肪和碳水化合物的供能比合适，有利于避免营养缺乏病和营养过剩性疾病，膳食结构基本合理。

（4）地中海膳食模式：该膳食模式以居住在地中海地区（意大利、希腊）的居民为代表。膳食结构的主要特点为富含植物性食物，包括谷类（每天 350 g 左右）、水果、蔬菜、豆类、果仁等；每天食用适量的鱼、禽、少量蛋、奶酪和酸奶；每月食用红肉（猪、牛和羊肉及其产品）的次数不多，主要的食用油是橄榄油；大部分成年人有饮用葡萄酒的习惯。脂肪提供能量占膳食总能量的 25% ~ 35%；特点是饱和脂肪摄入量低（7% ~ 8%），不饱和脂肪摄入量高，膳食含大量复合碳水化合物，蔬菜、水果摄入量较高。地中海地区居民心脑血管疾病发生率很低，已引起了西方国家的注意，并纷纷参照这种膳食模式改进自己国家膳食结构。

三、中国居民膳食与中国居民膳食指南

(一) 中国居民膳食特点

中国传统膳食以谷物为主，副食是新鲜的天然食品，不作精细加工，糖的食用量较少，茶为大众化的饮料，烹调大多使用素油。西方营养学家认为我国传统膳食结构是防止肥胖等富裕病发生的最佳膳食。中国传统饮食提倡食品种类多样化，提倡含不同营养成分的食物之间的互补。众所周知，"五谷为养，五果为助，五畜为益，五菜为充"的膳食结构，具有广杂性、主从性和匹配性。

当前，我国居民膳食结构方面存在的主要问题，一是城市居民的畜肉类及油脂消费过多，谷类食物消费偏低；二是城乡居民钙、铁、维生素 A、微量元素普遍摄入不足；三是城市居民蔬菜的摄入量明显减少，绝大多数居民仍没有形成经常进食水果的习惯。在摄入食物的数量方面存在的主要问题是，摄入的热量大大超过身体每日代谢所需的热量，因而超重与肥胖的人数迅速增加。

(二) 中国居民膳食指南

为了给居民提供最基本、科学的健康膳食信息，卫生部委托中国营养学会组织专家，制定了《中国居民膳食指南》(2011)。《中国居民膳食指南》以先进的科学证据为基础，密切联系我国居民膳食营养的实际，对各年龄段的居民摄取合理营养，避免由不合理的膳食带来疾病具有普遍的指导意义。

1. 一般人群膳食指南

一般人群膳食指南适用于 6 岁以上人群，共有 10 个条目。

(1) 食物多样，谷类为主，粗细搭配

谷类食物是中国传统膳食的主体，是人体能量的主要来源。谷类包括米、面、杂粮，主要提供碳水化合物、蛋白质、膳食纤维及 B 族维生素。坚持谷类为主是为了保持我国膳食的良好传统，避免高能量、高脂肪和低碳水化合物膳食的弊端。人们应保持每天适量的谷类食物摄入，一般成年人每天摄入 250～400 g 为宜。另外要注意粗细搭配，经常吃一些粗粮、杂粮和全谷类食物。稻米、小麦不要研磨得太精，以免所含维生素、矿物质和膳食纤维流失。

(2) 多吃蔬菜水果和薯类

新鲜蔬菜水果是人类平衡膳食的重要组成部分，也是我国传统膳食重要特点之一。蔬菜水果能量低，是维生素、矿物质、膳食纤维和植物化学物质的重要来源。薯类含有丰富的淀粉、膳食纤维以及多种维生素和矿物质。富含蔬菜、水果和薯类的膳食对保持身体健康，保持肠道正常功能，提高免疫力，降低患肥胖、糖尿病、高血压等慢性疾病风险具有重要作用。推荐我国成年人每天吃蔬菜 300～500 g，水果 200 ～400 g，并注意增加薯类的摄入。

(3) 每天吃奶类、大豆或其制品

奶类营养成分齐全，组成比例适宜，容易消化吸收。奶类除含丰富的优质蛋白质和维生素外，含钙量较高，且利用率也很高，是膳食钙质的极好来源。各年龄人群适当多饮奶有利于骨健康，建议每人每天平均饮奶 300 mL。饮奶量多或有高血脂和超重肥胖倾向者应选择低脂、脱脂奶。

大豆含丰富的优质蛋白质、必需脂肪酸、多种维生素和膳食纤维，且含有磷脂、低聚糖，

以及异黄酮、植物固醇等多种植物化学物质。应适当多吃大豆及其制品，建议每人每天摄入30～50 g 大豆或相当量的豆制品。

（4）常吃适量的鱼、禽、蛋和瘦肉

鱼、禽、蛋和瘦肉均属于动物性食物，是人类优质蛋白、脂类、脂溶性维生素、B 族维生素和矿物质的良好来源，是平衡膳食的重要组成部分。瘦畜肉铁含量高且利用率好。鱼类脂肪含量一般较低，且含有较多的多不饱和脂肪酸；禽类脂肪含量也较低，且不饱和脂肪酸含量较高；蛋类富含优质蛋白质，各种营养成分比较齐全，是很经济的优质蛋白质来源。

（5）减少烹调油用量，吃清淡少盐膳食

脂肪是人体能量的重要来源之一，并可提供必需脂肪酸，有利于脂溶性维生素的消化吸收，但是脂肪摄入过多是引起肥胖、高血脂、动脉粥样硬化等多种慢性疾病的危险因素之一。膳食盐的摄入量过高与高血压的患病率密切相关。食用油和食盐摄入过多是我国城乡居民共同存在的营养问题。为此，建议我国居民应养成吃清淡少盐膳食的习惯，即膳食不要太油腻，不要太咸，不要摄食过多的动物性食物和油炸、烟熏、腌制食物。

（6）食不过量，天天运动，保持健康体重

进食量和运动是保持健康体重的两个主要因素，食物提供人体能量，运动消耗能量。如果进食量过大而运动量不足，多余的能量就会在体内以脂肪的形式积存下来，增加体重，造成超重或肥胖；相反若食量不足，可由于能量不足引起体重过低或消瘦。由于生活方式的改变，人们的身体活动减少，目前我国大多数成年人体力活动不足或缺乏体育锻炼，应改变久坐少动的不良生活方式，养成天天运动的习惯，坚持每天多做一些消耗能量的活动。

（7）三餐分配要合理，零食要适当

合理安排一日三餐的时间及食量，进餐定时定量。早餐提供的能量应占全天总能量的25%～30%，午餐应占30%～40%，晚餐应占30%～40%，可根据职业、劳动强度和生活习惯进行适当调整。一般情况下，早餐安排在 6：30～8：30，午餐在 11：30～13：30，晚餐在18：00～20：00 进行为宜。要天天吃早餐并保证其营养充足，午餐要吃好，晚餐要适量。不暴饮暴食，不经常在外就餐，尽可能与家人共同进餐，并营造轻松愉快的就餐氛围。零食作为一日三餐之外的营养补充，可以合理选用，但来自零食的能量应计入全天能量摄入之中。

（8）每天足量饮水，合理选择饮料

水是膳食的重要组成部分，是一切生命必需的物质，在生命活动中发挥着重要功能。体内水的来源有饮水、食物中含的水和体内代谢产生的水。水的排出主要通过肾脏，以尿液的形式排出，其次是经肺呼出、经皮肤和随粪便排出。进入体内的水和排出来的水基本相等，处于动态平衡。饮水不足或过多都会对人体健康带来危害。饮水应少量多次，要主动，不要感到口渴时再喝水。饮水最好选择白开水。

饮料多种多样，需要合理选择，如乳饮料和纯果汁饮料含有一定量的营养素和有益膳食成分，适量饮用可以作为膳食的补充。有些饮料添加了一定的矿物质和维生素，适合热天户外活动和运动后饮用。有些饮料只含糖和香精香料，营养价值不高。有些人尤其是儿童青少年，每天喝大量含糖的饮料代替喝水，是一种不健康的习惯，应当改正。

（9）如饮酒应限量

高度酒含能量高，白酒基本上是纯能量食物，不含其他营养素。无节制的饮酒，会使食欲下降，食物摄入量减少，以致发生多种营养素缺乏、急慢性酒精中毒、酒精性脂肪肝，严重时还会造成酒精性肝硬化。过量饮酒还会增加患高血压、中风等疾病的危险；并可导致事故及暴力的增加，对个人健康和社会安定都是有害的，应该严禁酗酒。另外饮酒还会增加患某些癌症的危险。若饮酒尽可能饮用低度酒，并控制在适当的限量以下，建议成年男性一天饮用酒的酒精量不超过 25 g，成年女性一天饮用酒的酒精量不超过 15 g。孕妇和儿童青少年应忌酒。

（10）吃新鲜卫生的食物

食物放置时间过长就会引起变质，可能产生对人体有毒有害的物质。另外，食物中还可能含有或混入各种有害因素，如致病微生物、寄生虫和有毒化学物等。吃新鲜卫生的食物是防止食源性疾病、实现食品安全的根本措施。

2. 特定人群膳食指南

特定人群包括孕妇、乳母、婴幼儿、学龄前儿童、青少年以及老年人，根据这些人群的生理特点和营养需要特制定了相应的膳食指南，以期更好地指导孕期和哺乳期妇女的膳食，婴幼儿合理喂养和辅助食品的科学添加，学龄前儿童和青少年在身体快速增长时期的饮食，以及适应老年人生理和营养需要变化的膳食安排，达到提高健康水平和生命质量的目的。

（1）中国孕期妇女和哺乳期妇女膳食指南

孕前期妇女膳食指南：多摄入富含叶酸的食物或补充叶酸；常吃含铁丰富的食物；保证摄入加碘食盐，适当增加海产品的摄入；戒烟、禁酒。

孕早期妇女膳食指南：膳食清淡、适口；少食多餐；保证摄入足量富含碳水化合物的食物；多摄入富含叶酸的食物并补充叶酸；戒烟、禁酒。

孕中、末期妇女膳食指南：适当增加鱼、禽、蛋、瘦肉、海产品的摄入量；适当增加奶类的摄入；常吃含铁丰富的食物；适量身体活动，维持体重的适宜增长；禁烟戒酒，少吃刺激性食物。

（2）中国哺乳期妇女膳食指南

增加鱼、禽、蛋、瘦肉及海产品摄入；适当增饮奶类，多喝汤水；产褥期食物多样，不过量；忌烟酒，避免喝浓茶和咖啡；科学活动和锻炼，保持健康体重。

（3）中国婴幼儿及学龄前儿童膳食指南

0～6 月龄婴儿喂养指南：纯母乳喂养；产后尽早开奶，初乳营养最好；尽早抱婴儿到户外活动或适当补充维生素 D；给新生儿和 1～6 月龄婴儿及时补充适量维生素 K；不能用纯母乳喂养时，宜首选婴儿配方食品喂养；定期监测生长发育状况。

（4）中国儿童青少年膳食指南

三餐定时定量，保证吃好早餐，避免盲目节食；吃富含铁和维生素 C 的食物；每天进行充足的户外运动；不抽烟、不饮酒。

（5）中国老年人膳食指南

食物要粗细搭配、松软、易于消化吸收；合理安排饮食，提高生活质量；重视预防营养不良和贫血；多做户外活动，维持健康体重。

3. 《中国居民膳食指南》中的"居民膳食宝塔"（图 4-1）

"居民膳食宝塔"共分五层，包含每天应吃的主要食物种类，推荐量是以原料可食部分

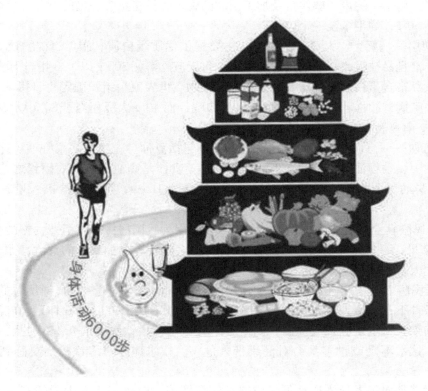

图 4 - 1　中国居民膳食宝塔图

的生重来计算的。推荐量的下限和上限分别相当于膳食 1800 kcal 和 2600 kcal 的能量水平时的推荐量。

（1）底层——谷类、薯类、及杂豆，是膳食中能量的主要来源。谷类包括小麦面粉、大米、玉米、高粱、小米、荞麦、莜麦等及其制品，如米饭、馒头、烙饼、玉米面等。薯类包括红薯、马铃薯等。杂豆包括大豆以外的其他干豆类，如红小豆、绿豆、芸豆等。薯类和杂豆类可代替部分粮食。薯类、杂豆类及谷类中米面以外的粗粮含膳食纤维较多，故应重视多样化和粗细搭配，适量选择一些全麦制品、碾磨不太精细的米面和粗粮、薯类及杂豆。推荐每日摄入 250～400 g，每周 5～7 次粗粮，每次 50～100 g。

（2）第二层——蔬菜、水果，是膳食中维生素和矿物质的主要来源。另外，蔬菜水果含膳食纤维和植物化学物比较丰富，故有多种保健功能。蔬菜包括叶菜类、鲜豆类、瓜茄类、葱蒜类、菌藻类等。有的嫩茎、花也可食用。一般叶菜类的营养素含量高于瓜茄类，深色蔬菜优于淡色蔬菜。因此每日推荐 300～500 g 蔬菜中，深色蔬菜最好占一半以上。水果还含有糖分，建议每日吃 200～400 g。蔬菜与水果应每日吃，且不能相互替代。

（3）第三层——动物性食物，主要提供优质蛋白质、脂类、维生素与微量元素。肉类包括猪肉、牛肉、羊肉、禽肉及内脏，推荐每日摄入 50～75 g。中国居民的肉类摄入以猪肉为主，但猪肉含脂肪较高，应尽量选择瘦肉、不吃肥肉。瘦肉含铁较植物性食物的生物利用率高，有利于预防贫血。内脏虽营养价值高，但含胆固醇较多，不宜过多食用。水产品包括鱼类、甲壳类和软体类动物，蛋白质丰富且易于消化，脂肪含量低，推荐摄入 50～100 g 以上。

蛋类包括鸡蛋、鸭蛋、鸽蛋、鹌鹑蛋及加工制成的咸蛋、松花蛋等。蛋的营养价值全面且高，建议摄入 25～50 g，约半个至一个鸡蛋。

（4）第四层——奶类、大豆和坚果类，主要提供优质蛋白质、脂类、矿物质和维生素。奶类含的钙丰富且易被吸收，非任何食物可比。每天应吃鲜奶 300 g 以上，相当于酸奶 360 g、奶粉 45 g。大豆富含蛋白质、脂肪及许多植物化学物。世界卫生组织确定每日摄入 25 g 大豆蛋白可预防心脏病，故推荐每日摄入大豆 30 ～ 50 g，而 40 g 大豆相当于 80 g 豆腐干、120 g 北豆腐、240 g 南豆腐、或 650 g 豆浆。

（5）第五层——烹调油和盐。烹调用的植物油包括豆油、花生油、菜籽油、芝麻油、调和油、色拉油等，动物油包括猪油、牛油、黄油等。食盐是高血压的致病因素之一，每日推荐量为 6 g。酱油每 20 mL 含盐 3 g，黄酱每 10 g 含盐 1.5 g，计算食盐摄入量时应一并计算在内。

（6）"居民膳食宝塔"没有建议食糖的摄入量，因为我国居民平均消费食糖的量还不多，2002 年调查结果，每日连淀粉摄入量只有 4.4 g。但多吃糖有增加龋齿的危险，尤其是儿童、青少年不应吃太多的糖和含糖食品或饮料。

（7）"居民膳食宝塔"还增加了水和运动的图像。水在体内是一切代谢反应的介质，在温和的气候条件下，轻体力活动的成年人每日应最少饮水 1200 mL（约 6 杯）。高温环境或体力活动增强的人，饮水量应相应提高，同时鉴于大量出汗，饮水应含 0.1% 的盐，以弥补汗中盐的丢失。饮水不足或过多都会对健康带来危害。饮水应少量多次，不要感到口渴时才饮水。

目前，大多数成年人身体活动不足或缺乏体育锻炼，应改变久坐少动的不良生活方式，养成天天活动的习惯。建议成年人每日进行累计相当于步行 6000 步以上的活动量。如果身体条件允许，最好进行 30 min 的中等强度的运动。

说明："居民膳食宝塔"建议的各类食物摄入量都是指食物可食部分的生重。各类食物的重量不是指某一种具体食物的重量，而是一类食物的总量。"居民膳食宝塔"建议的各类食物每日摄入量是一个平均量，不是每天必须严格遵守的膳食配方。每日膳食中应尽量包含"居民膳食宝塔"中的各类食物。但无须每日都严格照着"居民膳食宝塔"建议的各类食物的量吃，重要的是一定要经常遵循"居民膳食宝塔"各层中各类食物的大体比例。在一段时间内，比如一周，各类食物摄入量的平均值应当符合"居民膳食宝塔"的建议量。

中国"居民膳食宝塔"的应用：

① 确定适合自己的能量水平

"居民膳食宝塔"中建议的每人每日各类食物适宜摄入量范围适用于一般健康成人，在实际应用时要根据个人年龄、性别、身高、体重、劳动强度、季节等情况适当调整。

② 根据自己的能量水平确定食物需要

"居民膳食宝塔"建议的每人每日各类食物适宜摄入量范围适用于一般健康成年人，按照 7 个能量水平分别建议了 10 类食物的摄入量，应用时要根据自身的能量需要进行选择。

③ 食物同类互换，调配丰富多彩的膳食

应用"居民膳食宝塔"可把营养与美味结合起来，按照同类互换、多种多样的原则调配一日三餐。

④ 要因地制宜充分利用当地资源

我国幅员辽阔，各地的饮食习惯及物产不尽相同，只有因地制宜充分利用当地资源才能有效地应用"居民膳食宝塔"。

⑤ 要养成习惯，长期坚持

膳食对健康的影响是长期的结果。应用于"居民膳食宝塔"需要自幼养成习惯，并坚持不懈，才能充分体现其对健康的重大促进作用。

项目二 营养配餐

一、合理营养配餐的基本原则

（一）营养配餐的概念

按人们身体的需要，根据食物中各种营养物质的含量，设计一天、一周或一个月的食谱，使人体摄入的蛋白质、脂肪、碳水化合物、维生素和矿物质等几大营养素比例合理，即达到平衡膳食。

营养配餐的分类：

个人营养配餐，如为营养咨询的个体配餐；

群体营养配餐，如为幼儿园配餐、为中小学生配餐等——营养需要均匀的群体。

（二）营养配餐的目的和意义

（1）可以将各类人群的膳食营养素参考摄入量具体落实到用膳者的每日膳食中，使他们能按照需要摄入足够的能量和各种营养素，同时又防止营养素或能量的过高摄入。

（2）可根据群体对各种营养素的需要，结合当地食物的品种、生产季节、经济条件和厨房烹调水平，合理选择各类食物，达到平衡膳食。

（3）通过编制营养食谱，可指导食堂管理人员有计划的管理食堂膳食，也有助于家庭有计划地管理家庭膳食，并且有利于成本核算。

（三）合理营养配餐的基本原则

在编制营养食谱的过程中应以下面几个基本理论为依据：

（1）中国居民膳食营养素参考摄入量（DRIs）（量的目标确定和评价）

DRIs（Chinese Dietary Reference Intakes）内容包括平均需要量（EAR）、推荐摄入量（RNI）、适宜摄入量（AI）、可耐受最高摄入量（UL）

（2）中国居民膳食指南和平衡膳食宝塔（食谱设计的原则）

（3）食物成分表（食谱的计算）

（4）营养平衡理论（食谱的计算）

① 产热营养素的比例平衡：蛋白质 10% ~ 15%；脂肪 20% ~ 30%；碳水化合物 55% ~ 65%；

② 优质蛋白质与植物蛋白质的平衡，必需氨基酸的平衡；

③ 各类脂肪酸之间的平衡：脂肪 30%；饱和脂肪酸 7%；单不饱和脂肪酸 10% 以内。

合理营养配餐的总原则是根据用膳者的具体情况，遵循膳食多样化的原则，满足平衡膳食及合理营养的需求，尽可能照顾用膳者的饮食习惯和经济能力，具有较强的可实施性，促进大众的身体健康。

二、合理营养配餐的具体要求

（一）保证营养平衡

（1）按照《中国居民膳食指南》的要求，膳食应满足人体需要的能量、蛋白质、脂肪，以及各种矿物质和维生素。不仅品种要多样，而且数量要充足，膳食既要能满足就餐者需要又要防止过量。对一些特殊人群，如生长期的儿童和青少年、孕妇和乳母，还要注意易缺营养素如钙、铁、锌等的供给。

（2）各种营养素之间的比例要适宜。膳食中能量来源及其在各餐中的分配比例要合理。要保证蛋白质中优质蛋白质占适宜的比例；要以植物油（不饱和脂肪酸）作为油脂的主要来源；同时还要保证碳水化合物的摄入；各矿物质之间也要配比适当。

（3）食物的搭配要合理。注意成酸性食物与成碱性食物的搭配、主食与副食、杂粮与精粮、荤与素等食物的平衡搭配。

（4）膳食制度要合理。一般应该定时定量进餐，成人一日三餐，儿童三餐以外再加一次点心，老人也可在三餐之外加点心。

（二）照顾饮食习惯，注意饭菜口味

在可能的情况下，既使膳食多样化，又照顾就餐者的膳食习惯。注意烹调方法，做到色香味美、质地宜人、形状优雅。

（三）合理的加工和烹调方法

合理的加工和烹调方法可赋予食物受人喜爱的色、香、味、形等特性，同时也能减少营养素的损失，提高食物的消化利用率。

（四）考虑季节和市场供应情况

主要是熟悉市场可供选择的原料，并了解其营养特点。

（五）注意食品安全卫生

要做到食物原料来源可靠，注意食物储存安全和卫生，防止可能的污染等问题。

（六）兼顾经济条件

既要使食谱符合营养要求，又要使进餐者在经济上有承受能力，才会使食谱有实际意义。

三、营养配餐时建议的食物量

不同能量水平建议的食物摄入量见表4-1，建议食物量所提供的能量及营养素水平见表4-2，不同能量水平推荐食物摄入量所提供蛋白质构成见表4-3。

表 4 – 1　不同能量水平建议的食物摄入量

能量水平/kcal	1600	1800	2000	2200	2400	2600	2800
谷类/（g/d）	225	250	300	300	350	400	450
大豆类/（g/d）	30	30	40	40	40	50	50
蔬菜/（g/d）	300	300	350	400	450	500	500
水果/（g/d）	200	200	300	300	400	400	500
肉类/（g/d）	50	50	50	75	75	75	75
乳类/（g/d）	300	300	300	300	300	300	300
蛋类/（g/d）	25	25	25	50	50	50	50
水产类/（g/d）	50	50	75	75	75	100	100
烹调油/（g/d）	20	25	25	25	30	30	30
食盐/（g/d）	6	6	6	6	6	6	6

表 4 – 2　建议食物量所提供的能量及营养素水平表

能量水平/kcal	蛋白质/g	脂肪/g	碳水化合物/g	膳食纤维/g	维生素 B_1/mg	维生素 B_2/mg	烟酸/mg	维生素 C/mg	维生素 E/mg	钙/mg	铁/mg	锌/mg	维生素 A/mg
1600	58.8	50.0	210.9	18.0	1.0	1.1	11.5	116.9	28.6	624.7	18.4	9.6	686.4
1800	66.9	56.9	230.3	19.2	1.0	1.1	12.7	117.5	34.0	665.8	20.2	10.5	697.2
2000	75.0	59.6	282.0	23.9	1.2	1.2	14.6	150.0	37.7	724.8	23.8	12.0	821.7
2200	83.2	69.0	284.9	25.1	1.3	1.4	16.1	161.7	39.0	764.3	25.8	13.2	989.4
2400	87.6	75.0	333.2	28.9	1.5	1.5	17.7	194.2	44.5	805.0	28.6	14.4	1110.8
2600	99.8	78.3	373.3	32.4	1.7	1.6	19.8	206.7	47.8	881.1	32.1	16.0	1155.9
2800	103.5	79.1	419.7	35.0	1.8	1.7	21.2	227.9	49.2	899.5	34.3	17.0	1244.1

表 4 – 3　不同能量水平推荐食物摄入量所提供蛋白质构成比表

能量水平/kcal	能量的营养素来源比例/%			优质蛋白质比例/%	粮食（谷、豆、薯）提供的能量比例/%
	碳水化合物	蛋白质	脂肪		
1600	54.3	15.1	29.0	65.5	51.9
1800	53.4	15.5	29.7	67.4	52.4
2000	56.7	15.1	27.0	64.9	55.3
2200	53.8	15.7	29.4	67.1	52.0
2400	55.8	14.7	28.3	63.6	52.7
2600	56.9	15.2	26.8	64.1	57.4
2800	59.2	14.6	25.1	61.9	56.8

四、营养配餐的一般步骤

(一) 营养食谱编制步骤

营养食谱编制的程序应遵循满足平衡膳食与合理营养的要求、食物多元化、尽可能照顾用餐者的饮食习惯、以有限的资金支出达到最佳的营养效果等食谱编制原则，编制过程如下：

（1）根据人体的营养状况和需求，确定营养目标，即确定用餐对象每日（每餐）的能量和营养素需求量；

（2）根据推荐的能量分配比例，以碳水化合物供能为依据，确定用餐者每日（每餐）主食；

（3）根据蛋白质、脂肪的需求量及相应的配餐原则，确定肉类、豆类及油脂的种类及数量；

（4）根据已确定的主食、肉类、豆类及油脂的种类和用量，计算出已确定食物可提供的各种营养素的量，并与营养目标相比较，检查营养素的差距，根据差距大小以及中国居民膳食指南的原则，确定蔬菜、水果的种类和数量；

（5）根据已确定的主副食、水果的种类和数量以及各种菜肴的制作方法和选料情况，确定菜肴名称，制定带量餐谱；

（6）食谱的调整和评价。调整时应注意能量、风味、色泽、口感及特殊要求的满足程度和搭配等问题。

(二) 营养食谱编制方法

常用的营养食谱编制方法有两种：一种是营养素计算法，另一种是食物交换法。

1. 营养素计算法

营养素计算法是根据用餐者的年龄、身高、体重、劳动强度等情况，根据食物成分表中的数据，计算其营养素需要量。营养素计算法的特点比较复杂，结果非常精确，基本步骤如下：

（1）确定用餐者全日能量供给量

根据体力活动水平（PAL）、年龄、性别、生理状况等由膳食营素参考摄入量 DRIs 表查得，具体数值的确定还要依据用餐者的身长、体重、健康状况、具体职业、饮食习惯等调整。

（2）计算产能（宏量）营养素全日应提供的能量

根据用餐者具体状况确定三大产能营养素的产能比，计算蛋白质，脂肪、碳水化合物应提供的能量。

按三大营养素的适宜热比确定（以中等体力劳动的成年男子为参照，能量需求为 2700 kcal/d）。

即：蛋白质　　　　$2700 \times 15\% = 405$ kcal

　　脂肪　　　　　$2700 \times 25\% = 675$ kcal

　　碳水化合物　　$2700 \times 60\% = 1620$ kcal

（3）计算三大营养素全日需要的数量

根据三大营养素的卡价计算其需要量

1 g 蛋白质 $= 4$ kcal　　　1 g 脂肪 $= 9$ kcal　　　1 g 碳水化合物 $= 4$ kcal

即：蛋白质　　　　　　$405 \div 4 = 101$ g

脂肪　　　　　　　　$675 \div 9 = 75$ g

碳水化合物　　　　　$1620 \div 4 = 405$ g

（4）计算三大营养素每餐需要的数量

根据三餐的能量分配比例计算出三大能量营养素的每餐需要量。一般三餐能量的适宜分配比例为：早餐占30%，午餐占40%，晚餐占30%。

早、中、晚三餐各需要摄入的三种能量营养素数量如下：

早餐：蛋白质　　　　　$101 \times 30\% = 30$ g

　　　脂肪　　　　　　$75 \times 30\% = 23$ g

　　　碳水化合物　　　$405 \times 30\% = 122$ g

午餐：蛋白质　　　　　$101 \times 40\% = 43$ g

　　　脂肪　　　　　　$75 \times 40\% = 30$ g

　　　碳水化合物　　　$405 \times 40\% = 162$ g

晚餐：蛋白质　　　　　$101 \times 30\% = 30$ g

　　　脂肪　　　　　　$75 \times 30\% = 23$ g

　　　碳水化合物　　　$405 \times 30\% = 122$ g

如计算提供蛋白质的食物量：

① 根据蛋白质日需量（g）－日需粮谷素食物中存在的蛋白质（g）＝副食中应提供的蛋白质量（g）

设定副食中蛋白质2/3由动物性食物供给，1/3由豆制品供给并计算结果。

② 查食物成分表，计算某种动物性食物量和某种豆制品量：

即 $A \times 2/3$ ＝动物性食物应提供蛋白质量（g）÷该食物含蛋白质含量（%）

同样方法计豆制品量：$A \times 1/3 \div$ 该豆制品蛋白质含量（%）

③ 查食物成分表计算日需动物性食物和豆制品量中的脂肪，碳水化合物和矿物质、维生素量。

（5）主副食品种和数量的确定

根据营养原则及饮食习惯确定食物：

① 主食品种、数量的确定：由于粮谷类是碳水化合物的主要来源，因此主食的品种、数量主要根据各类主食原料中碳水化合物的含量确定。主食的品种主要根据用餐者的饮食习惯来确定，北方习惯以面食为主，南方则以大米居多。

② 副食品种、数量的确定：根据三种产能营养素的需要量，首先确定了主食的品种和数量，接下来就需要考虑蛋白质的食物来源了。蛋白质广泛存在于动物性食物中，除了谷类食物能提供的蛋白质，各类动物性食物和豆制品是优质蛋白质的主要来源。因此副食品种和数量的确定应在已确定主食用量的基础上，依据副食应提供的蛋白质质量确定。蔬菜的品种和数量可根据不同季节的供应情况以及考虑与动物性食品和豆制品配菜的需要来确定。

以午餐举例：

用餐者午餐应含蛋白质40 g、碳水化合物162 g。

假设以馒头、米饭为主食并分别提高50%碳水化合物。100 g馒头和米饭含碳水化合物分别为44.2 g和25.9 g，馒头和米饭的需求重量分别为184 g和313 g。

100 g 馒头含蛋白质 6.2 g，100 g 米饭含蛋白质 2.6 g。则主食中蛋白质含量为 184 × 6.2% ＋ 313 × 2.6% ＝ 20 g，副食中蛋白质的含量为 40 – 20 = 20 g。

设定副食中蛋白质的 2/3 由动物性食物供给，1/3 由豆制品供给，因此动物性食品应含蛋白质重量为 20 × 66.7% ＝ 13 g，豆制品应含蛋白质重量为 20 × 33.3% ＝ 7 g。100 g 猪肉（脊背）含蛋白质 20.2 g，100 g 豆腐干含蛋白质 15.8 g。

则猪肉重量为 13 ÷（20.2/100）＝ 64 g，豆腐干重量为 7 ÷（15.8/100）＝ 44 g。

（6）确定油脂用量

$$日需植物油量（g）＝日需脂肪量（g）－日需粮谷食物中脂肪含量（g）－\\日需动物性食物和日需豆制品中脂肪含量（g）$$

（7）食谱的评价与调整

① 需要评价的内容：

食物种类是否多样化？

食物的数量是否充足？

能量和营养素是否适宜？

三餐能量如何分配？

早餐能量和蛋白质摄入量是多少？

优质蛋白质所占比例如何？

三大产能营养素的供能比例是多少？

与 DRIs 进行比较，相差在 10% 上下可认为符合要求，否则增减或更换食物种类和数量。

② 评价过程与方法

a. 先按食物类别排序，列出每种食物数量。

b. 按食物成分表计算出每种食物的各种营养素量。

c. 将各种营养素的量累加，算出一日能量及各种营养素的总量。

d. 将结果与每日营养素参考摄入量比较，并评价。

e. 算出三大营养素供热百分比。

f. 算出优质蛋白所占比例。

g. 计算三餐能量比例。

例 4 – 1 食谱评价举例（10 岁、男）

早餐：面包（面粉 150 g）；火腿 25 g；牛奶 250 g；苹果 100 g。

午餐：青椒肉片（青椒 100 g、瘦猪肉 45 g、植物油 6 g）；香干芹菜（香干 30 g、芹菜 100 g、植物油 5 g）；馒头（面粉 150 g）。

晚餐：西红柿炒鸡蛋（西红柿 125 g、鸡蛋 60 g、植物油 5 g）；菠菜豆腐汤（菠菜 50 g、南豆腐 30 g、植物油 5 g）；米饭 125 g

解：① 归类排序

谷薯类：面包 150 g、面粉 150 g、米饭 125 g

畜肉类：瘦猪肉 45 g、火腿 25 g

豆　类：香干 30 g、南豆腐 30 g

奶　类：牛奶 250 g

蛋　类：鸡蛋 60 g

蔬菜水果：苹果 100 g、青椒 100 g、芹菜 100 g、西红柿 125 g、菠菜 50 g

纯热能食物：植物油 19 g

② 计算营养素含量（常用食物能量含量见表 4-4）

以其中的 150 g 面粉为例：

热能 = $150 \times 344\% = 516$ kcal

蛋白质 = $150 \times 11.2\% = 16.8$ g

脂肪 = $150 \times 1.5\% = 2.25$ g

碳水化合物 = $150 \times 73.6\% = 110.4$ g

钙 = $150 \times 31\% = 46.5$ mg

铁 = $150 \times 3.5\% = 5.25$ mg

维生素 B_1 = $150 \times 0.28\% = 0.42$ mg

然后将每种食物中的各种营养素累加。

表 4-4　常用食物能量含量（100 g）

食物名称	能量/kcal	食物名称	能量/kcal
粳米（标一）	343	猪肉（肥瘦）	395
籼米（标一）	346	花生仁	563
面粉（标准）	344	绿豆	316
玉米粉	341	赤小豆	309
玉米（干）	335	蚕豆	335

③将实际营养素摄入量与推荐摄入量比较（见表 4-5）

表 4-5　营养素摄入量与推荐摄入量的比较

营养素	实际摄入量	推荐摄入量
热能/kcal	2113	2100
蛋白质/g	77.5	70
钙/mg	602.9	800
铁/mg	20	12
V_A/μg	341	600
V_{B1}/mg	0.9	0.9
V_C/mg	70	80

④ 计算三大营养素供能比

蛋白质 = 77.5 g $\times 4 \div 2113$ kcal = 14.7%

脂肪 = 57.4 g $\times 9 \div 2113$ kcal = 24.4%

碳水化合物 = $1 - 14.7\% - 24.4\% = 60.9\%$

⑤ 计算优质蛋白比例

本例动物性及大豆蛋白共 35 g，35÷77.5＝45.2%

⑥ 计算三餐能量分配

早餐：712.2÷2113＝33.7%

午餐：760÷2113＝36.0%

晚餐：640÷2113＝30.3%

综上，该餐谱的能量提供能满足 10 岁男孩的能量需求，三大营养物质的供能比合理，优质蛋白质摄入量超过总蛋白质的 1/3，三餐能量分配合理。

2. 食物交换份法

食物交换份法是将常用食物按其所含营养素量的近似值归类，计算出每类食物每份所含的营养素值和食物质量，然后将每类食物的内容列出表格供交换使用，最后，根据不同能量需要，按蛋白质、脂肪和碳水化合物的合理分配比例，计算出各类食物的交换份数和实际重量，并按每份食物等值交换表选择食物。具体操作如下：

① 确定各类食物等价交换的数量分配

根据不同个体每天能量和营养素的摄入量及能量来源物质的分配比例的要求，通过查表（表 4 - 6 ~ 表 4 - 13）即可确定各类食物所需的份额和可等价交换的数量。

表 4 - 6　各类食物交换份的分配（一）

能量水平/kcal	总交换/份	谷物/份	肉蛋豆制品/份	油脂/份	纯糖/份	乳、干豆类/份	蔬菜水果/份
1600	12.5	5.5	2	1	1	1	2
1800	14	6.5	2	1.5	1	1	2
2000	15.5	7	2.5	2	1	1	2
2200	17	8	3	2	1	1	2
2400	18	9	3	2	1	1	2
2600	19.5	9.5	3.5	2.5	1	1	2
2800	20.5	10.5	3.5	2.5	1	1	2
3000	22.5	11.5	4	3	1	1	2
3400	25	13	4.5	3.5	1	1	2
3800	28	15	5.5	3.5	1	1	2
4200	30.5	16.5	6.5	3.5	1	1	2
4600	33	18.5	7	3.5	1	1	2

注：以上表格中蛋白质占 14% ~ 15%，脂肪占 16% ~ 20%，碳水化合物占 66% ~ 70%。

表 4 - 7　各类食物交换份的分配（二）

能量水平/kcal	总交换/份	谷物/份	肉蛋豆制品/份	油脂/份	纯糖/份	乳、干豆类/份	蔬菜水果/份
1600	12	6	1	1	1	1	2
1800	13	7	1	1	1	1	2
2000	15.5	8	1	1.5	1	1	2
2200	16	9	1.5	1.5	1	1	2

续表

能量水平/kcal	总交换/份	谷物/份	肉蛋豆制品/份	油脂/份	纯糖/份	乳、干豆类/份	蔬菜水果/份
2400	17	10	1.5	1.5	1	1	2
2600	18.5	11	1.5	2	1	1	2
2800	19.5	11.5	2	2	1	1	2
3000	21	12	2.5	2.5	1	1	2
3400	23.5	14	3	2.5	1	1	2
3800	25.5	15	3.5	3	1	1	2
4200	29	18	4	3	1	1	2
4600	31.5	20	4	3.5	1	1	2

注：以上表格中蛋白质占 12%～13%，脂肪占 14%～17%，碳水化合物占 70% 左右。

表 4-8　各类食物交换份的分配（三）

能量水平/kcal	总交换/份	谷物/份	肉蛋豆制品/份	油脂/份	纯糖/份	乳、干豆类/份	蔬菜水果/份
2500	20	9	4	3	1	1	2
3000	24	10	5	4	1	1	2
3500	30	12	8	6	1	1	2
4000	34	14	7.5	1	1.5	2	
4500	36	15	8	7.5	2	1.5	2

注：以上表格中蛋白质占 12%～15%，脂肪占 20%～30%，碳水化合物占 58%～65%。

表 4-9　谷类食物（每份）等价互换表

食物名称	质量/g	食物名称	质量/g
大米、糯米、小米	50	烙饼	75
富强粉、标准粉	50	馒头、花卷	80
玉米面、玉米糁	50	窝头	70
挂面	50	鲜玉米（市品）	375～400
面条（切面）	60	饼干	50
面包	60～70	薯类（红薯、马铃薯）	250
烧饼	70	荸荠（食部）	150
干粉丝（条、皮）	40	凉粉	750

注：每份食品约供能量 180 kcal、蛋白质 4 g、脂肪 1 g、碳水化合物 38 g。

表4-10　肉、蛋、豆制品食物（每份）等价互换表

食物名称	质量/g	食物名称	质量/g
瘦猪肉、牛肉、羊肉、鱼、虾、家禽（食部）	50	北豆腐	100
肥瘦猪肉、牛肉、羊肉（食部）	25	豆腐干	50
瘦香肠	20	豆腐丝	50
蛤蜊肉	100	油豆腐	50
大鸡蛋（约9个500g大小）1个	55	南豆腐	130
小鸭蛋（约9个500g大小）1个	55	豆浆	300

注：每份食品约供能量180 kcal、蛋白质9 g、脂肪5 g。

表4-11　供热能食物（每份）等价互换表

食物名称	质量/g	食物名称	质量/g
各种油类1汤勺	9	南瓜籽（市品）	30
花生米（约30粒）	15	芝麻酱	15
核桃（2个，食部）	15	白糖	20
大杏仁（约10个，食部）	5	红糖	20
葵花籽（市品）	30		

注：每份食品约供能量80 kcal、油脂类含脂肪9 g、纯糖类含糖20 g。

表4-12　干豆类食物（每份）等价互换表

食物名称	质量/g	食物名称	质量/g
牛奶	250	蒸发淡牛奶	125
奶粉	30	干黄豆（青豆）	40
酸奶	200	黄豆粉	40

注：每份食品约供能量160 kcal、蛋白质12 g、脂肪8 g、碳水化合物11 g。

表4-13　蔬菜、水果类食物（每份）等价互换表

含糖1%~3%的蔬菜（食部）/ 500~750 g	含糖4%以上的蔬菜（食部） 含糖10%以上的水果（市品）
叶类： 　大白菜、洋白菜、菠菜、油菜、韭菜等 茎类： 　芹菜、莴笋等 瓜果类： 　西葫芦、西红柿、冬瓜、黄瓜、苦瓜等 其他类： 　绿豆芽、茭白、冬笋、菜花、鲜蘑、龙须菜等	瓜果和鲜豆类： 　倭瓜350 g、茄子350 g、丝瓜300 g、鲜豇豆250 g、扁豆250 g、鲜豌豆100 g 根茎类： 　萝卜350 g、胡萝卜200 g、蒜苗200 g 其他类： 　水浸海带350 g 水果类： 　橘子、橙、苹果、鸭梨、桃、葡萄、李子、柿子200~250 g、西瓜750 g

注：每份食品约供能量180 kcal、蛋白质5 g、碳水化合物15 g。

② 根据不同要求编制食谱

例：某人每日需摄入能量 2400 kcal，要求能量来源物质的分配为：蛋白质占 14% ~ 15%，脂肪占 16% ~ 20%，碳水化合物占 66% ~ 70%。

查表 4 - 6 的全日各类食物分配单位如下：谷物类 9 个单位，肉蛋豆制品 3 个单位，油脂类 2 个单位，纯糖类 1 个单位，乳、干豆类 1 个单位，蔬菜水果 2 个单位。可计算出粮食约 450 g，蔬菜约 500 ~ 700 g，瘦肉 50 g，鸡蛋 1 个，豆腐 100 g。牛奶 250 g，食用油 18 g。

再将上述食品按早餐 30%、午餐 40%、晚餐 30% 编制成一日三餐的食谱。

食物交换份法是一个比较粗略的方法，实际应用中，可将计算法与食物交换份法结合使用，首先用计算法确定食物的需要量，然后用食物交换份法确定食物种类及数量。通过食物的同类互换，可以以一日食谱为模本，设计出一周、一月食谱。

经一个月至 3 个月或适宜的食用期后，通过食用者体格检查，自觉效果，机能检查，化验检查判定编制食谱的效果。

项目三 药膳知识

一、药膳食疗的基本原则

药膳食疗是利用食物进行防病治病，或促进病体康复，是以食品的形式来具体应用。它既不同于药物疗法，也与普通的膳食有很大的差别。

药膳食疗的基本原则是：

1. 辨证施膳

辨证施治是中医治疗疾病的指导原则，即在临床治疗时要根据病情的寒热虚实，结合病人的体质以相应的治疗。只有在正确辨证的基础上进行选食配膳，才能达到预期的效果。否则，不仅于病无益，反而会加重病情。

中医认为，临床病证不外虚证、实证、寒证、热证。如神疲气短，倦怠懒言，舌质淡，脉虚无力等为虚证；形体壮实，脘腹胀满，大便秘结，舌质红，苔厚苍老，脉实有力等为实证；怕冷喜暖，手足不温，舌淡苔白，脉迟等为寒证；口渴喜冷，身热出汗，舌红苔黄，脉数等为热证。根据中医"虚者补之""实者泻之""热者寒之""寒者热之"的治疗原则，虚证患者以其阴阳气血不同之虚，分别给予滋阴、补阳、益气、补血的食疗食品治之；实证患者应根据不同实证的证候，给予各种不同的祛除实邪的食疗食品，如清热化痰、活血化瘀、攻逐水邪等；寒性病证，给予温热性质的食疗食品治之；热性病证，给予寒凉性质的食疗食品治之。

另外，在辨证施膳的时候，还必须考虑个人的体质特点。如形体肥胖之人多痰湿，宜多吃清淡化痰的食品；形体消瘦之人多阴虚血亏津少，宜多吃滋阴生津的食品。春季万物始动、阳气发越，此时要少吃肥腻、辛辣之物，以免助阳外泄，应多食清淡之菜蔬、豆类及豆制品；夏季炎热多雨，宜吃些甘寒、清淡、少油的食品，如绿豆、西瓜、鸭肉等；秋季万物收敛、燥气袭人，宜吃些滋润性质的食品，如乳类、蛋类等；冬季天寒地冻、万物伏藏，此时最宜吃些温热御寒之品，如羊肉、狗肉、干姜等。

2. 全面膳食

所谓全面膳食，就是要求在饮食内容上尽可能做到多样化，讲究荤素食、主副食、正餐和零食等之间的合理搭配。全面膳食是现代营养学一个基本的观点，在中医食疗学中也早有类似认识，如我国医学典籍《黄帝内经》中曾经明确提出膳食配伍的原则："五谷为养，五果为助，五畜为益，五菜为充，气味合而服之，以补精益气"。五谷，为米、麦及其他杂粮类食物的泛称，五果、五菜则分别指古代的五种蔬菜和果品，五畜泛指肉类食品。谷、肉、果、菜这四大类食物，分别提供人体所需要的糖类、脂肪、蛋白质、矿物质、维生素、纤维素等，以满足人体功能活动的需要。

3. 饮食有节

饮食有节是指每天进食宜定时，定量，不偏食，不挑食。

二、药膳配制原则及注意事项

药物是祛病救疾的，见效快，重在治病；药膳多用以养身防病，见效慢，重在养与防。药膳在保健、养生、康复中有很重要的地位，但药膳不能代替药物疗法。各有所长，各有不足，应视具体人与病情而选定合适之法，不可滥用。

1. 因证用膳

中医讲辨证施治，药膳的应用也应在辨证的基础上选料配伍，如血虚的病人多选用补血的食物大枣、花生，阴虚的病人多使用枸杞子、百合、麦冬等。只有因证用料，才能发挥药膳的保健作用。

2. 因时而异

中医认为，人与日月相应，人的脏腑气血的运行，和自然界的气候变化密切相关。"用寒远寒，用热远热"，意思是说在采用性质寒凉的药物时，应避开寒冷的冬天，而采用性质温热的药物时，应避开炎热的夏天。这一观点同样适用于药膳。

3. 因人用膳

人的体质年龄不同，用药膳时也应有所差异，小儿体质娇嫩，选择原料不宜大寒大热，老人多肝肾不足，用药不宜温燥，孕妇恐动胎气，不宜用活血滑利之品。这都是在药膳中应注意的。

4. 因地而异

不同的地区，气候条件、生活习惯有一定差异，人体生理活动和病理变化亦有不同，有的地处潮湿，饮食多温燥辛辣，有的地处寒冷，饮食多热而滋腻，而南方的广东饮食则多清凉甘淡，在应用药膳选料时也是同样的道理。

项目四　实验实训

实训一　居民膳食结构调查

一、实训目的

掌握居民膳食结构调查方法。

二、实训原理

膳食结构是指各类食物的品种和数量在膳食中所占的比重。根据各类食物所能提供的能量及各种营养素的数量和比例,可以衡量膳食结构的组成是否合理。膳食模式评价的依据是中国居民平衡膳食宝塔。评价方法是根据 24h 膳食调查结果,将食物按中国居民膳食宝塔进行分类,统计各类食物的摄入总量,并与膳食宝塔建议的不同能量膳食的各类食物参考摄入量进行比较,分析判断各类食物摄入量是否满足人体需要。

三、实训操作

(1) 选择调查对象,制定调查问卷。

表 4 – 14　24 小时膳食回顾调查表

序号			调查日期			
姓名		性别			电话	
餐次	食品名称	原料名称	原料编码	原料重量	备注	进餐地点
早						
中						
晚						

(2) 进行调查,完成调查问卷的回收。

(3) 进行数据整理。

四、结果分析

（1）将膳食调查的结果按中国居民宝塔结构的食物进行分类，并填入表 4 – 15 中。

表 4 – 15　各类食物的摄入量 　　　　　　　　　　　　　　　　　　　　g

食物类别	谷类	蔬菜水果	肉、禽鱼虾蛋类	豆类及制品	奶类	油脂
摄入量						
推荐摄入量						

（2）将被调查者24h 各类食物的消费量和相应的平衡膳食宝塔建议的量进行比较，一方面评价食物的种类是否齐全，是否做到了食物种类多样化；另一方面需要评价各类食物的消费量是否充足。

（3）根据以上的分析，给予建议和评价。

五、注意事项

（1）在进行食物归类，有些食物要进行折算才能相加。奶类和豆类的品种多，在食物成分表中可能不会全部包括。在从黄豆到豆浆，从奶粉到牛奶进行折算时，可以用该产品质量的 100 g，乘以其蛋白质含量，再除以大豆蛋白质的含量。如豆类及其制品每百克黄豆中蛋白质的含量（35.1 g）的比作为系数，折算成黄豆的量。干豆和豆制品按蛋白质含量折算成大豆的量。产品蛋白质含量% = 摄入量 × 蛋白质含量 ÷ 35.1 故本例调查者豆类的摄入量应为：$50 × 0.01 ÷ 35.1 = 0.02$。

奶类食物摄入量也应按照每百克各种奶类中蛋白质的含量与每百克鲜奶中蛋白质的含量（3 g）的比作为系数，折算成鲜奶的量。如果饮用的除鲜奶外的其他奶制品，则按下列公式进行折算：鲜奶量 = 奶制品摄入量 × 蛋白质含量 ÷ 3。另外，鲜玉米可按蔬菜计算。在上例中，谷类的摄入量略低；蔬菜的摄入量也略低，但水果的摄入量高于标准；肉类的摄入量明显低于标准，但鱼虾类的摄入量高于标准；豆类的摄入量远远达不到要求；奶类是标准的一倍；食用油略高于标准。

（2）平衡膳食宝塔建议的各类食物摄入量是一个平均值和比例，无需每天都样样照此，但是要经常遵循宝塔各层各类食物的大体比例。

实训二　食谱评价

一、实训目的

掌握食谱评价的步骤和方法。

二、实训原理

根据中国居民膳食指南和平衡膳食宝塔，对食谱中膳食营养素摄入量、能量来源比例等进行计算，与 DRIs 比较相差在 10% 上下为合理膳食。具体为产热营养素的比例：蛋白质 10% ~15%、脂肪 20% ~30%、碳水化合物 55% ~65%；优质蛋白质占总蛋白质含量的 1/3

以上；三餐产能占总能量的 30%、40%、30% 等。

三、实训操作

（1）列出目标人员一日食谱。

（2）计算能量与营养素摄入情况。

1）计算一日中各种食物中的各类营养素摄入的量，注意生熟比换算。

2）一日中各种营养素摄入量与参考摄入量比较，计算结果填入表 4 – 16。

表 4 – 16　一日营养素摄入量与参考摄入量比较表

指标	能量/ kcal	蛋白质/ g	脂肪/ g	碳水化合物/g	钙/ mg	铁/ mg	V_A/ μg RE	V_{B_1}/ mg	V_{B_2}/ mg	尼克酸/ mg	V_C/ mg
摄入量											
参考摄入量											
相对比/%											

说明：① 计算视黄醇当量时胡萝卜素及维生素 A 均折合成视黄醇当量（μg RE）。1 国际单位维生素 A（IU）= 0.3（1/3）微克视黄醇当量，1μg 胡萝卜素 = 0.167（1/6）微克视黄醇当量。② 二者比较用相对百分比（%）表示：（摄入量/参考摄入值）×100%

3）计算一日所摄入的三大营养素占热能百分比，计算并填入表 4 – 17。

表 4 – 17　一日所得三大营养素占热能百分比

类别	摄入量（g）	占总热能的百分比（%）	建议要求（%）
蛋白质			10 ~ 15
脂肪			20 ~ 30
碳水化合物			55 ~ 65
总计			100

4）计算蛋白质来源百分比，并填入表 4 – 18。

表 4 – 18　食物蛋白质来源百分比

类别	重量（g）	占蛋白质总量的百分比（%）	建议要求（%）
动物类			40 ~ 50
豆类			
谷类			50 ~ 60
蔬菜类			
总 计			100

5）计算一日三餐热能百分比，并填入表 4 – 19。

表 4-19　一日三餐热能分配比

餐次	热卡（kcal）	占总热能百分比（%）	建议要求（%）
早餐			30
午餐			40
晚餐			30
总 计			100

四、结果分析

从各营养素摄入量、三大产热营养素的占总热能的比例及优质蛋白质占总蛋白的比例等方面进行评价，并计算 BMI 值及提出膳食改进建议。

【复习思考题】

一、名词解释

平衡膳食　　膳食营养素参考摄入量　　膳食结构　　膳食指南

二、简述题

1. 何谓膳食结构？世界膳食结构有哪些类型？

2. 简述食谱的评价内容。

3. 何谓膳食平衡？日常生活中如何达到膳食平衡？

模块五 各类人群的合理膳食

【知识目标】
　　1. 了解孕妇、婴幼儿、青少年、中老年人及其他特殊人群营养的特殊性。
　　2. 掌握各特定人群的营养需求与营养配餐原则。

【技能目标】
　　1. 能够根据特定人群的身体状况，判断其可能出现的营养问题。
　　2. 会处理特定人群出现的营养问题。
　　3. 能运用所学知识对特定人群进行营养配餐设计，并制定合理的营养食谱。

项目一　孕妇和乳母的营养与膳食

　　孕期营养状况的优劣对胎儿生长发育直至成年后的健康将产生至关重要的影响。由于怀孕不同时期胚胎的发育速度不同，孕妇的状态、机体的代谢变化和对营养素的需求也不同。

一、妊娠期的营养需要

（一）能　量
　　与非孕相比，孕期的能量消耗还包括母体生殖器官及胎儿的生长发育，以及母体用于产后泌乳的脂肪储备。《中国居民膳食营养素参考摄入量》推荐孕中、晚期能量推荐摄入量在非孕基础上每日增加 200 kcal。三大产热营养素供给能量比例应为碳水化合物占 60% ~ 65%，脂肪 20% ~ 30%，蛋白质占 10% ~ 15%。

（二）蛋白质
　　妊娠期间，胎儿、胎盘、羊水、血容量增加及母体子宫、乳房等组织的生长发育约需 925 g 蛋白质，这些蛋白质均需孕妇在妊娠期间不断从食物中获得。《中国居民膳食营养素参考摄入量》建议孕早、中、晚期膳食蛋白质 RNI 增加值分别为 5 g/d、15 g/d、20 g/d，其中优质蛋白质至少占蛋白质总量的 1/3 以上。

（三）脂　类
　　孕期需 3 ~ 4 kg 的脂肪积累以备产后泌乳，此外膳食脂肪中的磷脂及其中的长链多不饱和脂肪酸，对人类生命早期脑神经系统和视网膜等的发育有重要的作用，孕期对脂肪以及多种脂肪酸有特殊的需要。《中国居民膳食营养素参考摄入量》建议，孕妇膳食脂肪应占总能量的 20% ~30% ，其中饱和脂肪酸、单不饱和脂肪酸、多不饱和脂肪酸分别为小于 10% 、10% 和 10% ，多不饱和脂肪酸 n – 6 与 n – 3 的比值为 4∶1~6∶1。

（四）矿物质

1. 钙

妊娠期妇女与非孕时相比，钙的吸收率增加；胎盘对钙的转运是主动的逆浓度差进行，以保证胎儿对钙的需要，但需维生素 D 及其依赖的钙结合蛋白的作用。研究显示，孕期钙的补充可降低母体高血压、妊高征和先兆子痫的危险。孕期钙供给不足，还可影响母体的骨密度。《中国居民膳食营养素参考摄入量》建议孕中期妇女钙的 AI 为 1000 mg/d，孕晚期为 1200 mg/d，UL 值为 2000 mg/d。过多钙摄入可能导致孕妇便秘，也可能影响其他营养素的吸收。

2. 铁

孕早期的铁缺乏与早产和婴儿低出生体重有关。孕期体内铁的储留量约为 1000 mg，其中胎儿体内约需 300 mg，红细胞的增加约需 450 mg，其余储留在胎盘中。《中国居民膳食营养素参考摄入量》建议孕妇铁 AI 为 25 mg/d，UL 值为 60 mg/d。

3. 碘

碘对孕妇和胎儿也极为重要，缺乏可使孕妇甲状腺素合成减少，导致甲状腺功能减退，降低母体的新陈代谢，并因此减少对胎儿营养素的提供。孕妇碘缺乏还可致胎儿甲状腺功能低下，从而引起以生长发育迟缓、认知能力降低为标志的克汀病。孕早期碘缺乏引起的甲状腺功能低下导致的神经损害更为严重。《中国居民膳食营养素参考摄入量》建议孕期妇女碘 RNI 为 200 μg/d，UL 值为 1000 μg/d。

4. 锌

母体摄入充足的锌可促进胎儿的生长发育和预防先天性畸形。妊娠期间储留在母体和胎儿组织中的总锌量约为 100 mg，其中约 53 mg 储存在胎儿体中。《中国居民膳食营养素参考摄入量》建议锌 RNI：非孕妇女为 11.5 mg/d，孕中期后为 16.5 mg/d，UL 值为 35 mg/d。

有专家建议对素食、高纤维素膳人群，大量吸烟者，多次妊娠者，大量摄入钙剂、铁剂者，应额外补锌 15 mg/d。铁剂补充大于 30 mg/d 可能干扰锌的吸收，故建议妊娠期间治疗缺铁性贫血的孕妇同时补充锌 15 mg/d。

（五）维生素

1. 维生素 A

孕妇维生素 A 营养状况低下与贫困人群中的早产、胎儿宫内发育迟缓及婴儿低出生体重有关。受孕前每周补充维生素 A 可降低母亲死亡率。但孕早期过量摄入用于治疗严重囊性痤疮的异维甲酸，可导致自发性流产和新生儿先天性缺陷，包括中枢神经系统畸形，颅面部和心血管畸形。20000 ~50000 IU 大剂量维生素 A 也导致类似的缺陷。相应剂量的类胡萝卜素则没有毒性。《中国居民膳食营养素参考摄入量》建议孕中、晚期维生素 A 的 RNI 为 900 μg/d，UL 值为 2400 μg/d。

2. 维生素 D

孕期维生素 D 缺乏可导致母体和出生的子女钙代谢紊乱，包括新生儿低钙血症、手足抽搐、婴儿牙釉质发育不良以及母体骨质软化症。《中国居民膳食营养素参考摄入量》建议孕期维生素 D 的 RNI 为 10 μg/d，安全摄入的上限水平 UL 值为 20 μg/d。

3. 维生素 E

由于维生素 E 对细胞膜，尤其是对红细胞膜上长链多不饱和脂肪酸稳定性的保护作用，孕期维生素 E 的补充可能对预防新生儿溶血有益。《中国居民膳食营养素参考摄入量》建议孕期维生素 E 的 AI 为 14 mg/d。

4. 维生素 K

维生素 K 是与凝血有关的维生素，凝血过程中至少有 4 种因子依赖维生素 K 在肝脏内合成，因此缺乏维生素 K 的动物凝血酶原下降，凝血过程受阻。常见的维生素 K 缺乏性出血症见于：孕期服用维生素 K 抑制药者，如阿司匹林、抗癫痫药；早产儿，由于维生素 K 不易通过胎盘，胎儿肝内储存量少，早产儿体内更少；新生儿，初乳中维生素 K 的含量低，加上初生婴儿开奶迟，肠道细菌少不能有效合成维生素 K 等。产前补充维生素 K，或新生儿补充维生素 K 均可以有效地预防。有专家推荐成人维生素 K 摄入量为每天 2 μg/kg 体重。

5. 维生素 B$_1$

孕期缺乏或亚临床缺乏维生素 B$_1$ 可致新生儿维生素 B$_1$ 缺乏症，维生素 B$_1$ 缺乏也影响胃肠道功能，这在孕早期特别重要，因为早孕反应使食物摄入减少，极易引起维生素 B$_1$ 缺乏，并因此导致胃肠道功能下降，进一步加重早孕反应，引起营养不良。《中国居民膳食营养素参考摄入量》建议孕期维生素 B$_1$ 的 RNI 为 1.5 mg/d。

6. 维生素 B$_2$

孕期维生素 B$_2$ 缺乏可使胎儿生长发育迟缓。缺铁性贫血也与维生素 B$_2$ 有关。《中国居民膳食营养素参考摄入量》建议孕期维生素 B$_2$ 的 RNI 为 1.7 mg/d。

7. 维生素 B$_6$

在临床上，有使用维生素 B$_6$ 辅助治疗早孕反应，也使用维生素 B$_6$、叶酸和维生素 B$_{12}$ 预防妊高症。《中国居民膳食营养素参考摄入量》建议孕期维生素 B$_6$ 的 AI 为 1.9 mg/d。食物来源主要是动物肝脏、肉类、豆类以及坚果（瓜子、核桃）等。

8. 叶酸

叶酸摄入不足对妊娠结局的影响包括出生低体重、胎盘早剥和神经管畸形，在发展中国家还有常见的孕妇巨细胞性贫血。此外，血清、红细胞叶酸水平降低也和血浆总同型半胱氨酸浓度升高及妊娠并发症有关。孕期叶酸缺乏所致畸形在我国也有发生，神经管形成开始于胚胎发育的早期（受精卵植入子宫的第 16 d），因此叶酸的补充需从计划怀孕或可能怀孕前开始。《中国居民膳食营养素参考摄入量》建议为孕期妇女应多摄入富含叶酸的食物，孕期叶酸的 RNI 为 600 μg/d。由于食物叶酸的生物利用率仅为补充剂的 50%，因此补充 400 μg/d 叶酸或食用叶酸强化食物更为有效。

二、孕期膳食指南

按妊娠生理过程及营养需要特点，孕妇膳食指南分为孕前期（孕前 3~6 个月）、孕早期（孕 1~12 周，即 1~3 个月），孕中期（孕 13~27 周，即 4~6 个月）、孕晚期（孕 28~分娩，即 7~9 个月）三部分。

（一）孕前期妇女膳食指南

为降低出生缺陷、提高生育质量、保证妊娠的成功，夫妻双方都应做好孕前的营养准备。育龄妇女在计划妊娠前 3~6 个月应接受特别的膳食和健康生活方式指导，调整自身的营养、健康状况和生活习惯，使之尽可能都达到最佳状态。在一般人群膳食指南 10 条的基础上，孕前期妇女的膳食指南需增加以下 4 条：

（1）多摄入富含叶酸的食物或补充叶酸：妊娠的前 4 周是胎儿神经管分化和形成的重要时期，此期叶酸缺乏可增加胎儿发生神经管畸形及早产的危险；由于怀孕的确定时间在妊娠发生的第 5 周以后，受孕者并没有发现自己怀孕；而研究表明孕妇在服用叶酸 4 周以后，体内叶酸缺乏的状态才明显改善，所以建议育龄妇女至少在孕前 3 个月开始，多摄入富含叶酸的食物或食用叶酸补充剂（400 μg/d）。

（2）常吃含铁丰富的食物：孕前期良好的铁营养是成功妊娠的必要条件，孕前缺铁易导致早产、孕期母体体重增长不足以及新生儿低出生体重。

（3）保证摄入加碘食盐，适当增加海产品的摄入：孕早期缺碘可增加新生儿发生克汀病的危险性。

（4）戒烟、禁酒：乙醇可以通过胎盘进入胎儿血液．造成胎儿宫内发育不良、中枢神经系统发育异常、智力低下等。

（二）孕早期妇女膳食指南

孕早期妊娠反应常影响消化功能，多数妇女怀孕早期会出现恶心、呕吐、食欲下降等症状。因此，怀孕早期的膳食应富含营养、少油腻、易消化及适口。妊娠头 4 周是胎儿神经管分化形成的重要时期，预防胎儿神经管畸形极为重要。要求在一般人群膳食指南 10 条基础上，孕早期妇女膳食指南还应补充以下 5 条：

（1）膳食清淡、适口，按照孕妇的喜好，选择促进食欲、容易消化的食物以减少呕吐，如粥、面包干、馒头、饼干、甘薯等。

（2）少食多餐，想吃就吃。如睡前和早起时，坐在床上吃几块饼干、面包等点心，可以减轻呕吐，增加进食量。

（3）为防止酮体对胎儿早期脑发育的不良影响，孕妇完全不能进食时，也应从静脉补充至少 150 g 葡萄糖。

（4）为避免胎儿神经管畸形，在计划妊娠时就开始补充叶酸 400~600 μg/d。

（5）戒烟、禁酒。

（三）孕中、晚期妇女膳食指南

从孕中期开始直至分娩，胎儿进入快速生长发育期，母体的子宫、乳腺等生殖器官也逐渐发育，并且母体还需要为产后泌乳储备能量及营养素。因此，孕中、末期均需要相应增加食物量，以满足孕妇显著增加的营养素需要。在一般人群膳食指南 10 条的基础上，孕中、末期妇女膳食指南还增加以下 5 条：

（1）适当增加鱼、禽、蛋、瘦肉、海产品的摄入量；鱼、禽、蛋、瘦肉合计每日增加 50~100 g，每周至少 2~3 次鱼类（其中至少 1 次海产鱼类），每日 1 个鸡蛋。

（2）适当增加奶类的摄入；每日至少摄入 250 mL 的牛奶或相当量的奶制品及同时补充

钙 300 mg，或喝 450 mL ~ 500 mL 的低脂牛奶，以满足钙的需求。

（3）常吃含铁丰富的食物；孕中期开始血容量及红细胞迅速增加，并持续到分娩前，对铁需要量增加。富含铁，吸收率又较高的食物，包括动物肝脏和血、肉类，鱼类。每周进食动物肝脏 1 次，动物血 1 次。

（4）适量身体活动，维持体重的适宜增长；孕 4 ~ 6 个月时，胎儿生长开始加快，母体子宫、胎盘、乳房等也逐渐增大，加上早孕反应导致的营养不足需要补充充足的能量。保证谷类、豆类、蔬菜、水果的摄入。

（5）禁烟戒酒，少吃刺激性食物。

三、乳母的营养与膳食

（一）哺乳期的营养需要

哺育期的营养需求远大于妊娠期，因为，乳母不但要分泌乳汁、哺育婴儿，还要恢复自身的健康。因此，乳母的营养有两个要求；其一是为泌乳提供物质基础，另一个是满足恢复母体健康的需要。

1. 能量

产后 1 个月内由于乳汁分泌每日约 500 mL，故乳母的膳食能量适当供给即可，至 3 个月后每日泌乳量增加到 750 ~ 850 mL，对能量的需求增高。人乳的能量为 67 ~ 77 kcal/100 mL，转化乳汁的效率约为 80%，故共约需 900 kcal 才能合成 1 L 的乳汁。孕期的脂肪储备可为泌乳提供约 1/3 的能量，另外的 2/3 需由日常膳食提供。《中国居民膳食营养素参考摄入量》建议乳母能量推荐摄入量（RNI），是在非孕育龄妇女的基础上增加 500 kcal/d。

2. 蛋白质

人乳蛋白质平均含量为 1.2 g/100 mL，正常情况下每日泌乳量约为 750 mL，所含蛋白质 9 g 左右，但是母体内膳食蛋白质转变为乳汁蛋白质的有效率为 70%，故分泌 750 mL 的乳汁需要消耗膳食蛋白质 13 g。若饮食蛋白质生理价值不高，则转变为乳汁蛋白质效率将更低。因些，除满足母体正常需要外，每天需额外补充 20 ~ 30 g 蛋白质，以保证乳汁蛋白质含量。《中国居民膳食营养素参考摄入量》建议乳母每天饮食蛋白质供给量应在非孕妇女基础增加蛋白质 20 g，达到 85 g/d，其中 50% 以上应为优质蛋白质。

3. 脂肪

一般而言，人乳脂肪含量在 24h 内和每次哺乳期间均有变化，每次哺乳过程中后段乳中脂肪含量比前段乳的含量高，这样有利于控制婴儿的食欲。乳中脂肪含量与乳母膳食脂肪的摄入量有关，乳母能量的摄入和消耗相等时，乳汁中脂肪酸与膳食脂肪酸的组成相近。脂肪能提供较多的能量，且婴儿的生长发育也要求乳汁中有充足脂肪，必需脂肪酸可促进乳汁分泌。乳汁中必需脂肪酸对于婴儿中枢神经系统的发育和脂溶性维生素吸收都有促进作用。中国营养学会推荐，乳母每天膳食脂肪供给应占总能量的 20% ~ 30%。

4. 碳水化合物

乳母膳食碳水化合物适宜摄入量，建议提供 55% ~ 60% 的膳食总能量。

5. 矿物质

（1）钙

乳汁中钙的含量较为稳定，每天从乳汁中排出的钙约为 300 mg，当乳母的钙供给不足就会运用体内储备，导致产妇腰酸腿痛或者发生骨质软化症。《中国居民膳食营养素参考摄入量》建议乳母膳食钙 AI 为 1200 mg/d，可耐受的最高摄入量每日为 2000 mg/d。钙最好的来源为牛奶，除多食用富含钙质食物外，也可用钙剂、骨粉等补充。

（2）铁

尽管铁不能通过乳腺进入乳汁（母乳中铁含量仅为 0.05 mg/100 mL），一般情况下，乳母也没有月经失铁，但哺乳期仍需铁较高的膳食铁的补充，目的是恢复孕期铁丢失（胎儿铁储备和产时出血）。《中国居民膳食营养素参考摄入量》建议乳母膳食铁 AI 为 25 mg/d，可耐受的最高摄入量为 50 mg/d。由于食物中铁的利用率低，除注意用富铁食物补充铁外，可考虑补充小剂量的铁以纠正和预防缺铁性贫血。

6. 维生素

（1）维生素 A

由于维生素 A 可以通过乳腺进入乳汁，乳母膳食维生素 A 的摄入量可以影响乳汁中维生素 A 的含量，而乳汁中维生素 A 的水平直接影响到婴儿的生长发育和健康状况。《中国居民膳食营养素参考摄入量》建议乳母维生素 A 的 RNI 为 1200 μgRE。通过多选用富含维生素 A 的食物可以满足需要。

（2）维生素 D

由于维生素 D 几乎不能通过乳腺，母乳中维生素 D 的含量很低。《中国居民膳食营养素参考摄入量》建议乳母膳食维生素 D RNI 为 10 μg/d，UL 为 20 μg/d。

（3）B 族维生素

母乳中维生素 B_1 与维生素 B_2 平均含量分别为 0.02 mg/100 mL 及 0.03 mg/100 mL。无论乳母营养状况如何，补充维生素 B_1 后奶中含量均可增高，且有促进乳汁分泌作用。膳食中硫胺素被转运到乳汁的效率仅为 50%，故应增加饮食供给量。维生素 B_2 与维生素 B_1 相似，乳汁浓度可反映饮食摄入状况，如给母亲饮食中补充维生素 B_2，则乳汁含量大大增加。我国推荐乳母维生素 B_1 与维生素 B_2 RNI 分别为 1.8 mg/d 及 1.7 mg/d。母乳维生素 PP 含量平均为 0.62 mg/100 mL，含量多少反映乳母饮食维生素 PP 摄入水平；我国推荐乳母每天饮食维生素 PP 供给量为 20 mg。母乳中叶酸含量为 5～6 μg/100 mL。以母乳喂养婴儿其血清和红细胞叶酸浓度均较母血叶酸浓度高，并与母乳叶酸含量成正比。我国推荐乳母饮食叶酸供给量较非孕妇女增加约 100 μg/d。

（4）维生素 C

乳汁中维生素 C 与乳母的膳食有密切关系。《中国居民膳食营养素参考摄入量》建议维生素 C 的 RNI 为 130 mg/d，UL 为 1000 mg/d。

（二）哺乳期膳食指南

哺乳期妇女（乳母）一方面要逐步补偿妊娠、分娩时所损耗的营养素储备，促进各器官、系统功能的恢复；另一方面还要分泌乳汁、哺育婴儿。如果营养不足，将影响母体健康，减少乳汁分泌量，降低乳汁质量，影响婴儿的生长发育。因此，应根据授乳期的生理特点及乳汁分泌的需要，合理安排膳食，保证充足的营养供给。

1. 产褥期膳食

正常分娩后产妇可进食适量、易消化的半流质食物，如红糖水、藕粉、蒸蛋羹、蛋花汤等。分娩时若会阴撕伤Ⅲ度缝合，应给无渣膳食 1 周左右，以保证肛门括约肌不会因排便再次撕裂。做剖宫手术的产妇术后 24 h 给予术后流质食物 1 d，（但忌用牛奶、豆浆、大量蔗糖等胀气食品），以后再转为普通膳食。

母体在分娩过程中失血很多，需要补充造血的重要物质，如蛋白质和铁等。鸡蛋含有很高的蛋白质，但每日进食鸡蛋的量不要多于 6 个，以免增加肾脏负担。此外，我国的习惯往往只强调动物性食物的摄入，如鸡、肉、鱼、蛋，而忽视蔬菜与水果的摄入，容易造成维生素 C 与膳食纤维的不足。

2. 哺乳期的膳食

哺乳期一方面需补偿妊娠、分娩时所损耗的营养素储备，促进机体恢复，另一方面还要分泌乳汁哺育婴儿。为了合理膳食，保证充足的营养供给，在一般人群膳食指南 10 条的基础上，哺乳期妇女膳食指南需增加以下 5 条：

（1）增加鱼、禽、蛋、瘦肉及海产品摄入；除供给充足的优质蛋白质外，这类食物含铁丰富，可预防或纠正缺铁性贫血，每日增加该类食品总量为 100～150 g，占总蛋白质供应量的 1/3 以上。在受经济条件限制的地区，充分利用大豆类食品提供蛋白质和钙质。

（2）适当增饮奶类，多喝汤水；多食含钙丰富的食品，乳及乳制品（如牛奶、酸奶、奶粉、奶酪等）含钙量最高，并且易于吸收利用，每日饮奶约 500 mL。此外，小鱼、小虾米（皮）含钙丰富，可以连骨带壳食用。深绿色蔬菜。豆类也可提供一定数量的钙。为增加钙的吸收和利用，乳母也应注意补充维生素 D 或多做户外活动。注意烹调方法，增加汤水，对于动物性食品，如畜、禽、鱼类的烹调方法以煮或煨能有较多汤水为最佳选择。烹调蔬菜时，注意尽量减少维生素 C 等水溶性维生素的损失。

（3）产褥期食物多样，不过量；食物种类齐全多样化，一日以 4～5 餐为宜，如主食不能只吃精白米、面，应该粗细粮搭配，每天食用一定量粗粮，并适当调配些杂粮、燕麦、小米、赤小豆、绿豆等，每日 300～500 g。摄入足够的新鲜蔬菜、水果，每天要保证供应 500 g 以上。乳母还要多选用绿叶蔬菜。有的地区产后有禁吃蔬菜和水果的习惯，应予以纠正。

（4）忌烟酒，避免喝浓茶和咖啡；乳母吸烟（包括间接吸烟）、饮酒对婴儿健康有害，喝浓茶、咖啡也可能通过乳汁影响婴儿的健康。

（5）科学活动和锻炼，保持健康体重。在保证充足的休息和睡眠、避免过度劳累和过早负重的前提下，按适宜的运动方式进行适当强度的身体活动和锻炼。

项目二　婴幼儿营养

由于婴幼儿期的生长极为迅速，对营养素的需要极高，而各器官的发育尚未成熟，对食物的消化吸收能力有限，因此，如何科学喂养确保婴幼儿的生长发育就显得极为重要。

一、婴幼儿的营养需求

婴幼儿处于体格发育和智力发育的关键时期，与成人相比，婴幼儿需要相对更多的营养素和能量，以保证其生长发育，如果营养供应不足，生长发育就会受到阻碍，甚至停止、倒退，还可由于失去发育的最佳期而影响到今后的健康成长。故婴幼儿的营养对人体一生的素质都具有重要意义。

（一）能量

婴幼儿总能量消耗主要用于以下 5 个方面：

（1）基础代谢。婴儿期的基础代谢所需能量约占总能量的 60%，每千克体重每日约需要能量 55 kcal，以后随着年龄增长逐渐减少。

（2）食物特殊动力作用。婴儿期约占能量消耗的 7% ~ 8%，而较大儿童为 5% 左右。

（3）活动所需。1 岁以内婴儿活动较少，故用于肌肉活动等的能量需要量相对较低，平均每日每千克体重为 15 ~ 20 kcal。

（4）组织生长合成过程消耗能量（储存能量）。为生长发育期小儿所特有的能量消耗，与生长速率成正比。每增加 1 g 新组织需要能量 4.4 ~ 5.7 kcal，如能量供给不足，可导致生长发育迟缓。出生头几个月，生长所需能量占总消耗的 25% ~ 30%。

（5）排泄消耗。为部分未经消化吸收的食物排出体外所需能量，约占基础代谢的 10%。

《中国居民膳食营养素参考摄入量》建议 0 ~ 12 个月的婴儿的能量 AI 每天 95 kcal/kg。幼儿 1 岁、2 岁和 3 ~ 4 岁能量 RNI，男孩分别为 1100 kcal/d，1200 kcal/d 和 1350 kcal/d；女孩分别为 1050 kcal/d，1150 kcal/d 和 1300 kcal/d。

（二）蛋白质

婴幼儿需要足量优质的蛋白质，以维持机体蛋白质的合成和更新。膳食蛋白质供给不足时，婴幼儿可表现出生长发育迟缓或停滞、消化吸收障碍、肝功能障碍、抵抗力下降、消瘦、腹泻、水肿、贫血等症状。此外，婴幼儿的肾脏及消化器官尚未发育完全，过高的蛋白质摄入会对机体产生不利影响，常会引起便秘、肠胃疾病、口臭、舌苔增厚等现象。

母乳喂养时，婴儿蛋白质摄入量相当于每千克体重 2 g，混合喂养时需要量相应增加。《中国居民膳食营养素参考摄入量》建议的蛋白质 RNI，婴儿为 1.5 ~ 3.0 g/（kg·d），1 ~ 2 岁为 35 g/d，2 ~ 3 岁为 40 g/d。

（三）脂类

脂肪摄入超过限度，会影响蛋白质和碳水化合物的摄入并影响钙的吸收；反之，脂肪摄入过低，会导致必需脂肪酸缺乏以及过量的蛋白质或碳水化合物摄入；《中国居民膳食营养素参考摄入量》建议婴儿脂肪摄入量占总能量适宜比值 0 ~ 5 个月为 45% ~ 50%，6 ~ 12 个月为 35% ~ 40%，1 ~ 2 岁为 35% ~ 40%，2 岁以上为 30% ~ 35%。

（四）碳水化合物

人乳喂养的婴儿平均摄入量约为 12 g/（kg·d）碳水化合物（供能比约 37%），主要成分是乳糖。人工喂养儿略高（40% ~ 50%）。随着年龄增长，碳水化合物供能占总能量的比例上升至 50% ~ 60%。

（五）矿物质

1. 钙

初生婴儿体内钙含量约占体重的 0.8%（成人为 1.5% ~ 2.0%），说明生长过程中体内需存储大量的钙。《中国居民膳食营养素参考摄入量》建议婴儿钙的 AI 为：6 个月以下时

300 mg/d,6 个月以上时 400 mg/d；1 ~ 3 岁幼儿 600 mg/d。

2. 铁

足月新生儿体内有 300 mg 左右的铁储备，通常可防止出生后 4 个月内的铁缺乏。早产儿及低出生体重儿的铁储备相对不足，在婴儿期容易出现铁缺乏。婴儿在 4 ~ 5 个月后急需从膳食中补充铁，可通过强化铁的配方奶、米粉、肝泥及蛋黄等予以补充。《中国居民膳食营养素参考摄入量》建议婴幼儿铁 AI 为：6 个月以下 0.3 mg/d，6 个月以上 10 mg/d；1 ~ 3 岁 12 mg/d。

3. 锌

婴幼儿缺锌时会出现生长发育缓慢、味觉减退、食欲不振、贫血、创伤愈合不良、免疫功能低下等表现。《中国居民膳食营养素参考摄入量》建议婴幼儿锌的 RNI 为：6 个月内 1.5 mg/d,6 个月 ~ 1 岁 8.0 mg/d；1 ~ 3 岁 9.0 mg/d。

4. 碘

婴幼儿碘缺乏可引起以智力低下、体格发育迟缓为主要特征的不可逆性智力损害。我国大部分地区天然食品及水中含碘较低，如孕妇和乳母不使用碘强化食品，则新生儿及婴儿较容易出现碘缺乏病。《中国居民膳食营养素参考摄入量》建议碘的 RNI 为 50 μg/d。

其他矿物质，如钾、钠、镁、铜、氯、硫及其他微量元素也为机体生长发育所必需，但母乳及牛奶喂养健康婴儿均不易缺乏。

（六）维生素

人乳中维生素的含量易受乳母的营养状态的影响，尤以水溶性维生素和脂溶性的维生素 A 影响最大。

1. 维生素 A

母乳及配方奶粉中含有较丰富的维生素 A，用母乳和配方奶粉喂养的婴儿一般不需额外补充。牛乳中的维生素 A 仅为母乳含量的一半，用牛乳喂养的婴儿需要额外补充 150 ~ 200 μg/d 维生素 A。《中国居民膳食营养素参考摄入量》建议婴儿维生素 A 的 AI 为：0 ~ 6 个月 400 μgRE/d,6 个月 ~ 1 岁 500 μgRE/d；1 ~ 3 岁幼儿每日维生素 A 的 RNI 为 500 μgRE/d。

2. 维生素 D

人乳及牛乳中的维生素 D 含量均较低，从出生 2 周到 1 岁半之内都应添加维生素 D。《中国居民膳食营养素参考摄入量》建议婴幼儿维生素 D 的 RNI 为 10 μg/d。

3. 维生素 E

早产儿和低出生体重儿容易发生维生素 E 缺乏，引起溶血性贫血、血小板增加及硬肿症。《中国居民膳食营养素参考摄入量》建议婴儿的维生素 E 的 AI 为：0 ~ 6 个月 4 mgαTE/d,6 个月 ~ 3 岁 4 mgαTE/d。

4. 维生素 K

新生儿肠道内正常菌群尚未建立，肠道细菌合成维生素 K 较少，容易发生维生素 K 缺乏症（出血）。母乳约含维生素 K 15 μg/L，牛乳及婴儿配方奶约为母乳的 4 倍，母乳喂养的新生儿较牛乳或配方食品喂养者更易出现维生素 K 缺乏性出血。因此，对新生儿尤其是早产儿出生初期要注射补充维生素 K。出生 1 个月以后，一般不容易出现维生素 K 缺乏。但长期使用抗生素时，则应注意补充维生素 K。

5. 维生素 C

母乳喂养的婴儿可从乳汁获得足量的维生素 C。牛乳中维生素 C 的含量仅为母乳的 1/4（约 11 mg/L），又在煮沸过程中有所损失，因此，纯牛乳喂养儿应及时补充富含维生素 C 的果汁，如橙子、深绿色叶菜汁或维生素 C 制剂等。《中国居民膳食营养素参考摄入量》建议婴幼儿维生素 C 的 RNI 为：0~6 个月 40 mg/d，6 个月~1 岁 50 mg/d，1~3 岁 60 mg/d。

二、婴幼儿的膳食安排

婴幼儿的膳食安排应考虑婴幼儿生长发育迅速及胃肠道功能尚不完善等生理特点，科学合理地确定喂养方式。

（一）6 月龄及以下婴儿膳食

婴儿的喂养以母乳为最理想的食物，母乳喂养对于婴儿来说有着任何食物都不可替代的优点，但由于各种原因母乳喂养不能够进行或不能够完全满足 6 月龄以下婴儿需求时，需配合其他喂养方式，以满足婴儿由于生长发育对营养素的需求。

6 月龄以下婴儿喂养方式包括以下几种：母乳喂养、人工喂养和混合喂养。

1. 母乳喂养

初生婴儿唯一的食物是奶，而母乳是营养最全面又是最有利于婴儿消化、吸收和利用的一种。母乳有着完全的营养素，也就是说母乳能够提供大多数 6 个月及以下婴儿生长发育所需的全部营养素。其中的蛋白质、脂肪和糖类等物质之间有着合适的比例和相对稳定的浓度以及最好的吸收率。

很多研究表明，母乳喂养儿无论在体格发育上还是智力发育上都优于其他方式喂养的婴儿，因此，建议实施母乳喂养。一般情况，婴儿出生后 0.5 h 即可开奶（如果暂不能喂奶，应每隔 2 h 用奶瓶喂少许淡糖水）。产后 1~2 d 母乳分泌量较少，但也应 3~4 h 喂一次（因吸吮乳头能刺激催乳素分泌），每次哺乳时间为 10 min 左右。

2. 人工喂养

因某些原因（如母亲由于身体或工作的原因）确实不能用母乳喂养而用其他乳品来喂养婴儿，叫人工喂养。对于缺乏母乳喂养的婴儿来讲，婴儿配方奶尤为重要。婴儿配方奶是在牛奶的基础上，尽可能模仿母乳的构成，降低蛋白质的总量，以减轻肾脏负荷，调整蛋白质和构成以满足婴儿的需要，利于消化吸收。婴儿配方奶脱去部分饱和脂肪酸，代之以富含多不饱和脂肪的植物油，使之接近母乳，添加有助大脑发育的 DHA，增加铁、锌、维生素 A、维生素 D。人工喂养一天所需的奶量约等于孩子的体重（kg）×100（mL）。一天的奶量总量不应超过 1000 mL。

人工喂养应注意：代乳品营养成分和能量应与母乳相似或接近；易消化吸收；清洁卫生、安全无菌；调配时干稀适度，一般按容量比为 1∶4，按重量比为 1∶8，或根据要求调制。调好的奶，应于 2 h 内喂食。应根据婴儿自己的需要，不要强迫婴儿喝掉奶瓶中的全部奶，喝剩的奶不能留到下次喂哺。两次喂奶中间，应当给孩子喂些开水，根据婴儿体重大小，一般每天为 100~150 mL 水，分次在喂牛奶的间隙喂给婴儿。

3. 混合喂养

由于乳汁分泌不够或由于工作等原因，除了用母乳外还需用牛奶或奶粉补充母乳不足，或每日替代 1~2 次母乳喂养的方式，称为混合喂养。其喂养原则：先喂母乳再喂牛奶或代乳品；每天必须喂母乳 3 次以上。因为让婴儿按时吸吮乳头，可刺激乳汁的分泌，特别是对乳汁分泌不足者，尤为重要。

0~6 月龄婴儿是处于快速生长发育阶段，对婴幼儿进行科学喂养，将有助于婴儿的生长发育及后续生命的健康发展。母乳喂养是婴儿最理想的天然食品，初乳含有丰富的免疫活性物质，对婴儿防御感染及初级免疫系统的建立十分重要。注意适当补充维生素 D 和晒太阳，预防佝偻病的发生。

0~6 月龄婴儿喂养指南：①纯母乳喂养；②产后尽早开奶，初乳营养最好；③尽早抱婴儿到户外活动或适当补充维生素 D；④给新生儿和 6 月龄婴儿及时补充适量维生素 K；⑤不能用纯母乳喂养时，宜首选婴儿配方食品喂养；⑥定期监测生长发育状况。

（二）6~12 月龄婴儿膳食

4 个月以后随着婴儿的长大，婴儿体重增加，对能量及各种营养素的需求增加，但母乳分泌量和母乳中营养物质的含量不能随之增加，所以单靠母乳和其他乳类已不能完全满足婴儿的营养需要。通常情况下，4~6 个月时应逐步添加辅助食品，但因婴儿个体差异，开始添加辅食并没有一个严格时间规定。一般有下列情形时可以开始添加辅食：①婴儿体重增长已达到出生时的 2 倍；②婴儿在吃完约 250 mL 奶后不到 4 h；③婴儿可以坐起来了；④婴儿在 24 h 内能吃完 1000 mL 或以上的奶；⑤婴儿月龄达 6 个月。

辅食添加的顺序见表 5-1。

表 5-1　婴儿辅助食品添加顺序

月龄	添加的辅食品种	供给的营养素
2~3	鱼肝油（户外活动）	维生素 A、维生素 D
4~6	米粉糊、麦粉糊、粥等淀粉类	能量（训练吞咽功能）
	蛋黄、无刺鱼泥、动物血、肝泥、奶类、大豆蛋白粉或豆腐花或嫩豆腐	蛋白质、铁、锌、钙等矿物质、B 族维生素
	叶菜汁（先）、果汁（后）、叶菜泥、水果泥	维生素 C、矿物质、纤维素
	鱼肝油（户外活动）	维生素 A、维生素 D
7~9	稀粥、烂饭、饼干、面包、馒头等	能量（训练吞咽功能）
	无刺鱼、全蛋、肝泥、动物血、碎肉末、较大婴儿奶粉或全脂牛奶、大豆制品	蛋白质、铁、锌、钙等矿物质、B 族维生素
	蔬菜泥、水果泥	维生素 C、矿物质、纤维素
	鱼肝油（户外活动）	维生素 A、维生素 D
10~12	稀粥、烂饭、饼干、面条、面包、馒头等	能量
	鱼肝油（户外活动）	维生素 A、维生素 D

在辅食添加过程中应注意：婴儿身体健康、消化正常，结合月龄，适时添加合适的食品。每添加一种均应从少量开始，等适应后逐渐加量，当婴儿拒绝时则不要勉强；每次只添加一

种辅食，待习惯后再添加另一种。辅食添加最好在喂奶之前，因有饥饿感，添加容易。

6个月的婴儿、在母乳喂养的基础上，应及时合理添加辅食，以补充营养的需要。6～12月龄婴儿喂养指南：①奶类优先，继续母乳喂养；②及时合理添加辅食；③尝试多种多样的食物，膳食少糖、无盐、不加调味品；④逐步让婴儿自己进食，培养良好的进食行为；⑤定期监测生长发育状况；⑥注意饮食卫生。

（三）幼儿的膳食

1. 以谷类为主的平衡膳食

幼儿膳食应以含碳水化合物丰富的谷类食品为主，还应包括肉、蛋、禽、鱼、奶类和豆类及其制品，以供给优质蛋白质，每日供给牛奶或相应的奶制品不应少于350 mL。每周应至少安排一次动物肝、动物血及一次海产品，以补充视黄醇、铁、锌和碘。

2. 合理加工与烹调

幼儿的食物应单独制作，少糖无盐不加调味品。质地应细、软、碎、烂，避免刺激性强和油腻的食物。食物烹调时还应具有较好的色、香、味、形，并经常更换烹调方法，以刺激小儿胃酸的分泌，促进食欲。加工烹调也应尽量减少营养素的损失，如淘米时次数及用水量不宜过多、避免吃捞米饭，以减少B族维生素和无机盐的损失。蔬菜应整棵清洗、焯水后切，以减少维生素C的丢失和破坏。

3. 合理安排进餐

幼儿的胃容量相对较小，且肝储备的糖原不多，加上幼儿活泼好动，容易饥饿，故幼儿每天进餐的次数要相应增加。在1～2岁每天可进餐5～6次，2～3岁时可进餐4～5次，每餐间相隔3～3.5h。一般可安排早、中、晚三餐，午点和晚点两次点心。

总之1～3岁的幼儿正处在快速生长发育的时期，对各种营养素的需求相对较高，幼儿的机体功能尚需逐步发育完善，对外界不良刺激的防御能力较弱，膳食安排需要特别关照。1～3岁幼儿喂养指南：①给予母乳或其他乳制品，逐步过渡到食物多样；②选择营养丰富、易消化的食物；③采用适宜的烹调方式，单独加工制作膳食；④在良好环境下规律进餐，重视良好饮食习惯的培养；⑤鼓励幼儿多做户外游戏与活动，合理安排零食，避免过瘦与肥胖；⑥每天足量饮水，少喝含糖高的饮料；⑦定期监测生长发育状况；⑧确保饮食卫生，严格餐具消毒。

项目三　儿童、青少年的营养膳食

一、儿童营养膳食

3～12岁为儿童期，这一时期的活动能力和范围增加，除了遵循幼儿膳食原则外，食物的份量和种类均需增加以适应其生理需要。

（一）儿童的营养需要

1. 能量

儿童时期生长发育旺盛，基础代谢率高，又活泼好动，故需要的能量较多。随着年龄的增长，其单位体重所需能量相对减少，但由于存在个体差异，个别儿童的能量需要有较大出入。同时要防止脂肪和碳水化合物摄入过多，而导致儿童肥胖。DRI 推荐 3 ~ 6 岁学龄前儿童总能量供给范围是 1300 ~ 1700 kcal/d。

2. 蛋白质

儿童正是生长发育期，肌肉系统发育最快，所需蛋白质也最多。在蛋白质的供给时要注意氨基酸的组成。从我国居民膳食结构和蛋白质来源考虑，中国营养学会建议学龄前儿童蛋白质参考摄入量为 45 ~ 60 g/d。蛋白质供能为总能量的 14% ~ 15%，其中来源于动物性食物的蛋白质应占 50%。

3. 无机盐

注意添加食物中的钙、磷和铁以及碘、锌、镁和铜等元素。

4. 维生素

维生素对维护儿童身体健康，促进生长，提高机体对疾病的抵抗力，防止营养缺乏病都是不可缺少的。维生素 A 大部分来自于蔬菜中的胡萝卜素。胡萝卜素在体内利用率较低，因此对儿童膳食中应多供给富含维生素 A 的食物。维生素 D 对促进骨骼和牙齿的正常发育非常重要，儿童缺乏维生素 D 可导致佝偻病。含维生素 D 的食物不多，主要靠补充鱼肝油和其他维生素 D 制剂。应多供给肝、肾、蛋黄、发酵豆制品和绿叶蔬菜，以补充维生素 C、维生素 B_1、维生素 B_2、维生素 PP 等。

（二）儿童合理膳食

儿童的膳食组成应多样化，以保证供给均衡的营养。

1. 学龄前儿童的膳食

3 ~ 6 岁儿童的膳食应注意食物品种的选择和变换，注意荤菜素菜的合理搭配，粗粮细粮的交替使用。食物的软硬应适中，温度要适宜，色香味形要能引起儿童的兴趣，以促进食欲，并与其消化能力相适应。此外，还应注意培养儿童良好的饮食习惯，如不挑食、不偏食或暴饮暴食，定时、定量进食，细嚼慢咽，不乱吃零食等。

2. 学龄儿童的膳食

7 ~ 13 岁儿童正值小学阶段，游戏和活动减少，学业负担加重。尤其因早晨时间紧张而导致早餐营养不足，常在上午第二节课后就出现饥饿感，以致思想不能集中而影响学习，长此以往还会影响小学生的生长发育。因此，必须重视学龄儿童的早餐营养，尽可能吃饱吃好。早晨刚起床食欲一般不高，可采用干稀搭配的方式，如面包或蛋糕或包子加牛奶或豆浆或稀饭，再吃 1 个鸡蛋，一些肉松或午餐肉、大豆制品等以补充优质蛋白质。如早餐不能达到营养要求，也可在上午第二节课后增加一次点心，即课间餐。课间餐的目的是补充早餐能量和营养素的不足，这对于不吃早餐或早餐吃得少的小学生尤为重要。通常课间餐可由一个小面包或糕点或包子加一杯牛奶组成，这样既可补充水分，又可供给能量、优质蛋白质和钙。当然，如果早餐的营养能够满足需要，也可不必加课间餐。

学校或家庭如能提供符合儿童营养需要而又清洁卫生的午餐，对提高孩子的身体素质有极大的作用。晚餐一般较为丰盛，但也不宜吃得过饱和过于油腻，以免影响睡眠。

3. 学龄前儿童膳食指南

（1）食物多样，谷类为主；

（2）多吃新鲜蔬菜和水果；

（3）经常吃鱼、禽、蛋、瘦肉；

（4）每日饮奶，常吃大豆及其制品；

（5）膳食清淡少盐，正确选择零食，少喝含糖高的饮料；

（6）食量与体力活动要平衡，保证正常体重增长；

（7）不挑食、不偏食，培养良好饮食习惯；

（8）吃清洁卫生、未变质的食物。

二、青少年营养膳食

青少年正处于中学学习时期，正值青春发育，从青少年过渡到成人，仍处在生长发育的第二高峰。各个器官逐渐发育成熟，思维能力活跃，记忆力最强，这是一生中智力和体格发育成长的最重要时刻，而其生长速度、性成熟、学习能力、运动锻炼、劳动效率等都与营养素有非常密切的关系。为此青少年时期对营养的需求更高，营养的供给必须与青春发育过程和变化相适应。青春期开始的早晚、生长发育的速度和持续的时间都有很大的个体差异，因此对营养素的供给量也要有所不同。一般女性青春发育期出现较早（12～14岁），男性稍迟。因此，13岁以后的男女青少年在某些营养素供给上应有所区别。

（一）青少年营养需要

1. 能量

青少年生长发育极为迅速，表现为身高和体重猛增，生长发育需要的能量占总能量的25%～30%。中国营养学会建议青少年能量RNI为9.2～12.0 MJ（2 200～2 900 kcal）。

2. 蛋白质

青少年肌肉组织发育迅速，蛋白质的需要量很大。中国营养学会建议青少年蛋白质RNI为75～78 g/d。

3. 无机盐

13～16岁的骨骼生长发育达高峰，中国营养学会建议青少年钙AI为1 000 mg/d。由于血容量的增加，青少年男性铁AI为16～20 mg/d，而女性因补充月经丢失的铁，AI为18～25 mg，均高于成年人。其他无机盐的推荐量参照"中国居民膳食营养素参考摄入量DRIs"。

4. 维生素

维生素A、维生素D、维生素C、B族维生素、维生素PP都很重要，膳食供给应高于成年人，其推荐量参照"中国居民膳食营养素参考摄入量"。

（二）青少年合理膳食

青少年期能量消耗大，蛋白质需要量高，主食的供给量大大超过儿童期，每餐可供主食150～200 g，以保证能量的需要。蛋白质每天供给80～90 g（1.6～1.9 g/kg），高于成人供给量。要求40%～50%的蛋白质来自于动物性食物或大豆蛋白。供给适量的肉类和海产品，以提供血红素铁、锌、碘等元素，多供给奶类食品以保证钙的摄入量，常食用蛋类以供给维生素A和B族维生素，多吃蔬菜水果除可供给钾、钙、镁外，还可供给大量维生素C和纤维素。

中国儿童青少年膳食指南：儿童青少年在青春期生长发育速度加快，对各种营养素的需要明显增加，应给予充足的营养，确保体格和智力的正常发育。因此，在一般人群膳食指南10条基础上，还应增加以下4条：①三餐定时定量，保证吃好早餐，避免盲目节食；②吃富含铁和维生素C的食物；③每天进行充足的户外运动；④不抽烟、不饮酒。

青少年参考食谱：谷类 400～500 g，奶类 250 mL，豆类 50 g，鱼、肉、禽、蛋 200～250 g，蔬菜 500 g（绿叶菜不低于 300 g），水果 100～200 g。

（三）迎考和考试期间膳食

考前和考试期间，学生用脑、用眼强度极大，体力活动减少，抵抗力下降，尤其对于面临高考的学生。此阶段能量、蛋白质等各种营养素消耗大，如不注意膳食的合理安排，会直接影响到考生的健康和考试成绩。迎考和考试期间的膳食原则：

（1）合理营养，充分保证能量、蛋白质、磷脂和维生素A、维生素C、B族维生素以及铁的供给，多吃鱼类、豆类、干果类及深色蔬菜和水果，减少纯油脂性食物的摄入。

（2）吃好早餐，三餐安排要合理。

（3）注意饮食卫生，防止肠道传染病。

（4）不吃生食、营养保健品、茶和咖啡，以免出现异常反应。

（5）夏天考试期间，要注意补充水分。

（6）精神放松，生活规律，保证睡眠和适当运动。

项目四　老年人的营养与膳食

进入老年期，人体组织、器官的衰老是不可逆转的发展过程。随着年龄的增加，老年人器官功能逐渐衰退，容易发生代谢紊乱，患营养缺乏病和慢性非传染性疾病的危险性增加。人体衰老的进程受环境、遗传等因素的影响，而在诸多环境因素中，营养是极为重要的因素之一。平衡膳食、合理营养有助于延续衰老、预防疾病。

一、老年人营养需要

（一）能量

中国营养学会按 60 岁、70 岁及 80 岁将老年群体细分为三种推荐量。60 岁及 70 岁段又分为轻体力与中等体力两大类，但三者的相差幅度不大。老年人能量推荐摄入量见表 5－2。

表 5－2　老年人能量与蛋白质推荐摄入量

年龄/岁	活动量	能量/kcal		蛋白质/g	
		男	女	男	女
60～	轻体力活动	1900	1800	75	65
60～	中等体力活动	2200	2000	75	65

续表

年龄/岁	活动量	能量/kcal		蛋白质/g	
		男	女	男	女
70 ~	轻体力活动	1900	1700	75	65
70 ~	中等体力活动	2100	1900	75	65
80 ~	轻体力活动	1900	1700	75	65

注：脂类占总能量的 25%，摘自 2000 年版《中国居民膳食营养素参考摄入量》。

对于老年人的个体而言，生活模式和生活质量不同，对能量的需要有较大的差异，如 60 岁的老年人，体力活动量并未减少，或退休后每日步行 0.5 ~ 1h，其每日能量的平均消耗会大于 1900 kcal。60 岁以上的老年人，如果能够保持良好的心态，在医学认可的条件下进行适当的体力活动，或是能持之以恒地进行原已习惯的有氧运动，对身心健康是非常有益的。

（二）蛋白质

由于体内细胞衰亡和体内各种代谢不可避免丢失的蛋白质，以及随机体老化，体内分解代谢的加强，氮的负平衡就难以避免，若再加上蛋白质摄入量不足，组织器官蛋白质合成代谢与更新就会受到更大的影响。《中国居民膳食营养素参考摄入量》建议蛋白质的 RNI 男性为 75 g/d，女性为 65 g/d。

（三）脂类

《中国居民膳食营养素参考摄入量》建议老人脂肪在全日总能量中的百分比宜设在 20% ~ 30%，亦即在 7531 ~ 7950 kJ（1800 ~ 1900 kcal）的总能量中，脂肪供能约 450 kcal，在全日食物中所有脂肪，包括食物内和烹调用的油料总计在 50 g 之内。每日食物中的胆固醇含量，不宜多于 300 mg。

（四）碳水化合物

碳水化合物是膳食能量的主要来源，宜占膳食总能量的 50% ~ 60%，老年人的脂肪摄入量减少，相应地，碳水化合物的量应适当增多。应选择复合碳水化合物的淀粉类为主食，且多选择粗杂粮，不宜多食用蔗糖等简单的糖类，而果糖易被吸收利用，宜多吃水果、蔬菜等富含膳食纤维的食物，增强肠蠕动，防止便秘。

（五）矿物质

1. 钙

由于胃肠功能降低，肝肾功能衰退及老年人活化维生素 D 的功能下降，加上户外活动减少和缺乏日照，使皮下 7 - 脱氢胆固醇转变为维生素 D 的来源减少。老年人对钙的吸收利用能力下降，钙的吸收率一般在 20% 左右。钙摄入不足使老年人出现钙的负平衡，体力活动的减少又可增加骨钙的流失，以致骨质疏松症较常见，尤其是女性老人。《中国居民膳食营养素参考摄入量》建议老年人钙的 RNI 为 800 ~ 1000 mg/d，应以食物钙为主。钙的补充不宜过多，每日摄入钙的总量不应超过 2 g。

2. 铁

老年人对铁的吸收利用能力下降，造血功能减退，血红蛋白含量减少，易出现缺铁性贫血，其原因除铁的摄入量不足，吸收利用差外，还可能与蛋白质合成减少、维生素 B_{12}、维生素 B_6 及叶酸缺乏有关，故铁的摄入量应充足，其 RNI 为 12 mg/d。

（六）维生素

老年人由于体内代谢和免疫功能降低，需要充足的各种维生素以促进代谢、延缓衰老及增强抵抗力。中国营养学会为老年人推荐的微量营养素摄入量与 50 岁的成年人基本一致。

1. 维生素 A

老年人蔬菜摄入量常较少，如若牙齿不好，摄入蔬菜的数量更有限，因而常易发生维生素 A 缺乏。我国老年人的 RNI 为 800 μg/d 视黄醇当量。

2. 维生素 D

老年人户外活动减少，由皮肤形成的维生素 D 量降低，而且肝肾转化为维生素 D 的活性形式的能力下降，易出现维生素 D 缺乏而影响钙、磷吸收及骨骼矿化，出现骨质疏松症，故老年人维生素 D 的 RNI 为 10 μg/d，高于中年和青年人。

3. 维生素 E

老年人每日膳食维生素 E 的 RNI 为 30 mg/d，当多不饱和脂肪酸摄入量增加时，应相应的增加维生素 E 的摄入量，一般每摄入 1 g 多不饱和脂肪酸应摄入 0.6 mg 的维生素 E。维生素 E 的摄入量不应超过 300 mg/d。

4. 维生素 C

维生素 C 可促进胶原蛋白的合成，保持毛细血管的弹性，减少脆性，防止老年血管硬化，并可降低胆固醇、增强免疫力、抗氧化，因此老年人应摄入充足，其 RNI 为 130 mg/d。

5. B 族维生素

老年人对维生素 B_1 利用率降低，因此摄入量应达到 1.3 mg/d。维生素 B_2 的 RNI 与硫胺素相同，为 1.3 mg/d。此外，维生素 B_{12}、叶酸、维生素 B_6 三种维生素对老年人也是非常重要的。同型半胱氨酸是蛋氨酸代谢的中间产物，维生素 B_{12}、叶酸、维生素 B_6 的不足可引起高同型半胱氨酸血症，同型半胱氨酸血症也是动脉粥样硬化的危险因素。因此，这三种 B 族维生素的及时补充，将有助于降低动脉硬化的危险因素。

6. 水和液体

老年人对水分的要求不低于中青年，有时还比其他年龄组要求高，因为老人对失水与脱水的反应会迟钝于其他年龄组，而且水的代谢有助于其他物质代谢以及排泄代谢废物，目前老年人每日每千克体重应摄入 30 mL 的水。但在大量排汗、腹泻、发热等状态时还必须按情况增加。关键是老年人不应在感到口渴时才饮水，而应该带有节奏性地主动饮水，其中可包括不太浓的茶。

二、老年人饮食原则

针对我国老年人生理特点和营养需求，中国营养学会在一般人群膳食指南十条的基础上补充列出以下四条内容①食物要粗细搭配，松软、易于消化吸收；②合理安排饮食，提高生活质量；③重视预防营养不良和贫血；④多做户外运动，维持健康体重。

结合以上膳食指南，老年人的合理膳食原则具体如下：

（1）平衡膳食：维持能量摄入与消耗的平衡，饮食饥饱适中，维持健康体重。

（2）控制脂肪摄入，脂肪占总能量的20%～30%。

（3）蛋白质以优质蛋白质为主，荤素合理搭配，提倡多吃奶类，豆类和鱼类。每日牛奶一杯，豆类及坚果食品30～50 g。

（4）糖类以淀粉为主，重视膳食纤维和多糖类物质的摄入。

（5）保证充足的新鲜蔬菜和水果摄入，补充老年人机体所需的抗氧化营养素（β-胡萝卜素、维生素 E、维生素 C 和硒等），新鲜蔬菜每日摄入量300～500 g，水果200～400 g。

（6）重视钙、铁、锌等的补充；食盐宜少于 6 g/d。

（7）食物要粗细搭配，易于消化；烹调要注意色香味、柔软，不吃油炸、烟熏、腌制的食物。

（8）少食多餐，不暴饮暴食。

（9）不吸烟，不饮烈性酒，情绪乐观，适当户外运动。

三、老年人一日食谱举例（见表5-3、表5-4）

表5-3 老年人一日食谱举例

餐次	食物	原料
早餐	馒头	面粉40 g
	牛奶	牛奶250 g
	鸡蛋	一个，60 g
午餐	烙面饼	面粉70 g
	炒杂菜	猪肉丝25 g、绿豆芽100 g、菠菜100 g、韭菜20 g、粉条20 g
	红豆小米粥	红豆15 g、小米35 g
晚餐	米饭	粳米150 g
	香菇烧白菜	小白菜200 g、香菇10 g
	炒胡萝卜丝	胡萝卜50 g、冬笋50 g、肥瘦猪肉10 g
	紫菜汤	紫菜10 g、菠菜50 g
晚点	猕猴桃	50 g
	全日烹调用油	20 g

表5-4 老年人一日食谱举例

餐次	食物	原料
早餐	花卷	面粉50 g
	牛奶	牛奶200 g
午餐	发面饼	面粉150 g
	肉丝炒韭黄	猪肉丝25 g、韭黄120 g
	虾皮三丝	虾米皮10 g、菠菜50 g、土豆70 g、胡萝卜80 g

餐次	食物	原　　料
晚餐	米饭	大米 100 g
	葱烧带鱼	带鱼 35 g、大葱 15 g
	小白菜口蘑汤	小白菜 70 g、干口蘑 10 g、粉条 20 g
晚点	橙子	50 g
	全日烹调用油	20 g

项目五　特殊环境人群的营养

一、高温环境下人群的营养

一般认为超过 35℃ 的生活环境、超过 32℃（或 30℃ 以上，相对湿度 >80%）的生产环境为高温作业环境。可分为：①干热作业，如冶金行业的钢铁冶炼、锻造、机械加工等，玻璃、陶瓷、搪瓷等制造加工、锅炉车间的炉前作业等。②湿热作业，如造纸、印染、屠宰、水产加工、矿井等作业。③夏季露天作业，如建筑作业、农田劳作等高温室外作业。

（一）高温环境作业人员的营养需要

1. 能量

高温环境下作业人员能量推荐量要比正常增加 5% 为宜。在 30 ~ 40℃ 之间，环境温度每增加 1℃，则应在参考摄入量的基础上增加能量 0.5%。

2. 蛋白质

高温环境下，组织蛋白质的代谢以分解代谢为主；尤其在热应激期，肌体蛋白质处于高度分解状态。同时尿肌酐排出量增加，汗液中氮排出量也增多，故蛋白质需要量增加。

3. 矿物质

高温环境作业，由于大量出汗，丢失水分和矿物质是高温中暑的主要原因。每日通过排汗可损失钠、钾、钙、镁和铁等；其中钾最值得注意，长期缺钾的人员，在同样高温条件下易发生中暑。

4. 维生素

高温环境使维生素消耗增多，补充维生素后能提高机体应激反应能力，加速热适应。每人每日维生素 C 推荐摄入量应在 150 ~ 200 mg、维生素 B_{12} 0.5 ~ 3.0 mg、维生素 B_2 3 ~ 5 mg 才能满足机体需要。接触干热、强辐射作业人员，如接触钢、铁水人员，应适当增加维生素 A 供给量，可增加到每日 5000 IU。

（二）高温环境作业人员的膳食原则

高温作业人员的营养问题主要是由于食欲不振、消化功能降低所致，因此，需要通过对一日三餐的精心调配，合理烹调，使食物色、香、味俱全，品种多样化，增进作业者的食欲，达到营养素适宜摄入量的要求。

1. 补充水分

高温作业人员补充的水量与环境热强度和劳动强度有关。一般按出汗量补充水分，以保持人体内水的平衡。一般情况下，由于人们对含盐饮料难以接受，通常通过正常用餐提供，如质量较高的菜汤、鱼汤、肉汤、家禽汤等，在补充水分的同时，也补充了盐等营养素，又可增进食欲。但出现较严重的汗液流失时，完全依靠膳食来补充水分，则达不到及时补充的要求，可在两餐之间或作业时补充含盐饮料，以水温在 10℃ 左右、少量多次为宜。中等劳动强度的高温作业人员，每日（8 h 工作时间内）饮水参考量为 3~5 L；劳动强度较大的强高温作业人员，每日（8 h 工作时间内）饮水参考量为 5L 以上，其中应包括所有食物中的水分。

2. 补充矿物质

增加高温作业人员食盐的供给量，每人每日 15~25 g。由于大量出汗，钾丢失也较多，在平时膳食中应增加含钾高的食物。对高温作业人员必须考虑保持体内电解质平衡，不能单一补充。尤其是大量出汗人员的矿物质补充时，建议采用混合盐片。

3. 补充维生素

高温作业人员维生素 C、维生素 B_1、维生素 B_2 和维生素 A 的需要量增加。但当膳食不能完全补充高温作业造成的维生素缺失时，可适当给予维生素制剂或强化饮料、食品等。

4. 合理烹调

科学搭配、精心烹调，达到增加高温作业人员的食欲，提高营养素的吸收。总能量的 12% 来源于蛋白质，25%~30% 来源于脂肪。适量的脂肪可增加食物的色香味，也可通过添加调味品达到增加消化液分泌、增加食欲的目的。

5. 就餐环境

为高温作业人员安排餐前洗浴和凉爽环境就餐。餐前饮适量冷饮（不低于 10℃），也可食用少量可口汤类，以促进食欲。

二、低温环境下人群的营养

低温环境主要是指环境温度在 10℃ 以下的外界环境。低温环境作业则是指工作地点平均气温为 5℃ 或 5℃ 以下的作业。包括寒冷季节从事室外或室内无采暖设备的作业、特殊需要工作场所设置冷源的作业，如林场作业、水产加工、农业生产、建筑、采矿、运输、环卫、科考、食品加工等行业，可分为冬季室外作业和冷库、冰库等作业。低温对人体的影响较为复杂，涉及低温的强弱程度、作用时间及方式。

（一）低温环境作业人员的营养需要

1. 能量

在低温条件下，机体营养素代谢发生明显的变化，最具特征性的改变是以碳水化合物供能为主，逐步转变为以脂肪和蛋白质供能为主。低温环境可使人体的能量消耗增加，如基础代谢可增加 10%~15%。

2. 脂肪

低温环境下，脂肪的氧化分解增强，故应适当提高膳食脂肪的供给量，以提高人体的抗寒能力。

3. 矿物质

低温条件下，机体代谢需要量增加，且人体排出增加，最易导致钙和钠的缺乏，其次还有镁、锌、碘、氟等。寒冷地区常见的由于矿物质和微量元素缺乏所致的佝偻病、甲状腺肿、缺铁性贫血、龋齿等病症，均与食物摄入不足有关。

4. 维生素

低温环境中，维生素（包括脂溶性和水溶性维生素）需要量显著增加。如维生素 A 可影响机体耐寒能力，维生素 C 在寒冷环境中具有营养保健的特殊功效。

（二）低温环境作业人员的膳食原则

1. 高能量食物的供给

低温使机体代谢加快，能量消耗增加，所以能量的推荐量比常温环境下增加 10% ~ 15%。以增加碳水化合物和脂肪为主。可适当增加粮谷类、油脂类食物，如谷类主食及鱼、肉、蛋、豆及制品，选择坚果类（核桃仁、花生仁）等富含蛋白质、脂肪的食品。

2. 营养素比例合理

在低温环境中居住或作业人群，蛋白质、脂肪、碳水化合物三者的供给比例应分别占一日总能量 13% ~ 15%、35% ~ 40% 和 50%。以含糖和高脂肪膳食为主，多摄入谷类、鱼类、肉类（羊肉、牛肉、狗肉、鸡肉）、蛋类、豆类及其制品等可提供高能量的蛋白质、脂肪和碳水化合物的食物。

3. 增加矿物质摄入

注意食盐摄入量，以补充钠的缺乏，一般认为每人每日 15 g 为宜。钙、镁、钾等元素的补充，可通过动物性食物和植物性食物提供。如牛肉、猪肉、羊肉及动物的肝脏等，豆类及制品、蔬菜、水果、干果等是矿物质和微量元素的重要来源。

4. 增加维生素摄入

注意维生素 C 的供给，同时增加维生素 B_1、维生素 B_2 和维生素 A 等的摄入，较推荐摄入量增加 30% ~ 50%。

5. 注意饮食习惯

寒冷环境作业人员，胃液分泌量增加，食欲较好，喜好高能量、高脂膳食，通常有食用加热食物的习惯，对在低温环境作业的人员应提供热的饮料和食物。

三、高原作业人群的膳食要点

一般将海拔 3000 m 以上地区称为高原。因在这一高度，由于大气氧分压的降低，人体血氧饱和度急剧下降，常出现低氧症状。我国高原地域辽阔约占全国面积的 1/6，人口约有 1000 万。

（一）高原环境作业人群的营养需要

1. 能量需要量

人体对高原地区的反应，首先是为了从低氧空气中争取到更多的氧而提高机体的呼吸量，因此必然呼出过量的 CO_2，影响机体正常的酸碱平衡。严重低氧情况下食欲减退，能量供给不足，线粒体功能受到影响，因而代谢率降低。但在同等劳动强度条件下，在高原的能量需要量高于在海平面者。一般情况下，从事同等强度的劳动，在高原适应 5 d 后，比在海平面上的能量需要量高 3% ~ 5%，9 d 后，将增加到 17% ~ 35%；重体力劳动时，增加更多。

2. 各种营养素需要量

（1）碳水化合物

在 3 种产能营养素中，碳水化合物代谢能最灵敏地适应高原代谢变化。碳水化合物膳食能使人的动脉含氧量增加，能在低氧分压条件下增加换气作用。

有研究证明，高碳水化合物膳食能将动脉氧分压提高（880 ± 493）Pa（6.6 mmHg ± 3.7 mmHg），肺扩张能力可增加 13.9%。机体摄食量不足，肝脏线粒体上三羧酸循环中脱氢酶特异性活力和细胞色素 C 氧化酶的活力均下降。可见在高原地区，应保证充足的能量摄入，特别是碳水化合物摄入量，对维持体力非常重要。有人建议，碳水化合物占供给量的比例，可提高到 65% ~ 75%。在 6 200 m 高度膳食中应含有 80% 碳水化合物、10% 蛋白质和 100k 的脂肪，以便提高机体耐低氧的能力。

糖和糖原是机体在紧急情况下首先被动用的能源物质，并且维持血糖水平对脑功能是至关重要的。研究发现，碳水化合物能提高对急性低氧的耐力，有利于肺部气体交换，使肺泡和动脉氧分压及血氧饱和度增大。有人证实，4300 m 高度口服葡萄糖 110 g，可提高肺动脉弥散率 13.9%，进食高碳水化合物和高脂膳食的动物耐受低氧程度大于高蛋白膳食，并且高碳水化合物对低氧动物的高级神经活动有良好作用。高糖膳食可减轻高山反应症状（头痛、恶心、嗜睡等）的严重性，补糖有助于防止初到高原时前 24 h 人体力的下降，而且可防止高原暴露 24 h 内的负氮平衡。碳水化合物提高低氧耐力的原因包括：①其分子结构中含氧原子多于脂肪和蛋白质；②消耗等量氧时，产能高于脂肪、蛋白质；③碳水化合物代谢能产生更多 CO_2，有利于纠正低氧过度通气所致碱中毒。

（2）脂肪

在高原低氧情况下，机体利用脂肪的能力仍保持相当程度。甚至有人提出，在高原上人体能量来源可能由碳水化合物转向脂肪。

（3）蛋白质

在登山过程中，往往观察到负氮平衡，但提高氮的摄取量，即可恢复平衡。在高原低氧适应过程中，毛细血管可出现缓慢新生，红细胞增加，血红蛋白增高和血细胞总容积增加的过程，以提高单位体积血液的氧饱和度，这决定了高原作业人员对蛋白质的需要。

（4）维生素

低氧时，辅酶含量下降，呼吸酶活性降低，补充维生素后可促进有氧代谢，提高机体低氧耐力。所以有人主张在低氧情况下，除应提高膳食中碳水化合物的比例外，还应增加维生素摄入量，加速对高原环境的适应。从事体力劳动时，维生素 A、维生素 C、维生素 B_1、维生素 B_2 和烟酸应按正常供给量的 5 倍给予。另外，对登山运动员补充维生素 E 可防止出现红细胞溶解肌酸尿症、体重减轻和脂肪不易被吸收等。

（5）水和无机盐

初登高原者，体内水分排出较多，体内水分可减少 2 ~ 3 kg。一般认为，此种现象是一种适应性的反应。这一阶段如因失水严重影响进食，则应设法使饭菜更为可口，并增加液体，以促进食欲，增加进食，保证营养，防止代谢紊乱。但在低氧情况下，尚未适应的人应避免饮水过多，防止肺水肿。未能适应高原环境的人，还要适当减少食盐摄入量，可有助于预防急性高山反应。

（二）高原作业人群的膳食要点

（1）高原作业人员能量供给在非高原作业基础上增加 10%。

（2）高原作业膳食中蛋白质、脂肪、碳水化合物构成适宜比例为 1:1.1:5，占总能量比 12%～13%、25%～30% 和 55%～65%。

（3）每日微量营养素的建议摄入量，维生素 A 1000 μg RE，维生素 B_1 2.0～2.6 mg，维生素 B_2 1.8～2.4 mg，烟酸 20～25 mg，维生素 C 80～150 mg，钙 800 mg，铁 25 mg，锌 20 mg。

项目六　职业性接触有害因素人群的营养

职业接触涉及的大多数有毒、有害化合物进入机体后在肝脏经肝微粒体混合功能氧化酶代谢，其中绝大多数经代谢减毒后经胆汁或尿排出体外，部分有毒有害化学物质可直接与还原性谷胱甘肽结合而解毒。机体营养状况良好时，可通过对酶活性的调节来增加机体的解毒能力，提高机体对毒物的耐受和抵抗力。

一、营养素与毒物

（一）蛋白质

良好的蛋白质营养状况，既可提高机体对毒物的耐受能力，也可调节肝微粒体酶活性至最佳状态，增强机体解毒能力。尤其是含硫氨基酸充足的优质蛋白质供给，可提高谷胱甘肽还原酶的活性，增加机体对铅及其他重金属、卤化物、芳香烃类毒物的解毒作用。蛋白质影响毒物毒性的主要机理，膳食蛋白质缺乏时可影响毒物体内代谢转化所杀的各种酶的合成或活性。此外，蛋白质中的含硫氨基酸如甲硫氨酸、胱氨酸和半胱氨酸等，能给机体提供 –SH。–SH 能结合某些金属毒物，可影响其吸收和排出，或拮抗其对含 –SH 酶的毒性作用，并为体内合成重要解毒剂如谷胱甘肽、金属硫蛋白等提供原料，这些均有利于机体的解毒和防癌作用。

1. 谷胱甘肽

已知谷胱甘肽（GSH）是由谷氨酸、半胱氨酸和甘氨酸组成的三肽。半胱氨酸残端有 –SH，它是一种强亲核性物质。外源毒物经代谢活化后产生的亲电子代谢物，既可成为生物大分子的进攻对象，使细胞受损，亦可与 GSH 结合，形成无毒的结合物，再经代谢后形成惰性产物硫醚氨酸排出体外。

2. 金属硫蛋白

金属硫蛋白（MT）是一种富含半胱氨酸的低分子量蛋白质，被认为是某些二价金属的解毒剂。动物体内的 MT 主要在肝脏中合成，MT 分子量为 6000～10 000，每摩尔的 MT 中含有约 60 个氨基酸分子。其中含 –SH 的氨基酸有 18 个，占总数的 1/3。能与镉、汞、锌、铜、铁等结合。每三个 –sn 键可结合一个二价金属离子，使金属暂时失去毒性作用。目前重金属中毒的治疗亦较多使用巯基络合物。如二巯基丙醇（BAL）、二巯基丙磺酸钠和二巯基丁二酸钠等。

（二）脂肪

膳食中脂肪能增加脂溶性毒物在肠道吸收和体内蓄积。膳食中脂肪的供能比大于30%时，使脂溶性毒物有机氯、苯以及铅、饱和烃类、卤代烃类、芳香烃类等在肠道的吸收及体内蓄积增加。但磷脂作为肝内质网生物膜的重要成分，适量的补充又有助于提高混合功能氧化酶（MFO）的活性，加速生物转化及毒物的排出。食物中缺少亚油酸等必需脂肪酸或胆碱都可能影响微粒体中磷脂的产生。这不仅影响 MFO 功能，也影响诱导作用，使与毒物代谢有关的酶系统不能根据毒物代谢的需要而适应地增加活性，从而影响毒物的代谢。

（三）碳水化合物

"结合"反应是人体对毒物的解毒反应，需要耗能，糖类的生物氧化能快速地提供能量，并供给结合反应所需的葡萄糖醛酸。增加膳食中碳水化合物的供给量，可以提高机体对苯、卤代烃类和磷等毒物的抵抗力。糖原的减少对肝脏解毒功能有不良影响。饥饿引起肝糖原减少，加剧四氯化碳、三氯甲烷的毒性。

（四）维生素

1. 维生素 A

维生素 A 缺乏改变内质网的结构，影响混合功能氧化酶的作用。动物实验证明，维生素 A 能降低某些毒物的致癌性。例如：二甲基肼、黄曲霉毒素 B_1、3，4－苯并芘，二甲基蒽、7，12－二甲基－1，2 苯并蒽等。有试验表明，有 14 种维生素 A 的衍生物，能抑制微粒体酶对 3，4－苯并芘和其他多环芳烃的代谢活化，从而阻止它们转变为终致癌物。维生素 A 的前体 β－胡萝卜素，是已知的能消除自由基的物质之一。

有多种毒物能影响维生素 A 的代谢，降低其在动物和人体中的含量，甚至造成维生素 A 缺乏症。如有机氯农药 DDT 和狄氏剂、有机磷农药、多氯联苯、苯巴比妥、乙醇、二苯蒽等均能使动物或人肝中维生素 A 含量降低。机制是毒物可能通过对混合功能氧化酶系统的诱导，促进维生素 A 的分解。而 DDT 等农药还可抑制维生素 A 的肠道吸收。因此毒物接触者应摄入较多的维生素 A。

2. 维生素 C

维生素 C 具有良好的还原作用，能清除毒物代谢时所产生的自由基，保护机体免受大多数毒物造成的氧化损伤。维生素 C 还可使氧化型谷胱甘肽再生成还原型谷胱甘肽，继续发挥对毒物的解毒作用。此外，维生素 C 可提供活泼的羟基，有利于毒物解毒过程的羟化反应，也被认为对大多数毒物有解毒作用。维生素 C 可以提高肝微粒体混合功能氧化酶（MFO）的活性，促进氧化或羟化反应，这是许多有机毒物解毒的重要途径。

（五）微量元素

1. 铁

铁与机体能量代谢和防毒能力有直接或间接关系。体内含铁的血红素酶有线粒体中的细胞色素 b、cl、a、a3、微粒体中的细胞色素 P-450 和 b5 以及过氧化氢酶等。缺铁使上述酶活性降低，进而影响线粒体的生物氧化和解毒反应。某些毒物亦能干扰铁的吸收和利用，直接或间接地引起缺铁性贫血。如镉、锰、铅等，补充铁对这些毒物有一定的防治作用。

2. 锌

锌对金属毒物有直接、间接的拮抗作用。锌在消化道可拮抗镉、铅、汞、铜等的吸收。在体内可恢复被铅等损害的一些酶的活性。锌能诱导肝脏合成金属硫蛋白，后者能结合镉、汞等毒物，使之暂时隔离封闭，减少其毒性。锌亦可使还原型谷胱甘肽生成增多，升高谷胱甘肽过氧化物酶（GSH-Px）和谷胱甘肽转硫酶的活性。因此锌具有抗氧化能力，保护机体不受或少受自由基的攻击。锌能提高机体免疫功能，而许多毒物的致病机理之一就是损害机体的免疫功能。故补锌能提高抗毒能力。

3. 硒

硒以硒胱氨酸的形式存在于谷胱甘肽过氧化物酶（GSH-Px）分子中。硒的主要生理功能是以 GSH-Px 的形式发挥抗氧化作用，保护细胞生物膜的结构。GSH-Px 能将过氧化物（ROOH）还原为无毒的羟基化合物，将过氧化氢（H_2O_2）还原为水，从而起到保护细胞膜的作用。硒亦参与抗氧化剂辅酶 Q 的组成。缺硒使肝微粒体酶活性下降，影响毒物的转化。硒在元素周期表中与硫同族，化学性质相似，能与某些金属毒物如汞、镉、铅等，形成难溶的硒化物，减轻这些毒物的毒性。

二、接触化学毒物人员的营养膳食原则

（一）补充富含含硫氨基酸的优质蛋白质

专家建议职业接触铅的人群蛋白质供给量占总能量的 14%～15%，其中动物蛋白质宜占总蛋白质的 50%。

（二）补充 B 族维生素

适当补充对中毒靶组织和靶器官有保护作用的营养素，如维生素 B_1、B_{12}：及叶酸，维生素 B_1 的食物来源主要包括豆类、谷类、瘦肉；叶酸来源于绿叶蔬菜；维生素 B_{12} 的来源主要为动物肝脏及发酵制品。临床上维生素 B_1、维生素 B_{12}、维生素 B_6 通常作为神经系统的营养物质用于铅中毒人群。

（三）供给充足的维生素 C

多数专家建议职业接触毒物人群应供给 150～200 mg/d 的维生素 C。除每日供给 500 g 蔬菜外，至少还应补充维生素 C 100 mg/d。

（四）镉作业人员补充足够的钙和维生素 D

镉使肾不能将 25-OH-D 羟化 1,25-（OH）2D3，从而阻碍钙结合蛋白的形成，影响钙的吸收和利用，尿钙排出亦增加。机体缺钙又可增加镉在肠道的吸收及其在骨骼组织中的沉积，引起镉对骨骼的损害，因此，维生素 D 对镉毒有一定的防治作用。临床上，慢性镉中毒每天可用大剂量（1250～2500 μg，约含 50000～100000IU）的维生素 D 治疗，同时每天补

充 4 g 葡萄糖酸钙，可获显著效果。

（五）对于铅和苯中毒人员，补充促进造血的有关营养素

鉴于铅和苯对造血系统的毒性，在其中毒的预防和治疗时，要在平衡膳食的基础上适当补充铁、维生素 B_{12} 及叶酸，以促进血红蛋白的合成和红细胞的生成。对因毒性而引起的出血倾向者除补充维生素 C 外也应补充维生素 K。

（六）保证硒、铁、钙等矿物元素的膳食供应

以抵抗有毒金属的吸收并促进其排出。

（七）保证蔬菜和水果的摄入量

蔬菜水果中丰富的维生素和矿物元素不仅有利于增加机体解毒功能，而其中丰富的植物纤维、果胶、植酸等成分，对于促进毒物排出具有重要作用。如胡萝卜含有大量的果胶物质，这种物质能与重金属结合，加速离子排出，降低体内毒物的浓度。

（八）适当限制膳食脂肪的摄入

为避免高脂肪膳食所导致的毒物在小肠吸收的增加，专家建议的脂肪供能比不宜超过 25%。

项目七 实验实训

实训一 中考饮食营养食谱制定

一、实训目的

通过对中考饮食营养食谱设计，掌握中学生饮食营养要求与合理膳食。

二、实训原理

见本模块"特殊条件人群的营养与膳食"

每年的六月份，是参加中考学生们的关键时刻。这一时期的孩子正处在学习负担重、用脑过度的特殊阶段，能量和各种营养素的需要都超过成年人。学生们准备复习考试阶段，正处于夏季，炎热的气候、过重的学习压力，大脑疲劳、睡眠不好常常会造成孩子食欲不佳、消化能力减弱，甚至发生疾病。因此，在这一段特殊的时期，家长一定要注意学生的膳食营养。

三、实训操作

根据调查，编排中学生一日饮食营养设计，进行总结。

四、结果分析（见表 5 – 5）

表 5 – 5　膳食主要营养素摄入量与 DRIs 比较

各类营养素和能量	膳食推荐量	实际摄入量	摄入量达标率（%）
能量/kcal			
蛋白质/g			
钙/mg			
铁/mg			
锌/mg			
VA/μgRE			
VC/mg			

根据评价结果给出膳食改进建议。

在前面分析评价的基础上，根据膳食能量及营养素摄入量、膳食模式等分析结果，发现问题，给出合理的膳食建议。

五、注意事项

"临考前和考试期间食谱"要注意以下几点。

（1）不要突然改变饮食习惯，膳食方案的提出应该以孩子喜欢吃的口味为主，每天花样翻新，食物多样、增进食欲。而突然变换口味，这样考生可能吃不习惯；孩子可能会产生肠道不耐受，导致腹泻、腹涨甚至食物过敏。

（2）根据均衡饮食、荤素合理搭配、粗细搭配的原则。摄入充足的优质蛋白质，多吃鱼、瘦肉、鸡、鸭、鸡蛋、牛奶等食物，尤其是早餐蛋白质要丰富；考生多吃健脑食物。如鸡蛋、豆制品、贝类、鱼类、花生、西瓜籽等；可以吃一些粗粮、红豆、绿豆等。饮食不要太油腻，不要大鱼大肉，不喜欢吃肉的学生可多吃些豆腐、豆花、豆腐脑等豆制品，同样可以补充蛋白质。

（3）保证新鲜的蔬菜和水果供应。每天的蔬菜摄入量大约在 400 ~ 500 g 左右。多吃粗纤维、杂粮、水果补充维生素。尽量不吃纯糖或者脂肪高的食物，如糖块或者油炸食品，这些食物不易消化。

（4）少量多餐，适当加餐。进食需细嚼慢咽，吃饭过快食物不宜消化。

（5）一日三餐，早餐要吃饱、吃好，否则上午 9 ~ 10 时血糖下降，记忆力减退，甚至昏昏沉沉。最好有 1 ~ 2 个鸡蛋，用白水煮或蒸成蛋花。中午应吃得丰盛些。晚餐不宜吃得太多，否则胃大量充血，晚上学习时大脑供血不足。晚上复习功课较晚可在睡前 1 h 喝点牛奶、蛋糕、饼干之类充饥。

实训二 运动员比赛期间的合理膳食

一、实训目的

通过对运动员比赛期间的营养食谱设计，掌握运动员比赛期间的饮食营养要求与合理膳食。

二、实训原理

见本模块"特殊条件人群的营养与膳食"

三、实训操作

根据调查，编排运动员一日饮食营养设计，进行总结。

四、结果分析（参考前表5-5）

根据评价结果给出膳食改进建议。

在前面分析评价的基础上，根据膳食能量及营养素摄入量、膳食模式等分析结果，发现问题，结合具体运动项目，给出合理的膳食建议。

五、注意事项

比赛前：运动员在比赛前，一般进行状态调整，膳食的能量相应地减少以免增加体重。尽量少吃盐渍食品，少吃含纤维多的粗粮，多吃含糖多易消化的食物，以增加糖原和碱性食物的储备，如面包、米饭、蛋糕、蜂蜜、甜饼干、水果和新鲜蔬菜等。

比赛当日：比赛当日运动员宜食用中等数量含高糖低脂肪的食物，以提供适宜的能量来维持正常的血糖水平和防止饥饿感的发生。可以选择烤面包、软蛋糕、米饭、水果和新鲜蔬菜等。不食用对胃肠刺激大的食物，如过于辛辣或香料过浓的食物；不食用产气类的食物如干豆、韭菜等；不食用体积大和膳食纤维过多的食物如粗杂粮、酸菜、洋白菜、豆类等。

比赛以后：比赛后的几天饮食应维持较高的能量，增加多糖、维生素和矿物质的供应，以补充比赛过程的消耗，恢复体液的正常水平。

实训三 汞作业人员的合理膳食

一、实训目的

通过对汞作业人员的营养食谱设计，掌握汞作业人员的饮食营养要求与合理膳食。

二、实训原理

见本模块"特殊条件人群的营养与膳食"

三、实训操作

根据调查，编排汞作业人员的一日饮食营养设计，进行总结。

四、结果分析

结合设计结果，同特殊人员营养需求进行对比，对设计结果进行分析，改进。

五、注意事项

汞作业是指从事接触汞或汞化合物的工作，包括汞矿开采、冶金、仪器仪表制造、电器器材制造、化工、军火及医药等。金属汞易溶于类脂质，汞蒸汽易透过含类脂质的细胞膜进入血液，并很快进入组织器官中。汞进入血液后，与血清蛋白和血红蛋白结合，蓄积在肾、肝、心、脑中引起这些脏器的病变。汞与蛋白质的巯基（－SH）具有特殊的亲和力，可使许多含巯基的酶失去活性，引起生理功能的紊乱。慢性汞中毒可引起蛋白尿，使机体不断丧失蛋白质；另外肝脏、肾脏受到损伤也需要充足的优质蛋白质提供修补、再生。

对汞作业人员的膳食安排，应保证有足够的动物性食品与豆制品，这些食物含有较高的甲硫氨酸，其中的巯基可与汞结合，使汞失去对含巯基酶系统的毒性作用。微量元素硒与维生素 E 对汞中毒均有明显的保护作用。在调配日常膳食时，应注意选择含蛋白质、硒较高的海产品、肉类、肝脏等，含维生素 E 较多的绿色蔬菜、奶、蛋、鱼、花生与芝麻等。

【复习思考题】

一、名词解释

高温环境　　低温环境　　婴儿期　　幼儿期　　学龄前期　　学龄期

二、简述题

1. 孕期有哪些营养特点？
2. 孕期营养不良对母体及胎儿有哪些影响？
3. 孕期平衡膳食的基本原则有哪些？
4. 简述母乳的营养特点。
5. 什么是人工喂养与混合喂养？
6. 简述婴儿的营养需要。
7. 婴儿辅食添加的目的是什么？有哪些具体要求？
8. 简述婴幼儿常见的营养缺乏病。
9. 简述学龄前儿童的生理及营养特点。
10. 简述青少年营养与膳食指南。
11. 简述老年人的合理膳食。

模块六　膳食与疾病

【知识目标】
1. 了解心血管疾病、糖尿病、肥胖症、骨质疏松症的症状及发生的原因。
2. 熟悉心血管疾病、糖尿病、肥胖症等的食疗方法。
3. 掌握膳食营养与慢性疾病防治的关系。

【技能目标】
能够根据营养相关疾病发生的原因，制定针对性的营养措施。

项目一　膳食营养与肥胖症

肥胖症是由于体内脂肪过分堆积所引起的一系列代谢紊乱包括脂肪酸代谢、糖代谢、激素和酶以及生理、生化的异常变化。轻度肥胖没有明显的自觉症状，肥胖症则会出现疲乏、心悸、气短、耐力差，容易发生糖尿病、高血压、冠心病、呼吸不畅和易感染等。

一、肥胖的原因

（一）内在因素

1. 遗传因素

动物实验和人类流行病学研究表明，单纯性肥胖可呈一定的家族倾向。肥胖的父母常有肥胖的子女；父母体重正常者，其子女肥胖的几率约10%，而父母中1人或2人均肥胖者，其子女肥胖几率分别增至50%和80%，但未确定遗传方式。对肥胖者收养子女患病情况有类似家庭聚集情况。单卵孪生子女生后分开抚养，成年后肥胖发生率是双卵生肥胖率的2倍。遗传因素是肥胖的易发因素，肥胖是多基因遗传、多后天因素的疾病。

2. 瘦素

又称脂肪抑制素，是肥胖基因所编码的蛋白质，有脂肪细胞合成和分泌的一种激素。瘦素对机体能量代谢和肥胖的发生有重要作用。瘦素一方面作用于下丘脑的摄食中枢，产生饱食感而抑制摄食行为；另一方面瘦素广泛作用于肝脏、肾脏、脑组织、脂肪组织等的瘦素受体，使其活跃，增加能量消耗。在肥胖人中有95%以上的人存在内源性瘦素缺乏和瘦素抵抗。

3. 胰岛素抵抗

表现为高胰岛素血症，使食欲旺盛，进食量大，促进脂肪的合成和积蓄。

4. 脂肪组织的变化

一般认为脂肪细胞数目的逐渐增多与年龄增长及脂肪堆积程度有关，很多从儿童时期开始肥胖的人，成年后体内脂肪细胞的数目就会明显增多；而缓慢持续的肥胖则既有脂肪细胞的肥大又有脂肪细胞数量的增多，一个肥胖者的全身脂肪细胞可比正常人体脂肪细胞增加 3 倍以上。

人体脂肪组织有白色脂肪组织和褐色脂肪组织之分。白色脂肪组织是一种储能组织，将过剩的能量转化为甘油三酯储存在脂肪细胞，可以无限储存，白色脂肪细胞的大小随储存的脂肪量而变化；褐色脂肪组织是一种产能器官，当摄食和寒冷环境下，褐色脂肪细胞中的脂肪燃烧功能。肥胖人的褐色脂肪组织功能低下。

（二）饮食因素

1. 摄食过多

摄食过多又称过食。由于摄取的食物过多，即摄入的能量过剩，在体内，多余的能量则以脂肪的形式储存于脂肪组织，导致体内脂肪的增加。

2. 不良的进食习惯

（1）进食能量密度较高食物：食物的能量密度是近年来推出的、用于评价食物供能多少的一个新概念，指平均每克食物摄入后可供能的热卡数。食物的能量密度与食物中各种产能营养素的关系十分密切，脂肪是重要的产能营养素之一，因此脂肪含量较高的食物往往具有较高的能量密度。

（2）不良的进食行为：饮食行为在肥胖病因中的作用近年来已备受关注。肥胖样进食几乎见于绝大多数肥胖患者，其主要特征是：进食时所选择的食物块大、咀嚼少、整个进食速度较快，以及在单位时间内吃的块数明显较多等。在这种方式下不仅进食快而且进食量也大大超过了非肥胖者。影响肥胖者进食的其他行为因素还有：吃甜食频率过多、非饥饿状况下看见食物或看见别人进食也易诱发进食动机、以进食缓解心情压抑或情绪紧张、边看电视边进食、以及睡前进食等，这些进食行为的异常均可大大加速肥胖的发生发展。

（3）进餐频繁：国内外调查研究发现，在一天之中进餐 2~6 次的人，无论是男性还是女性，进餐次数较少的人发生肥胖的机会和程度高于进餐次数稍多的人。另一个容易致人肥胖的不良习惯是晚上进食，有人称之为"夜食综合征"。在夜间，人的生理节律是副交感神经兴奋性增强，摄入的食物比较容易以脂肪的形式储存起来。

3. 其他因素

（1）妊娠期营养因素：妊娠期营养对胎儿的影响主要集中在两个方面：一是对出生体重的影响，一是肥胖母亲与子女肥胖的关系。有报道表明，妊娠最后三个月和生后第一个月营养较差的母亲，其子女发生肥胖者较少，而妊娠前六个月营养较差的母亲其子女肥胖的发生则较高，提示胚胎生长发育早期孕母食物摄入量对胎儿生后的营养状态存在较大影响。

（2）人工喂养及其辅食添加：研究发现在生后四周内就喂以固体食物结果将造成儿童27.71% 超重、16.7% 肥胖。过食、人工喂养、过早添加固体食物的喂养模式均是引起肥胖病的高危因素。奶中能量较高直接影响着儿童的增重速度，尤其是生后前六周内喂以高能量奶粉将使儿童体重急速增加，为日后肥胖发生打下基础。而高渗奶粉则不但可诱发渴感增加水的摄入，而且还会造成儿童在发育早期便养成进食高渗饮食的习惯。

二、肥胖症患者的营养防治

（一）控制膳食能量的摄入

控制饮食是治疗各种类型肥胖症的基础，饮食治疗的目的在于通过限制热量的摄入或增加消耗，使患者呈现能量代谢负平衡，从而降低体重。但能量摄入的降低应适可而止，不能因追求减肥的速度而过分限制能量的摄入，防止出现副作用。一般情况下，轻度肥胖者，每天能量的摄入可低于消耗的 125～250 kcal，每月可减轻 0.5～1.0 kg 体重；中度以上肥胖者，每天摄入的能量可低于消耗量的 550～1100 kcal，每周可减轻 0.5～1.0 kg 体重；但每天能量供给不能太低，一般控制在 1000～1500 kcal，否则将影响正常活动，甚至会危害健康。

（二）控制产能营养素的供能比

应采取高蛋白质、低碳水化合物和低脂肪饮食。随着总热能摄入量的降低，机体消耗脂肪组织的同时，将消耗一部分功能性组织和贮备的蛋白质，并且由于热能的不足也可对体内蛋白质的生物合成产生一定的影响。为此，必须供给较充分的蛋白质，尤其是优质蛋白。蛋白质、脂肪、碳水化合物三者供能比应分别为 15%～20%、20%～30% 和 40%～50% 为宜。忌食糖果及含糖和脂肪高的食品，禁止饮酒，少吃动物脂肪。

（三）增加富含膳食纤维的食物

多吃新鲜蔬菜、海带和含糖低的水果，能增加食物容量，减少饥饿感，有利于肥胖的防治，同时对降低血脂和改善糖代谢也有好处。每天若能吃 500 g 蔬菜即可获得充足的膳食纤维。

（四）保证非热能营养素的充分供应

各种维生素、矿物质及微量元素，对维持正常代谢、调节生理功能和机体免疫具有重要作用，不能因限制饮食和热能摄取而影响它们的供给和平衡，应十分注意其来源和补充。钠盐需适当限制，以免体重减轻时产生水、钠的潴留。

肥胖症患者的食物选择（见表6-1）。

表6-1　肥胖症患者的食物选择及忌食

允许进食的食物	忌用食物
谷类（适量） 大米、面粉、玉米、莜面、荞面、小米等	奶油蛋糕及各种含高糖、高脂肪的糕点蜜饯等
畜、禽、鱼肉类（适量）： 猪、牛、羊等瘦肉、兔、鸡肉及少脂肪的鱼类	肥肉、各种动物脂肪、腊肉、肥肠、肥鸭等
奶、蛋类（适量） 奶、脱脂奶粉、鸡蛋（1个/日）	全脂奶粉、奶油、奶酪
蔬菜类（不限） 各种新鲜蔬菜，尤其是多食有色的叶菜、茎菜和花菜	含淀粉高的薯类、芋类

允许进食的食物	忌用食物
豆类（适量） 各种豆类，尤其多食用豆制品	
水果类（适量） 各种新鲜水果，如山楂、鲜枣、瓜类等	含糖量高的水果及含脂肪高的干果，糖制水果罐头、蜜饯等
饮料及其他 茶、咖啡、海带、蕈类	高糖饮料及酒精饮料、巧克力

项目二　膳食营养与糖尿病

糖尿病是一组由于胰岛素分泌和作用缺陷所导致的碳水化合物、脂肪、蛋白质等代谢紊乱、而以长期高血糖为主要表现的综合征。可分为原发性与继发性两大类。原发性占绝大多数（90%以上）；继发性者较少见，有明显的病因，如胰腺炎、胰切除、皮质醇增多症等。两类糖尿病患者均有胰岛素分泌绝对或相对不足，导致体内糖、脂类及蛋白质代谢紊乱的特征。临床特点为高血糖所致的轻重不同症状、酮症酸中毒、进行性肾脏、视网膜等微血管病变、各种神经损害及广泛的动脉粥样硬化。

一、糖尿病的病因

1. 饮食因素

能量和脂肪摄入过多，膳食纤维、维生素和矿物质摄入过少。超过理想体重50%者比正常体重者糖尿病的发病率高达12倍。

2. 生理病理因素

年龄增大、妊娠、感染、高血脂、高血压和肥胖等。

3. 社会环境因素

经济发达，生活富裕，节奏加快，竞争激烈，应激增多；享受增多，体力活动减少等。

4. 遗传因素

糖尿病是遗传病。有学者提出，在原来贫困时期，由于食物供应不足，人体基因产生一种适应性改变，一旦得到食物，便将食物转变成脂肪储存起来，以供饥饿时维持生命。经过几代遗传，"节约基因"就产生了。有这种基因的人群，在以上危险因素的作用下，容易诱发糖尿病。如太平洋西部赤道附近岛国瑙鲁、非洲岛国毛里求斯的居民由穷变富后，糖尿病患病率达20%以上。

二、糖尿病的营养防治

尽管糖尿病目前不能根治，但现已有充分的证据证明，通过综合治疗以成功控制血糖的方法在减少糖尿病的微血管和神经系统的合并症方面发挥了主要作用。我国学者结合国内外的实践经验，提出了糖尿病"五套马车"综合治疗原则，即饮食治疗、运动治疗、糖尿病的教育与心理治疗、药物治疗和病情监测，其中饮食治疗对糖尿病控制最为重要。对新确诊的糖尿病患者，一般先采用饮食治疗，在用单纯饮食治疗 1～2 个月效果不佳时，才考虑选用口服降糖药；饮食治疗对任何类型糖尿病而言都是行之有效的、最基本的治疗措施，糖尿病人必须长期坚持。

（一）合理控制总能量

合理控制总能量摄入量是糖尿病膳食调控的总原则，以下各项原则都必须以此为前提。肥胖者应逐渐减少能量摄入量并注意增加运动量，消瘦者应适当增加能量摄入，直至实际体重略低于或达到理想体重。糖尿病病人每天摄入的能量一般在 1000～2600 kcal。应根据个人身高、体重、年龄、劳动强度，并结合病情和营养状况确定每日能量供给量，具体计算方法参见表 6-2。年龄超过 50 岁者，每增加 10 岁，比规定值酌情减少 10% 左右。

表 6-2　糖尿病患者每日能量供应量　　　　　　　　　　　　　　kcal/kg

体型	卧床	轻体力	中等体力	重体力
消瘦	20～25	35	40	45～50
正常	15～20	30	35	40
肥胖	15	20～25	30	35

（二）选用高分子碳水化合物

碳水化合物供能应占总能量的 60% 左右，一般成人轻劳动强度每天碳水化合物摄入量为 150～300 g（相当于主食 200～400 g），如果低于 100 g，可能产生酮症酸中毒。最好选用吸收较慢的多糖，如玉米、荞麦、燕麦、红薯等；也可选用米、面等谷类；注意在食用含淀粉较多的根茎类、鲜豆等蔬菜（如马铃薯、藕等）时要替代部分主食；限制小分子糖（如蔗糖、葡萄糖等）的摄入。

不同种类含等量碳水化合物的食物进入体内所引起的血糖值也不同，这可以用血糖生成指数（GI）来反映。在常见主食中，面食的血糖生成指数和吸收率比米饭低，而粗粮和豆类又低于米面，故糖尿病病人应多选用低 GI 食物，注意适当增加粗粮和面食的比例。

（三）控制脂肪和胆固醇的摄入

心脑血管疾病及高脂血症是糖尿病常见的并发症，因此糖尿病膳食应注意控制脂肪和胆固醇的摄入。每天脂肪供能占总能量的比例应不高于 30%。总量过高、过低或脂肪酸比例不适当都对病情不利。尽量减少可见脂肪的用量，每天植物油用量宜在 20 g 左右；一般建议饱和脂肪酸、单不饱和脂肪酸、多不饱和脂肪酸之间的比例为 1:1:1，控制饱和脂肪酸的摄入量；每天胆固醇摄入量在 300 mg 以下，高胆固醇血症患者应限制在 200 mg 以下。

（四）选用优质蛋白质

多选用大豆、兔、鱼、禽、瘦肉等食物，优质蛋白质至少占 1/3。蛋白质提供的能量可占总能量的 10%～20%，总能量偏低的膳食蛋白质比例应适当提高。

（五）提供丰富的维生素和矿物质

补充 B 族维生素（包括维生素 B_1、烟酸、维生素 B_{12} 等）可改善神经症状，而充足的维生素 C 可改善微血管循环。富含维生素 C 的食物有猕猴桃、柑、橙、柚、草莓、鲜枣等，可在两餐之间食用，摄入甜水果或水果用量较大时要注意替代部分主食，血糖控制不好者要慎用。

补充钾、钠、镁等矿物质是为了维持体内电解质平衡，防止或纠正电解质紊乱。在矿物质中铬、锌、钙尤其受到关注，因为三价铬是葡萄糖耐量因子的组成部分，而锌是胰岛素的组成部分，补钙对预防骨质疏松症以及对血压的调控有益。

（六）食物多样化

糖尿病患者常用食品一般分为谷薯（包括含淀粉多的豆类）、蔬菜、水果、大豆、奶、瘦肉（含鱼虾）、蛋、油脂（包括硬果）等类。糖尿病患者每天都应摄入这类食品，每类食品选用种。每一餐中都要有提供能量、优质蛋白质和保护性营养素的食物。

（七）合理进餐制度

糖尿病患者的进餐时间很重要，要定时、定量。两餐间隔时间太长容易出现低血糖。一天可安排 3 餐，餐次增多时可从正餐中选出一小部分食物作为加餐用。餐次及其能量分配比例可根据膳食、血糖及活动情况决定，早餐食欲好、空腹血糖正常、上午活动量较大者可增大早餐能量比例。

项目三　膳食营养与心脑血管疾病

心脑血管疾病范围较广，其中高血压、冠心病和高脂血症等与膳食关系比较密切，故膳食控制是防治心脑血管疾病的重要措施。

一、高血压的营养与食疗

高血压为人类最常见的疾病之一，也是心脑血管疾病的一个主要危险因素。大量研究显示食盐摄入量与高血压的发生密切相关，高钠摄入可使血压升高，而低钠摄入可降压。肥胖是高血压的危险因素之一，肥胖和高血压两者均可增加心脏的负荷。因此对肥胖型的高血压病人应控制总能量的摄入，使体重达到并维持在理想体重范围内。高脂肪高胆固醇膳食容易导致动脉粥样硬化，故应减少饱和脂肪酸的摄入，并禁用动物脂肪高的食物。

（一）营养因素对高血压的影响

在高血压病人中，10% ~ 15% 是由于某些疾病所形成的，如慢性肾小球肾炎、肾动脉狭窄、肾上腺和垂体病变等，称继发性高血压；85% ~ 90% 是没有其他原因的高血压，称原发性高血压。流行病学研究提出引起原发性高血压除了与遗传、社会心理应激、神经内分泌、肾等原因有关外，还认为与营养因素有关。

1. 膳食电解质

钠摄入过多不仅可使体内水分潴留，循环血量增加，而且可能通过下丘脑使交感神经活动增强，从而使外周血管阻力及心输出量增加，最后导致血压升高。人们对钠的敏感性是有差异的。

有些人对低钠饮食的反应比较敏感，而另一些则不敏感。目前尚无理想的方法来测定个体对盐的敏感性。幸好人体钠的生理需要量很低，适度限钠并无已知的坏处，而对盐敏感的病人则是有益的。大量研究显示食盐摄入量与高血压的发生密切相关，高钠摄入可使血压升高而低钠摄入可降压。1 g 食盐含钠约 400 mg，故 WHO 在预防高血压措施中建议每人每日摄盐量应控制在 6 g 以下，摄入高盐（14.6～26 g/d）的国家，如日本、韩国、中国等，高血压的发病率很高，有的高达 35%。摄入中等食盐（12～14 g/d）的国家，如德国、奥地利等国家其发病率次之。食盐摄入较低水平的国家，如美国、英国其发病率很低。因纽约人每天食盐摄入量仅为 3～3.5 g，高血压基本不发生。一项由 32 个国家参加共 53 个中心关于电解质与血压关系的研究结果显示，中国人群尿钠平均值为 206 mmol/24 h，远比其他中心高 43 mmol/24 h，尿钠/钾比达 6.7，是其他中心的 2 倍多，这与中国膳食的高钠、低钾有关。

钾能促进排钠，吃大量蔬菜可增加钾摄入量，有可能保护动脉不受钠的不良作用影响。与钠升高血压的作用相反，钾却有降低血压的作用。无论是动物实验还是流行病学研究都发现钾的摄入量与高血压呈负相关，即钾的摄入量较高时高血压发病率较低。低钠高钾膳食的降压作用更为明显，高钠高钾膳食也可使血压有所下降，提示钾盐可缓解高钠的不良影响，有利血压的下降。这可能与钾能激活钠泵，促进钠的排出，以及减弱交感神经活动有关。

据调查，高血压患者钙、镁的摄入量明显低于血压正常者，饮用软水地区人群的高血压发病率也高于硬水地区。所谓硬水就是钙、镁等矿物质含量较高的水。此外，不饮牛奶的人高血压发病率明显高于饮用牛奶者，这首先使人想到牛奶是钙的最好来源。关于膳食钙对血压的影响，目前还有争议，但多数研究者认为低钙是高血压的危险因素。美国全国健康和膳食调查结果显示，每日钙摄入量低于 300 mg 者与摄入量为 1 200 mg 者相比，高血压危险性高 2～3 倍。一项以青年人为对象的研究表明，补充钙每日 1 g，可使高血压患者的血压降低。钙可减轻钠的升压作用，我国膳食中钙的摄入普遍较低，可能加重钠/钾对血压的作用。增加膳食钙摄入的干预研究表明，钙的增加使有些病人的血压降低。此外，临床上给予镁盐制剂可使血压下降。

另外，有的试验研究表明体内仅有高钠，而没有氯不引起血压升高，仅有高氯而没有钠对血压的影响也不大，其原因可能与没有氯的配合难以扩大血容有关。

2. 能量

肥胖者高血压的发病率比正常体重者显著增高，临床上多数高血压病人合并有超重或肥胖。有人估计平均体重减轻 9.2 g，则收缩压可降低 6.3 mmHg，舒张压减低 3.1 mmHg，说明限制能量摄取，防止肥胖可以降低高血压的发病率。

3. 脂肪和胆固醇

脂肪产生的能量高，高脂肪膳食可以引起肥胖和高血压。膳食脂肪的"质"比"量"对血脂水平的影响更大，动物脂肪（除鱼油外）含饱和脂肪酸，可升高血胆固醇，与血栓形成有关，易导致脑卒中。植物脂肪（除椰子油外）含多不饱和脂肪酸，可降低血胆固醇，还可延长血小板的凝集时间，有抑制血栓形成的作用，可预防脑卒中。多不饱和脂肪酸通过前列腺素的作用可使血压下降。前列腺素在体内由花生四烯酸合成，花生四烯酸的前体物质是膳食中的亚油酸（植物油中含量高）。前列腺素作为一种生物介质，促进盐和水从肾排出，有对抗肾上腺素物质的作用，从而使血压降低。当膳食中多不饱和脂肪酸（P）与饱和脂肪酸（S）之比值（P/S）为 1 或大于 1 时，降血压的效果更好。

4. 维生素

维生素 C 和 B 族维生素可改善心脏功能和血液循环，故多食新鲜的蔬菜和水果，有助于高血压的防治。

5. 烟酒和茶

卷烟中的尼古丁具有刺激心脏使心跳加快、血管收缩、血压升高的作用；尼古丁还促使钙盐、胆固醇等在血管壁上沉积，加速动脉粥样硬化的形成。长期饮酒可诱发酒精性肝硬变，并加速动脉硬化，故防治原发性高血压应做到忌酒戒烟。茶叶中的茶碱有利尿降压作用，其中以绿茶为好。

（二）高血压的营养治疗

原发性高血压的膳食治疗要适量控制能量及食盐，降低脂肪、胆固醇的摄入水平，控制体重，防止或纠正肥胖。同时还应注意有利于钠的排出，调节血容量，保护心脏、脑和肾以及血管系统的功能。故一般高血压的膳食治疗宜采用低脂肪、低胆固醇、低盐、适量蛋白质和能量的膳食。随着我国居民生活水平的提高，传统的膳食结构发生了改变，脂肪摄入比例增高，食盐摄入量多，使高血压发病的机会增多。因此，应充分重视高血压膳食防治的重要性。

1. 控制能量摄入

肥胖是高血压的危险因素之一，肥胖和高血压两者均可增加心脏的负荷。因此，应控制总能量的摄入，使体重达到并维持在理想体重范围内。控制能量摄入，可根据劳动强度，建议每千克理想体重供给 25 ~ 30 kcal 的能量或更低一些。

2. 控制脂肪和胆固醇

高脂肪高胆固醇膳食容易导致动脉粥样硬化，故应减少饱和脂肪酸的摄入，预防膳食时，P/S 应大于 1；治疗膳食时，P/S 应大于 2，并禁用动物脂肪高的食物。胆固醇的摄入，对健康中、老年人以及无合并高胆固醇血症的病人，每天胆固醇的摄入量应低于 500 mg；对合并高胆固醇血症的病人应低于 300 mg。

3. 限制膳食中的食盐

据调查显示，我国居民膳食每天食盐摄入量为 8 ~ 15 g，远远超过身体的需要。试验表明，中度限制膳食中的食盐（4 ~ 5 g/d），能使人群的血压水平降低，可使约 1/3 的轻度和中度高血压病人恢复正常，还能增强降压药的作用。

4. 相对的增加钾盐的摄入

正常人摄钾后排钠增加，高钾能减低对交感性应激的升压幅度，改善压力感受功能，刺激肾皮质分泌的胰舒血管素 - 激肽系活性，有利于排尿钠。钾还激活钠泵，削弱交感神经活性或对钠的血管反应而降压，故钾盐可以缓冲钠的有害影响。膳食中钠和钾的比率最好是 1：1，含钾较多的食物如肉、绿叶蔬菜、西红柿、土豆、干果、香蕉、橘子、大豆、笋瓜等。

5. 多选用降压降脂食物

有降压作用的食物如芹菜、萝卜、番茄、黄瓜、木耳、海带、香蕉等。有降脂作用的食物如香菇、大蒜、洋葱、海鱼、绿豆等。另外，黑木耳、银耳、草菇、蘑菇、平菇等不仅营养丰富，味道鲜美，对防治高血压病均有较好效果。

6. 禁忌食物

所有过咸食物及腌制品、含钠高的绿叶蔬菜、烟、酒以及辛辣刺激性食品均在禁忌之列。

7. 膳食制度

宜少吃多餐，避免过饱，每天可以安排 4~5 餐。

二、冠心病的营养与食疗

冠心病是冠状动脉粥样硬化所引起的一种常见病，尤其是中年以上的人发病率较高，且冠心病的发病率和死亡率有逐年上升的趋势，现已位居当前我国死亡原因排序的前三位中。有人指出冠心病的发病率与人们生活富裕存在着同步现象，故又称为"富裕型"疾病。因此，应重视冠心病的防治工作。大量流行病学调查和临床实践以及动物实验证实，合理调配膳食对于防治冠心病具有十分重要的意义。

（一）营养因素对冠心病的影响

绝大多数冠心病是由冠状动脉粥样硬化所致。目前认为高脂血症、高血压病、糖尿病、肥胖和缺少体力活动是引起冠心病的危险因素。高脂血症可继发于动脉硬化，而高脂血症又可促进动脉硬化的发生和发展。

1. 脂类

流行病学调查结果表明，膳食脂肪摄入总量与动脉粥样硬化症的发病率和死亡率呈明显正相关。膳食脂肪总量是影响血中胆固醇浓度的主要因素，摄入脂肪占总能量的 40% 以上的地区，居民动脉硬化发病率明显升高。日本人均脂肪摄入量为总能量的 10%，动脉硬化症者较为少见。WHO 提出减少膳食脂肪是防止冠心病的有效措施，《中国居民膳食营养素参考摄入量 DRIs》提出，膳食脂肪的供给量为年龄 45 岁以上者以占总能量的 20%~30% 为宜。

人体每天必须从食物中获得多不饱和脂肪酸，故又称必需脂肪酸，如亚油酸。亚油酸是合成具有重要生理活性物质的原料，可降低血清胆固醇浓度和抑制凝血，防止动脉粥样硬化的形成。亚油酸的最小有效剂量是占总能量的 3%，含亚油酸丰富的食物是植物油（椰子油除外）。

脂肪的质比量对动脉粥样硬化发病影响更大，鱼类含较多不饱和脂肪酸，吃鱼较多的日本人和吃橄榄油较多的地中海沿岸居民冠心病发病率并不高。丹麦人摄入脂肪 140 g/d，其中动物性脂肪所占比例较小，英国和美国人摄入脂肪 120 g/d，其中动物性脂肪可达 100 g，故丹麦人冠心病发病率和死亡率均低于英国人和美国人。膳食中增加多不饱和脂肪酸（P），同时减少饱和脂肪酸（S）的供给，血清胆固醇水平有中等程度的下降，并有降低血液凝固的作用。根据合理营养要求，当前推荐的 P/S 之比值范围为 1:1~2:1。

冠心病病人血清胆固醇浓度明显高于正常人，膳食胆固醇摄入量与动脉粥样硬化发病率呈正相关。另外，有的营养学者指出，血中胆固醇升高主要是由于膳食中的脂肪，尤其是饱和脂肪酸摄取过高的缘故，与膳食中的胆固醇摄取关系不大。在血中约有 2/3 的胆固醇是由低密度脂蛋白（LDL）运载，故认为 LDL 是主要致动脉硬化的一种脂蛋白，血清 LDL 升高与发生冠心病的危险性呈正相关，这与高 LDL 水平促进动脉粥样硬化有关，其主要机制是血中的 LDL 滤过动脉内膜进入内膜下间隙，在此发生了变化并促进斑块形成。LDL 升高，也使心肌梗死的危险性增高 3 倍。高密度脂蛋白（HDL）则运载约 25% 的胆固醇，目前认为 HDL 具有抗动脉粥样硬化的潜能，血浆中 HDL 越高，动脉粥样硬化发病的危险性则变小。胆固醇在血中的升高达到 5.98 mmol/L（230 mg/d1）是发生动脉硬化的一种危险因子，一般成人的血浆胆固醇浓度在 3.2 ~ 7.1 mmol/L（125 ~ 275 mg/dl）之间，并取决于年龄稍高或稍低。植物固醇，特别是谷固醇结构与胆固醇相似，具有竞争性抑制胆固醇吸收的作用。

2. 碳水化合物

碳水化合物也可引起高脂血症，故将高脂血症分为脂肪性和碳水化合物性高脂血症。肝能利用游离脂肪酸和碳水化合物合成极低密度脂蛋白（VLDL），由膳食中的碳水化合物前体形成的内源性三酰甘油，主要是由 VLDL 运载。另外在脂蛋白酶的作用下，VLDL 受中等密度脂蛋白的引发而形成 LDL。故碳水化合物摄入过高，同样使血三酰甘油增高。

3. 蛋白质

因植物蛋白质中往往缺乏赖氨酸，故一般多强调获取动物性蛋白质，由此又会引起摄入较多饱和脂肪酸，加速动脉粥样硬化的形成。故提倡充分利用蛋白质的互补作用，尽量从植物性食物中获取蛋白质，尤其是大豆蛋白质有降低血胆固醇和预防动脉粥样硬化作用。

4. 能量

维持理想体重是预防冠心病的膳食治疗目标，肥胖者中冠心病发病率显著增高。能量分配对血清胆固醇亦有影响，如将一天能量集中在某一餐，可使高脂血症发病率增高。

5. 维生素

维生素 C 参与胆固醇代谓可增加血管韧性和预防出血；维生素 E 可防止多不饱和脂肪酸和磷脂的氧化，有助于维持细胞的完整性，还能抗凝血、增强免疫力，改善末梢循环，防止动脉粥样硬化；维生素 B_1 可改善心肌代谢，防止心衰；维生素 B_6 与亚油酸同时应用可降低血脂。

6. 矿物质

矿物质对冠心病及高脂血症的发生有一定影响，钙、镁、铜、铁、铬、钾、碘、氟对心血管疾病有抑制作用，缺乏时可使心脏机能和心肌代谢异常。补充铬可提高 HDL 浓度，降低血清胆固醇浓度。锌过多或铜过低也使血清胆固醇含量增加，流行病学调查发现冠心病发病率高的国家，人群中锌、铜比值也高。铅、镉对心血管疾病有促进作用。

7. 其他

膳食纤维有缩短食物通过小肠的时间，可减少胆固醇的吸收；葱、蒜挥发油能防止血清胆固醇增高或降低血液凝固性；柑橘汁中黄酮类化合物有防止血栓形成的作用；酒精促进肝内脂肪生成，刺激 VLDL 合成，引起脂肪肝和高三酰甘油血症。

（二）冠心病的膳食治疗原则

冠心病的膳食治疗原则应减少能量以控制体重，减少脂肪总量及饱和脂肪酸和胆固醇的摄入量，增加多不饱和脂肪酸，限制单糖和双糖摄入量；以大豆蛋白质代替动物蛋白质，可使血胆固醇下降。大豆蛋白质含有较高植物固醇，有利于胆酸排出，减少胆固醇的合成，大豆蛋白质含有的磷脂对胆固醇的转运有帮助作用；供给充足的维生素和矿物质；限制钠的摄入量，因高血压是冠心病的另一危险因素，而钠的摄入量与高血压密切相关，故对于防治冠心病的膳食也应限制钠的摄入，提倡每天食盐摄入量低于 6 g，并长期坚持。

1. 控制能量

能量摄入量以维持理想体重为宜，注意能量的适宜比例。高脂血症病人，脂肪比例应降至 16%；高三酰甘油血症者，碳水化合物应控制在 55% 左右。

2. 脂肪的适宜比例

冠心病的治疗膳食应是低脂肪膳食，要减少饱和脂肪酸摄入量，预防冠心病的膳食 P/S 应大于 1，治疗膳食的 P/S 应大于 2。

3. 限制胆固醇

胆固醇的摄入量以低于 300 mg/d 为宜。

4. 选用多糖类碳水化合物

碳水化合物摄入量和种类与冠心病有关，若以淀粉为主，肝和血清三酰甘油含量都比给予葡萄糖或果糖时为低，给予蔗糖同样也有类似现象，故膳食以选用复杂的多碳水化合物为宜。

5. 合理利用蛋白质

有资料表明以大豆蛋白质代替动物蛋白质，可使血胆固醇下降 19% 左右。大豆蛋白质既含有丰富的氨基酸，还含有较高植物固醇，有利于胆酸排出，减少胆固醇的合成。大豆蛋白质含有的磷脂对胆固醇的转运有帮助作用。

6. 供给充足的维生素和矿物质

作为平衡膳食必需满足维生素和矿物质的供给，应按正常需要量摄入。如多选用粗粮、蔬菜和水果。

7. 限制钠的摄入量

高血压是冠心病的另一危险因素，而钠的摄入量与高血压密切相关，故对于防治冠心病的膳食也应限制钠的摄入，提倡每天食盐摄入量低于 6 g，并长期坚持。

8. 食物选择

（1）可选用食物　粮食类、豆类及其制品、水果、蔬菜、鱼、牛肉、瘦猪肉、薯类、海带、黑木耳、芝麻等。

（2）禁用食物　含动物脂肪高的食物，如肥猪肉、肥羊肉、剁碎的肉馅；含胆固醇高的食物，如猪皮、猪爪、带皮蹄髓、肝、肾、肺、脑、鱼子、蟹黄、全脂奶粉等。

三、高脂血症的营养与食疗

高脂血症不仅是导致动脉粥样硬化、冠心病、脑中风等疾病的重要因素，而且可以引起脂肪肝、肥胖症、胆结石等。高脂血症其发病原因很复杂，因肾病、糖尿病、严重肝病变等而引起的称继发性高脂血症。原发性高脂血症与糖尿病病人的糖代谢异常同样是终身性的。因此，高脂血症病人控制膳食需要长期坚持。

（一）膳食营养因素对血脂代谢的影响

血脂是血液中所含脂质的总称，主要包括三酰甘油、胆固醇、胆固醇酯、磷脂．脂肪酸等。高脂血症是指血中胆固醇或三酰甘油水平升高或两者都升高的疾病。因为血液中的脂质是以脂蛋白的形式存在而运转全身，所以高脂血症又称高脂蛋白血症。

1. 膳食脂肪和脂肪酸

1953 年，Keys 等首先提出膳食总脂肪摄入量是影响血浆总胆固醇水平的主要因素。此后，许多大规模的流行病学调查均证实，人群血清总胆固醇均值分别与其膳食总脂肪和饱和脂肪酸所占能量的比例呈显著正相关。我国调查资料表明，当动物性食品和油脂消费量增加，脂肪提供的能量增加 5%，人群平均血胆固醇水平升高 10%。虽然含饱和脂肪酸高的食物可导致 TC 升高。但是饱和脂肪酸碳链的长度不一样，对血脂的影响也不同。

（1）饱和脂肪酸（SFA）　SFA 可以显著升高血浆 Tc 和 LDL－C 的水平，但是不同长度碳链的 SFA 对血脂的作用不同。碳原子少于 12、大于或等于 18 的饱和脂肪酸对血清 5 融第六篇'疾病营养 TC 无影响，而含 12～16 个碳原子的饱和脂肪酸，如月桂酸（C12:0）、肉豆蔻酸（C14:0）、软脂酸（即棕榈酸，C16:0）可明显升高男性和女性的血清 TC、LDL－C 水平，含 18 个碳的硬脂酸（C18:0）不升高血清 TC、LDL－C。最近美国膳食推荐量建议，SFA 应占 7%～8% 总能量。中国营养学会推荐 SFA＜10% 总能量。

（2）单不饱和脂肪酸（MUFA）　动物实验和人群研究均证实单不饱和脂肪酸有降低血清 TC 和 LDL－C 水平的作用，同时可升高血清 HDL－C。膳食中单不饱和脂肪酸主要是油酸（C18:1），橄榄油中油酸含量达 84%，地中海地区人群血清 TC 水平低，心血管疾病发病率较低，可能与其膳食中橄榄油摄入量高有关。花生油、玉米油、芝麻油中油酸的含量也很丰富，分别为 56%、49%、45%，茶油中油酸含量达 80% 左右。美国在膳食推荐量中建议，MUFA 应增加到 13%～15% 总能量。

（3）多不饱和脂肪酸（PUFA）　PUFA 包括 n－6 的亚油酸和 n－3 的 α－亚麻酸以及长链的 EPA 和 DHA。研究表明，用亚油酸和亚麻酸替代膳食中饱和脂肪酸，可使血清中 TC、LDL－C 水平显著降低，并且不会升高 TG。临床研究表明低 SFA、高 PUFA（占总能量 16%～20.7%）的膳食使血浆胆固醇降低 17.6%～20.0%（与基础水平相比），更重要的是胆固醇的降低与心血管疾病发病率降低（降低 16%～34%）有关。然而有研究表明，高 PUFA 的膳食可以使 HDL－C 水平降低、增加某些肿瘤的危险，体外试验发现 PUFA 增加 LDL 氧化的作用，可能会增加心血管疾病的危险性，一些学者认为 Pu－FA 摄入量不应当超过 7%～10% 总能量。

膳食亚油酸和 α－亚麻酸在体内可分别转化为 n－6 PUFA（如花生四烯酸）和 n－3 PUFA（EPA、DHA）。他们都可转化为二十碳烷酸，从花生四烯酸转化的二十碳烷酸与由 EPA/DHA 转化来的二十碳烷酸，在生物学作用上相反，因此摄入平衡的 n－6：n－3 PUFA 是重要的，亚油酸与 α－亚麻酸的比值应当＜10。增加 α－亚麻酸的摄入量或降低亚油酸的摄入量都可以实现上述的比值。但是事实上亚油酸和 α－亚麻酸都有降低冠心病危险性的作用，当然 α－亚麻酸的作用比 EPA 和 DHA 的作用要弱得多。

（4）反式脂肪酸（TFA）　反式脂肪酸是在氢化油脂中产生的，如人造黄油。典型的西餐含反式脂肪酸 15 g/d，美国膳食中含 8 g/d，我国传统的膳食中反式脂肪酸的含量较低。以前一些研究表明，反式脂肪酸或氢化油与天然油的不饱和脂肪酸相比有增加血浆胆固醇的作用，而与饱和脂肪酸相比能降低胆固醇，对 TG 的作用不肯定。最近进行的评估反式脂肪酸对血脂和脂蛋白影响的研究一致表明，增加反式脂肪酸的摄入量，可使 LDL－C 水平升高，HDL－C 降低，使 TC/HDL－C 比值增高，LDL－C/HDL－C 比值增加，以及脂蛋白（a）升高，明显增加心血管疾病危险性，反式脂肪酸致动脉粥样硬化的作用比 SFA 更强。膳食中反式脂肪酸大多数来自氢化的植物油，目前认为反式脂肪酸应 <1% 总能量。

2. 膳食碳水化合物及其构成

进食大量糖类，使糖代谢加强，细胞内 ATP 增加，使脂肪合成增加。过多摄入碳水化合物，特别是能量密度高、缺乏纤维素的双糖或单糖类，可使血清 VLDL – C、TG、TC、LDL – C 水平升高。高碳水化合物还可使血清 HDL – C 下降，膳食碳水化合物摄入量占总能量的百分比与血清 HDL – C 水平负相关。我国膳食中碳水化合物的含量较高，人群中高甘油三酯血症较为常见。

膳食纤维有调节血脂的作用，可降低血清 TC、LDLD – C 水平。可溶性膳食纤维比不溶性膳食纤维的作用更强，前者主要存在于大麦、燕麦、豆类、水果中。

3. 微量元素

水质的硬度与钙、镁、锌等含量有关。镁对心血管系统有保护作用，具有降低胆固醇、降低冠状动脉张力、增加冠状动脉血流量等作用。动物实验发现，缺钙可引起血 Tc 和 TG 升高，补钙后，可使血脂恢复正常。缺锌可引起血脂代谢异常，血清锌含量与 TC、LDL – C 呈负相关，而与 HDL – C 呈正相关。

铬是葡萄糖耐量因子的组成成分，是葡萄糖和脂质代谢的必需微量元素。缺铬可使血清 Tc 增高，并使 HDL – C 下降。补充铬后，使血清 HDL – C 升高，TC 和 TG 水平降低，血清铬与 HDL – C 水平呈明显正相关。

4. 维生素

目前认为对血脂代谢有影响的维生素主要是维生素 C 和维生素 E。维生素 C 对血脂的影响可能通过以下机制实现：①促进胆固醇降解、转变为胆汁酸，从而降低血清 TC 水平；②增加脂蛋白脂酶活性，加速血清 VLDL – C、TG 降解。维生素 C 在体内参加胶原的合成，使血管韧性增加，脆性降低，可防止血管出血。同时维生素 C 还具有抗氧化作用，防止脂质的过氧化反应。

维生素 E 是脂溶性抗氧化剂，可抑制细胞膜脂类的过氧化反应，增加 LDL – C 的抗氧化能力，减少氧化型 LDL – C 的产生。维生素 E 能影响参与胆固醇分解代谢的酶的活性，有利于胆固醇的转运和排泄，对血脂水平起调节作用。

（二）高脂血症的饮食治疗

各种高脂血症治疗的基础是调整饮食和改善生活方式，无论是否采取药物治疗之前，首先必须进行饮食治疗。饮食治疗无效或病人不能耐受时，方可用药物治疗。尤其对原发性高脂血症患者，更应首先选择饮食治疗。即使在进行药物降脂治疗时，饮食疗法也要同时进行，以增强药物的疗效。饮食疗法能使血浆胆固醇降低，提高降脂药物的疗效，还具有改善糖耐量、恢复胰岛功能，减轻体重等多方面作用

1. 减少脂肪的摄入量是营养治疗的基础

减少动物性脂肪如猪油、肥猪肉、黄油、肥羊、肥牛、肥鸭、肥鹅等。这类食物含饱和脂肪酸较多，脂肪容易沉积在血管壁上，增加血液的黏稠度。饱和脂肪酸能够促进胆固醇吸收和合成，使血清胆固醇水平升高。饱和脂肪酸长期摄入过多，可使三酰甘油升高，并有加速血液凝固作用，促进血栓形成。科学家发现北极圈内格陵兰岛的爱斯基摩人以渔猎为生，

在他们中间冠心病的死亡率仅 5.3%，远远低于丹麦人的 35%。他们吃的食物中，饱和脂肪酸的含量很低，而多不饱和脂肪酸很高，主要含有二十碳五烯酸（EPA）和二十二碳六烯酸（DHA）。多不饱和脂肪酸能够降低血液的黏稠度并减少血小板的凝聚。DHA 可以降低血脂和保护神经系统。烹调时，应采用植物油，如豆油、玉米油、葵花籽油、茶油、芝麻油等，每日烹调用油以 10~15 g 为宜。

2. 限制胆固醇的摄入量

胆固醇是人体必不可少的物质，但摄入过多可引起血脂升高，故膳食中的胆固醇每日应不超过 300 mg，忌食含胆固醇高的食物，如动物内脏、蛋黄、鱼子、鱿鱼等食物。植物固醇存在于稻谷、小麦、玉米、菜籽等植物中，植物固醇在植物油中呈游离状态，具有降低胆固醇作用，而大豆中豆固醇有明显降血脂的作用，提倡多吃豆制品。

3. 供给充足的蛋白质

蛋白质以来自牛奶、鸡蛋、瘦肉类、去皮禽类、鱼虾类及大豆、豆制品等食品为好。但植物蛋白质的摄入量应在 50% 以上。

4. 适当减少碳水化合物的摄入量

不要过多吃糖和甜食，因为糖可转变为三酰甘油。应多吃粗粮，如小米、燕麦、豆类等食品，这些食品中纤维素含量高，具有降血脂的作用。

5. 选择含维生素、矿物质和纤维素的食物

应多吃新鲜蔬菜和水果，此类食物含维生素 C、矿物质和纤维素较多，能够降低三酰甘油、促进胆固醇的排泄。可选用降脂食物，如酸牛奶、大蒜、绿茶、山楂、绿豆、洋葱、香菇、蘑菇、平菇、金针菇、木耳、银耳、猴头等食物。近年发现菇类中含有丰富的"香菇素"。试验证实，当摄入动物性脂肪后，血液中的胆固醇都有暂时升高的现象。如果同时摄入香菇，血液中的胆固醇不仅没有升高，反而略有下降，并且不影响对脂肪的消化。国外学者认为，中国菜肴中常用木耳、香菇等配料，是一种科学的配菜方法。每 3~4 朵香菇中含香菇素 100 mg，具有降脂和保健作用。山楂、花生、萝卜、玉米、海带、豆腐、牛奶、黄豆等食物均有降低血脂的作用。

6. 坚持戒酒、少盐膳食

酒能够抑制脂蛋白酶，从而促进内源性胆固醇和三酰甘油的合成，导致血脂升高，故应戒酒。坚持少盐膳食，每日食盐用量应在 6 g 以下。

7. 食物选择和餐次

适当选择脂肪、胆固醇含量低的食物和有降低胆固醇作用的食物，如去皮家禽肉、瘦肉（牛、羊、猪）、鱼肉、牛奶、大豆蛋白、洋葱、大蒜、香菇、黄瓜、苹果等，烹调用植物油。餐次可按正常早、午、晚三餐安排。

项目四 膳食营养与痛风疾病

痛风是嘌呤代谢紊乱及（或）尿酸排泄减少所引起的一种晶体性关节炎，临床表现为高尿酸血症和尿酸盐结晶沉淀所致的特征性急性关节炎、痛风石形成、痛风石性慢性关节炎，并可发生尿酸盐肾病、尿酸性尿路结石等，严重者可出现关节致残、肾功能不全。痛风的生化标志是高尿酸血症，但高尿酸血症仅 10% 发展为临床痛风，其转变机制尚不明确。因此，高尿酸血症并不等于痛风。

在欧美地区高尿酸血症患病率为 2%～18%，痛风患病率为 0.2%～1.7%。在我国，以往一直认为痛风比较少见。近年来，随着我国经济发展，生活方式和饮食结构发生改变，我国高尿酸血症及痛风的患病率呈直线上升。有资料显示我国 20 岁以上人群 2.4%～5.7% 血尿酸过高。血尿酸过高患者如不注意控制饮食，5%～12% 可发展成痛风。预计今后我国痛风的发病人数还会快速增加。

一、痛风的营养代谢特点

1. 嘌呤

嘌呤是细胞核物质的组成元素，不仅机体代谢会产生嘌呤，几乎所有的动植物细胞中或多或少都含有嘌呤成分。机体代谢产生的嘌呤在多种酶的作用下经过复杂的代谢过程大部分合成核酸，被组织细胞重新利用，少部分分解成尿酸；而食物来源的嘌呤绝大部分生成尿酸，很少能被机体利用。所以从食物中摄取嘌呤量的多少，对尿酸的浓度影响很大，尤其是对肾脏排泄尿酸已经存在障碍的患者，摄入食物中嘌呤的含量直接影响血液中尿酸的水平，甚至诱发痛风急性发作。

2. 蛋白质

食物中的嘌呤多与蛋白质共存，高蛋白质饮食不但嘌呤摄入增多，而且可促进内源性嘌呤的合成和核酸的分解。动物蛋白所含的嘌呤较高，因此蛋白质的摄入应以植物蛋白为主，有肾脏病变者应采用低蛋白饮食。大豆蛋白能减少肾损害，在延缓慢性肾功能恶化方面的作用优于动物蛋白。动物蛋白可选用牛奶、鸡蛋。因牛奶、鸡蛋无细胞结构，不含核蛋白，可在蛋白质供给量允许范围内选用。酸奶中含乳酸较多，乳酸与尿酸竞争排泄，对高尿酸血症和痛风病人不利，故不宜饮用。但最近有一项研究表明，从牛奶中可纯化出黄嘌呤脱氢酶和黄嘌呤氧化酶，黄嘌呤脱氢酶催化次黄嘌呤氧化生成黄嘌呤并进一步催化黄嘌呤氧化生成尿酸，由此理论不难得出牛奶能增加尿酸的生成，但牛奶的摄入到底能否影响尿酸的水平还需要进一步的研究证实。

3. 脂肪

高脂饮食导致体内热量过剩，脂肪在体内沉积，最终引起高血压、脂代谢紊乱、糖代谢异常，向心性肥胖等。高体重指数（BMI）是高尿酸血症的危险因素。有研究发现，男性高尿酸血症患者肥胖的发生率为 9.1%～16.3%。肥胖者能量摄入增多，嘌呤代谢加速导致血尿酸浓度升高；肥胖引起体内内分泌系统紊乱，如雄激素和肾上腺皮质激素水平下降，酮生成过多，会与尿酸竞争并抑制尿酸在肾脏排泄。

4. 碳水化合物

碳水化合物有抗生酮作用，可防止脂肪分解产生酮体，并能促进尿酸的排出。但果糖可促进核酸分解，增加尿酸的生成，应减少摄入。碳水化合物为人体能量的主要来源，因高尿酸血症患者多超重，应控制碳水化合物的摄入量，每日总热量应较正常减少 10%～15%。

5. 矿物质与维生素

尿酸在碱性环境中的溶解度远远高于酸性环境。尿液 pH 升高，可防止尿酸结晶形成并促使其溶解，增加尿酸的排出量，防止形成结石并使已形成的结石溶解。关节液中 pH 上升至 6 以上时，尿酸多呈游离状态，很少形成尿酸盐结晶。钾可以促进肾脏排出尿酸，减少尿酸盐沉积。钠盐有促使尿酸沉淀的作用，加之痛风多伴有原发性高血压、冠心病及肾病变等，所以痛风患者应限制每日钠盐摄入。B 族维生素和维生素 C 可促进组织沉积的尿酸盐溶解，有利于缓解痛风。

6. 水

体内产生的尿酸主要经肾脏随尿液排出体外，因为尿酸的水溶性较低，肾脏排泄尿酸必须保证有足够的尿量。任何原因导致循环血容量不足，肾小球滤过率降低，必然影响尿酸经肾脏的排泄，导致血尿酸浓度升高。提高水的摄入量可以增加排尿量，利于尿酸排出，防止尿酸盐的形成和沉积。

7. 酒精

血清尿酸值与酒精摄入量呈高度正相关，饮酒是血清尿酸值升高的重要原因之一，是男性高尿酸血症的危险因素。其机制有：①在乙醇代谢过程中，因快速消耗 ATP，使尿酸产生增加；②乙醇代谢产生的乳酸，可抑制肾脏对尿酸的排泄；③酒精性饮料中含有嘌呤，在体内代谢生成尿酸等。有研究认为痛风患者与正常对照组相比，多数带有多种"耐酒"型基因的醛脱氢酶正常活性的同型结合体。因为对酒的耐受性强，饮酒量增加，有可能导致血清尿酸值呈相乘性升高。

二、痛风的营养治疗与预防

1. 营养治疗目的

通过限制嘌呤食物，采用适当热量，限制脂肪和蛋白饮食、禁酒、供应充足水分，减少外源性核蛋白，降低血清尿酸水平并增加尿尿酸的排出，从而减少痛风急性发作的频率和程度，防止并发症，减少药物用量。

2. 营养预防原则

（1）限制嘌呤摄入

对正常人来说，摄入过多嘌呤，机体可通过肾脏和肠道在短时间内将其清除，但对高尿酸血症或痛风病人，摄入过多的嘌呤只会进一步加重病情。因此，患者应该根据自己的病情在医生指导下选择食物。食物中嘌呤的含量规律为：内脏 > 肉、鱼 > 干豆、坚果 > 叶菜 > 谷类 > 淀粉类、水果。按照每 100 g 食物中嘌呤的含量多少，可将食物分为 4 类：①含量少或不含嘌呤的食物；②含 50～75 mg 嘌呤的食物；③含 75～150 mg 嘌呤的食物；④含 150～1000 mg嘌呤的食物。

一般情况下，痛风急性发作期、近期有症状，如关节的红、肿、热、痛等禁用③④类食物，少用②类食物，以①类食物为主；缓解期和慢性期，近期无痛风发作症状者禁用④类食物，少用②③类食物，以①类食物为主；高尿酸血症患者仅有血尿酸增高，无痛风症状者禁用④类食物，可少量用③类食物，以①②类食物为主。

由于外源性尿酸占体内总尿酸的 20%，严格的饮食控制只能使血尿酸下降 10～20 mg/L，对改善高尿酸血症的作用有限，再加上药物治疗的进展，目前已不提倡长期采用严格的限制嘌呤的膳食。合理的饮食结构、适宜的体重、良好的饮食行为和生活方式是预防痛风的最有效措施。

（2）控制能量摄入，保持适宜体重

痛风病人多伴有超重或肥胖，应控制能量摄入尽量达到或稍低于理想体重，每日总热能供给应比正常人低 10% 左右。一般应控制在 6 276～7 531 kJ。临床资料显示，肥胖的痛风患者，在缓慢稳定降低体重后，不仅血尿酸水平下降，尿酸清除率和尿酸转换率升高，尿酸池缩小，未引起痛风急性发作。减重膳食必须循序渐进，以免体重减轻过快，造成脂肪分解过多导致酮症酸中毒而诱发痛风的急性发作。

（3）适量限制蛋白质和脂肪

食物中的核酸多与蛋白质合成核蛋白存在细胞内，适量限制蛋白质供给可控制嘌呤的摄取。其供给量为 $0.8 \sim 1.0$ g/kg 或 $50 \sim 70$ g/d，并以含嘌呤少的谷类、蔬菜类为主要来源，优质蛋白质可选用不含或少含核蛋白的乳类、干酪、鸡蛋等。尽量不用肉、鱼、禽类等，如一定要用，可经煮沸弃汤后食少量。在痛风性肾病时，应根据尿蛋白的丢失和血浆蛋白质水平适量补充蛋白质；但在肾功能不全，出现氮质血症时，应严格限制蛋白质的摄入量。

脂肪可减少尿酸排泄，应适量限制，可采用低量或中等量，为 $40 \sim 50$ g/d，占总能量的 $20\% \sim 25\%$，并用蒸、煮、炖、卤、煲等用油少的烹调方法。

（4）合理供给碳水化合物

碳水化合物供给量应占总能量的 60%。患者可食用富含碳水化合物的食物，如米饭、馒头、面食等。合并有糖尿病者给予糖尿病膳食。蔗糖和甜菜糖分解后会产生果糖，而果糖能增加尿酸生成，应尽量少食。蜂蜜含果糖亦较高，不宜食用。

（5）足量的维生素和矿物质

供给富含矿物质的碱性食物，有利于尿酸的溶解与排出。属于此类的食物有：各种蔬菜、水果、鲜果汁、马铃薯、甘薯、海藻、紫菜、海带等。西瓜与冬瓜不但属碱性食物，且有利尿作用，对痛风治疗有利。应限制钠盐摄入，每天控制在 $2 \sim 5$ g。

（6）供给充足的水分

痛风患者每日应喝水 $2\,000 \sim 3\,000$ mL，以保证尿量，促进尿酸的排出，防止尿酸结石的生成。可在睡前或半夜饮水，以防止尿液浓缩。肾功能不全时水分应根据病情进行适当调整。

（7）限制刺激性食物

痛风患者不宜饮酒，尤其应限量饮用啤酒；此外，强烈的香料和调味品也不宜食用；可可、咖啡、茶可少量食用。

项目五　实验实训内容

实训一　糖尿病患者的食谱设计

一、实训目的

1. 掌握食物交换份法编制糖尿病患者食谱的原理、计算与评价。
2. 熟悉食谱编制原则、食物等值交换表的组成特点。
3. 了解糖尿病患者食谱编制的方法。

二、实训原理

糖尿病患者的营养食谱编制必须符合其营养治疗原则。糖尿病患者的营养治疗原则为：合理控制患者总能量的摄入，确保患者维持或者接近标准体重为宜；膳食中选用血糖指数

（GI）比较低的糖类，避免过量摄入血糖指数较高的精制糖类；适当控制脂肪和胆固醇的摄入；确保充足的蛋白质摄入，优质蛋白质适量；提供丰富的维生素和矿物质；适当增加膳食纤维的摄入；科学合理地安排患者饮食。

糖尿病患者的营养食谱编制方法可以分为计算法、主食固定法以及食物交换份法。

1. 计算法

根据患者病情，首先确定全日能量供给量；按照糖尿病患者营养治疗原则，分配三大产能营养素每日应提供的能量，计算三者每日需要量；按照合理的饮食习惯，分配三大营养素每餐需要量；根据食物成分表，结合患者饮食习惯，确定主食和副食的品种、数量；确定纯能量食物的用量；最后对食谱予以评价和微调。计算法比较准确，但非常繁琐，不适合患者亲自操作。

2. 主食固定法

适用于门诊患者并于家庭进餐者。该方法根据患者病情固定主食用量，副食仅限制含糖较高的食品，其他一般不限制，同时必须保证总能量的摄入恒定。此方法简单易操作。

3. 食物交换份法

将常用食物按照营养成分的特点予以归类，以每份食物提供 90 kcal 能量为标准，计算出各个类别中每份食物对应的质量和所含营养素的量，并绘制成常用表格。使用时，根据患者具体情况确定其全日所需的总能量及三大营养素供给量，指导患者灵活运用表格，选择个人的食物种类及单位份数，制定出自己的一日食谱。此方法兼具计算法和主食固定法的优点，常用于糖尿病患者的食谱设计。

三、实训操作

下面举例说明使用食物交换份法为糖尿病患者进行食谱编制。

患者，张师傅，公交车司机，今年 45 岁，身高 170 cm，体重 75 kg，患糖尿病已经 2 年，病情较轻，没有其他并发症。患者每天习惯食物为牛奶 250 g，蔬菜 500 g，苹果 200 g。患者拟采用单纯饮食治疗，试为其编制一份营养治疗食谱。

（1）计算每日能量供给量：患者的体质指数（BMI）= ［体重（kg）/身高（m）］^{2} = 25.95，超重；或者粗算标准体重 = 身高（cm）- 105 = 170 - 105 = 65（kg）。患者目前体重 75 kg，超重 15.4%。

一日需要的总热量 = 标准体重（kg）× 成人糖尿病患者能量供给量［kcal/（kg（体重）·d）］（见表 6 - 3），患者属于中等体力强度，计算该患者每天能量供给量为 65 kg × 30 kcal/［kg（体重）·d］= 1950 kcal/d。

表 6 - 3　成年人糖尿病能量供给量　　　　［kcal/（kg（体重）·d）］

体型	极轻体力劳动	轻体力劳动	中等体力劳动	重体力劳动
正常	20 ~ 25	30	35	40
消瘦	30	35	40	40 ~ 50
超重	15 ~ 20	20 ~ 25	30	30

注：50 岁以上，每增加 10 岁，能量供应减少 10%，活动量少时，能量可按照 20 kcal/（kg·bw·d）供给。

（2）计算每日糖类、蛋白质、脂肪的供给量：糖尿病患者蛋白质消耗增加，易出现负氮平衡，膳食中可适当增加蛋白质的供给，故本例中糖类、蛋白质、脂肪的供能比例按照60%、18%、22%计算。计算得每日患者膳食中三大营养素的需要量分别为糖类292.5 g，蛋白质87.8 g，脂肪47.7 g。

（3）对于有习惯食物的患者，首先确定习惯食物的用量。根据表6－4，算出习惯食物的份数，统计习惯食物已提供的糖类、蛋白质和脂肪的质量。

（4）计算除习惯食物外，还须由膳食提供的糖类质量以及对应的谷薯类份数。

（5）计算除习惯食物及谷薯类外，还须由膳食提供的蛋白质质量以及对应的肉蛋类份数。

（6）最后计算烹调用油的数量。

上述计算过程以及结果见表6－5。

表6－4　常见食物互换表

谷类薯类食物互换表（能量相当于50 g米、面的食物）

食物名称	市品重量/g*	食物名称	市品重量/g*
稻米或面粉	50	烙饼	70
面条（挂面）	50	烧饼	60
面条（切面）	60	油条	45
米饭	籼米150，粳米110	面包	55
米粥	375	饼干	40
馒头	80	鲜玉米（市品）	350
花卷	80	红薯、白薯（生）	190

* 成品按照与原料的能量比折算

蔬菜类食物互换表（市品相当于100 g可食部重量）

食物名称	市品重量/g*	食物名称	市品重量/g*
萝卜	105	菠菜、油菜、小白菜	120
樱桃西红柿	100	圆白菜	115
西红柿	100	大白菜	115
柿子椒	120	芹菜	150
黄瓜	110	蒜苗	120
茄子	110	菜花	120
冬瓜	125	莴笋	160
韭菜	110	藕	115

* 按照市品可食部百分比折算

水果食物互换表（市品相当于 100 g 可食部重量）

食物名称	市品重量/g*	食物名称	市品重量/g*
苹果	130	柑橘、橙	130
梨	120	香蕉	170
桃	120	芒果	150
鲜枣	115	火龙果	145
葡萄	115	菠萝	150
草莓	105	猕猴桃	120
柿子	115	西瓜	180

* 按照市品可食部百分比折算

肉类食物互换表（市品相当于 50 g 生鲜肉）

食物名称	市品重量/g*	食物名称	市品重量/g*
瘦猪肉（生）	50	羊肉（生）	50
猪排骨（生）	85	整鸡、鸭、鹅（生）	75
猪肉松	30	烧鸡、烧鸭、烧鹅	60
广式香肠	55	鸡肉（生）	50
肉肠（火腿肉）	85	鸡腿（生）	50
酱肘子	35	鸡翅（生）	80
瘦牛肉（生）	50	炸鸡	70
酱牛肉	35	鸭肉（生）	50
牛肉干	30	烤鸭	55

* 以可食部百分比及同类畜、禽生肉的蛋白质折算，烤鸭、肉松、大排等食物能量密度较高，与瘦肉相比，提供等量蛋白质时，能量是其 2 倍~3 倍，因此在选择这些食物应注意总能量的控制。

鱼虾类食物互换表（市品相当于 50 g 可食部重量）

食物名称	市品重量/g*	食物名称	市品重量/g*
草鱼	85	大黄鱼	75
鲤鱼	90	带鱼	65
鲢鱼	80	鲅鱼	60
鲫鱼	95	墨鱼	70
鲈鱼	85	蛤蜊	130
鳊鱼（武昌鱼）	85	虾	80
鳙鱼（胖头鱼、花鲢鱼）	80	蟹	105
鲳鱼（平鱼）	70		

* 按照市品可食部百分比折算

续表

大豆类食物互换表（相当于 50 g 大豆的豆类食物）

食物名称	市品重量/g*	食物名称	市品重量/g*
大豆（黄豆、青豆、黑豆）	50	豆腐丝	80
北豆腐	145	素鸡	105
南豆腐	280	腐竹	35
内酯豆腐	350	豆浆	730
豆腐干	110		

* 豆制品按照与黄豆的蛋白质比折算

乳类食物互换表（相当于 50 g 大豆的豆类食物）

食物名称	市品重量/g*	食物名称	市品重量/g*
鲜牛奶（羊奶）	100	奶粉	15
酸奶	100	奶酪	10

* 奶制品按照与鲜奶的蛋白质比折算

表 6 – 5　食谱计算

计算说明	食品类别	交换单位/份	食谱用量/g	糖类/g	蛋白质/g	脂肪/g	能量/kcal
求谷薯类用量： 全日需要糖类 292.5 g，蔬菜、乳类已提供 26 g，谷薯类需提供 266.5 g，266.5 ÷ 20 ≈ 13 份	蔬菜类	1	500	17.0	5.0		90
	乳类	1.5	250	9.0	7.5	7.5	135
	谷薯类	13	325	260	26		1170
求肉蛋类用量： 全日需要蛋白质 87.8 g，已经由谷薯、蔬菜、乳类提供 38.5 g，肉蛋类需提供 49.3 g ÷ 9 ≈ 5.5 份	肉蛋类	5.5	275		49.5	33	495
求油脂用量： 全日需要脂肪 47.7 g，已经由谷薯、蔬菜、乳类、肉蛋类提供提供 40.5 g，还需提供油脂 7.2 g ÷ 10 ≈ 1 份	油脂类	1	10			10	90
全日总量		22	1360	286	88	50.5	1980

（7）根据上述计算所得的全日主食、副食用量（各交换食物份数）粗配食物。

四、结果分析

根据配餐结果进行食谱评价，根据膳食能量及营养素摄入量、膳食模式等分析结果，对食谱进行改进。

最后，根据最终确定的食物用量及交换单位份数，参考食物交换份表，并加入可供厨房烹调的方法，制定一日（表 6 - 6）、一周或一月食谱。

表 6 - 6 糖尿病人一日食谱安排举例

食物种类	交换单位/份	食物用量/g	食谱内容
蔬菜	1	500	早餐：牛奶 250 g，馒头（面）100 g，拌豆腐丝 50 g
牛奶	1.5	250	午餐：米饭 125 g，炒豆芽 150 g；芹菜 100 g，炒肥瘦猪肉 25 g；煎鸡
谷薯类	13	325	蛋 1 个；烹调油少许
肉蛋类	5.5	275	晚餐：米饭 100 g，菠菜 150 g，冬瓜 100 g，炖排骨 100 g；豆腐干 25 g；
烹调油	1	10	烹调油少许

五、注意事项

1. 根据糖尿病患者的饮食习惯、血糖和糖尿病波动情况、服降糖药或注射胰岛素时间及病情是否稳定等确定餐次分配比例。注意尽量做到少食多餐、定时定量。常用的一日能量分配比例为早餐 20%、午餐 40%、晚餐 40%；或早餐 20%、午餐 40%、晚餐 30%、睡前加餐 10%；或早餐 20%、上午加餐 10%、午餐 20%、下午加餐 10%、晚餐 30%、睡前加餐 10%。配餐时先配主食，后配蔬菜，再配荤菜及豆制品，最后计算烹调用油及调味品。

2. 根据膳食计算方法对搭配食谱予以评价，发现不合理时借助食物交换表、食物成分表等工具及时予以调整，直至符合要求为止。

实训二 痛风患者的食谱设计

一、实训目的

学习痛风患者的食谱设计原则与方法。

二、实训原理

痛风是嘌呤代谢紊乱及/或尿酸排泄减少所引起的一组疾病。通过饮食控制和药物治疗，完全可以控制痛风症的急性发作，阻止病情加重和发展，逐步改善体内嘌呤代谢，降低血中尿酸的浓度，减少其沉积，防止并发症。

三、实训操作

食谱设计：张某，男，44 岁，身高 168 cm，体重 74 kg，某天夜间突然出现第一跖趾关节疼痛、肿胀，到医院就诊，检查血尿酸值 587.56 mmol/L，诊断为急行痛风性关节炎。请根据患者情况，设计一日食谱。

四、结果分析

将设计食谱进行一般食谱评价，并结合痛风病人膳食原则进行可行性分析。

（1）限制高嘌呤食物：急性发作期，嘌呤摄入量应严格控制在 150 mg/d 以内，宜选用第一类含嘌呤少的食物。在痛风缓解期，可适量增选含嘌呤中等量的第二类食物，注意肉类每日不宜超过 120 g，尤其不要在一餐中进食肉类过多。

（2）限制热能：肥胖是痛风的危险因素之一，所以总热量摄入应控制在保持或达到理想体重，最好低于理想体重的 10% ~ 15%。

（3）适量摄入蛋白质：蛋白质摄入量在 0.8 ~ 1.0 g/（kg·d）或 50 ~ 70 g/d，以植物蛋白为主。注意酸奶中含乳酸较多，乳酸与尿酸竞争排泄，对痛风病人不利，所以不宜饮用。

（4）低脂饮食：控制在 50 g/d 左右。

（5）低盐饮食：钠具有促进尿酸沉淀的作用，建议痛风患者为低盐饮食，每天 2 ~ 5 g。

（6）大量饮水：有利于促进尿酸排出，只要肾功能正常，每天饮水量应在 2 000 ~ 3 000 mL。

（7）补充维生素：供给充足 B 族维生素和维生素 C。多供给蔬菜、水果等成碱性食物。蔬菜 1000 g/d，水果 4 ~ 5 次。碱性食物有利于尿酸盐溶解，有利于尿酸排出。

（8）禁止饮酒：酒类能够造成机体内乳酸堆积，影响尿酸排出，诱使痛风发作。

（9）注意烹调方法，少用辛辣刺激性食品，肉类煮后弃汤可减少嘌呤量。

（10）饮食有规律，避免暴饮暴食。

五、注意事项

一般将食物按嘌呤含量分为三类：

第一类：嘌呤含量较少，每 100 g 嘌呤含量小于 50 mg。

①谷薯类：大米、米粉、小麦、糯米、大麦、小麦、荞麦、富强粉、面粉、通心粉、挂面、面条、面包、馒头、麦片、白薯、马铃薯、芋头。

②蔬菜类：白菜、卷心菜、芥菜、芹菜、青菜叶、空心菜、芥蓝菜、茼蒿菜、韭菜、黄瓜、苦瓜、冬瓜、南瓜、丝瓜、西葫芦、菜花、茄子、豆芽菜、青椒、萝卜、胡萝卜、洋葱、番茄、莴苣、泡菜、苋菜、葱、姜、蒜头、荸荠。

③水果类：橙、橘、苹果、梨、桃、西瓜、哈密瓜、香蕉、菜果汁、果冻、果干、糖、糖浆、果酱。

④乳蛋类：鸡蛋、鸭蛋、皮蛋、牛奶、奶粉、奶酪、酸奶、炼乳。

⑤其他：猪血、猪皮、海参、海蜇皮、海藻、红枣、葡萄干、木耳、蜂蜜、瓜子、杏仁、栗子、莲子、花生、核桃仁、花生酱、枸杞、茶、咖啡、碳酸氢钠、巧克力、可可、油脂。

第二类：嘌呤含量较高，每 100 g 含 50 ~ 150 mg。米糠、麦麸、麦胚、粗粮、绿豆、红豆、花豆、豌豆、菜豆、豆腐干、豆腐、青豆、豌豆、黑豆；猪肉、牛肉、小牛肉、羊肉、鸡肉、兔肉、鸭、鹅、鸽、活鸡、火腿、牛舌；鳝鱼、鳗鱼、鲤鱼、草鱼、鳕鱼、鲑鱼、黑鲳鱼、大比目鱼、鱼丸、虾、龙虾、乌贼、螃蟹、鲜蘑菇、芦笋、四季豆、鲜豌豆、昆布、菠菜。

第三类：嘌呤含量高，每 100 g 含 150 ~ 1 000 mg。猪肝、牛肝、牛肾、猪小肠、猪脑、胰脏、白带鱼、白鲇鱼、沙丁鱼、凤尾鱼、鲢鱼、鲱鱼、鲭鱼、小鱼干、牡蛎、蛤蜊、浓肉汁、浓鸡汤及肉汤、火锅汤、酵母粉。

【复习思考题】

一、简述题

1. 为什么说心脑血管疾病是"富裕型"疾病?
2. 防治高血压的膳食有哪些原则?
3. 糖尿病患者如何进行营养治疗?
4. 如何对肿瘤病人进行营养状况评价?

二、技能题

患者,刘某,男,61岁,身高170 cm,体重75 kg,退休前为机关工作人员,生活作息很有规律,每天早晨喝200mL豆浆,早晚各吃一根香蕉(总计约150 g)。退休后与老伴散散步,或者与邻里聊天、喝茶,或看看报纸,听听新闻,生活悠闲。2年前,因身体不适,入院诊断为糖尿病,病情较轻,无并发症,医生建议其注意饮食。

试根据上述病例资料,采用食物交换法为该患者编制一日食谱。

模块七　食品污染及其预防

【知识目标】
1. 掌握食品污染的定义、分类及途径。
2. 掌握各类食品污染的污染源、危害及卫生措施。

【技能目标】
能够正确运用所学理论知识分析食品污染的污染源、污染途径及预防措施。

食品从种植、养殖到生产、加工、贮存、运输、销售、烹调直至餐桌的整个过程中的各个环节，都有可能受到有毒有害物质的污染，以致降低食品卫生质量，对人体造成不同程度的危害，并进而对整个社会产生重要影响。食品污染来源广泛，途径多样，并各有其毒性，危害严重，但又是可以预防的。

项目一　认识食品污染

一、食品污染的定义

正常食品受到有害物质的侵袭，造成食品含有外来的、有害于人体健康的微生物、化学物质及放射性物质等，使食品的安全性、营养性或感官性状发生改变，称为食品污染。在从农田到餐桌的一系列加工流通环节中，因各种原因而存在危害性，从而构成一系列的食品污染问题。

二、食品污染的分类

食品污染一般按性质和来源分为三大类。

（一）生物性污染

食品的生物性污染包括微生物、寄生虫、昆虫及病毒的污染。微生物污染源主要有细菌与细菌毒素、霉菌与霉菌毒素。出现在食品中的细菌除包括可引起食物中毒、人畜共患传染病的致病菌外，还包括能引起食品腐败变质的非致病菌。寄生虫和虫卵主要通过病人、病畜的粪便经水体或土壤间接污染食品或直接污染食品。昆虫污染主要包括粮食中的甲虫、螨类、蛾类以及动物食品和发酵食品中的蝇、蛆等。病毒污染源主要包括肝炎病毒、脊髓灰质炎病毒和口蹄疫病毒等。

（二）化学性污染

食品的化学性污染涉及范围较广，情况也较复杂，主要分为金属与非金属污染、有机物污染、无机物污染。金属与非金属污染一般由汞、铜、铅、砷、氟等元素造成，有机物污染一般由氰化物、有机磷、有机氯造成，无机物污染剂则一般通过亚硝酸盐、亚硝胺类物质污染。化学性污染中危害最严重的是化学农药及兽药、有害金属、多环芳烃类，如苯并芘、N-亚硝基化合物、杂环胺、氯丙醇等污染，滥用食品用的工具、容器、食品添加剂、植物生长促进剂等也是食品化学性污染的因素。

（三）物理性污染

物理性污染主要来源于复杂的多种非化学性的杂物，虽然有的污染物可能并不威胁消费者的健康，但是严重影响了食品应有的感官性状或营养价值，使食品质量得不到保证。主要包括：

1. 来自食品产、储、运、销的污染物

如粮食收割时混入的草籽、液体食品容器池中的杂物、食品运销过程中的灰尘及苍蝇等。

2. 来自食品掺假

如粮食中掺入的沙石、肉中注入的水、奶粉中掺入大量的糖等。

3. 来自食品的放射性污染

主要指来自放射性物质的开采、冶炼、生产、应用及意外事故造成的污染。正确认识食品污染的分类，对于辨别被污染食品，寻找食品的污染源，减少污染的危害，有效防止污染的再次发生都有积极的意义。

三、食品污染的途径

食品在生产加工、运输、贮藏、销售以及食用过程中都可能遭受到污染，其污染的途径可分为两大类。

（一）内源性污染

作为食品原料的动植物体在生活过程中，由于本身带有的微生物而造成食品的污染称为内源性污染，也称一次污染。如畜禽在生活期间，其消化道、上呼吸道和体表总是存在一定类群和数量的微生物。当受到沙门氏菌、布氏杆菌、炭疽杆菌等病原微生物感染时，畜禽的某些器官和组织内就会有病原微生物的存在。如家禽感染了鸡白痢、鸡伤寒等传染病，病原微生物可通过血液循环侵入卵巢，在蛋黄形成时被病原菌污染，使所产卵中也含有相应的病原菌。

（二）外源性污染

食品在生产加工、运输、贮藏、销售以及食用过程中，通过水、空气、人、动物、机械设备及用具等而使食品发生微生物污染称外源性污染，也称二次污染。

1. 通过水源污染

在食品的生产加工过程中，水既是许多食品的原料或配料成分，也是清洗、冷却、冰冻不可缺少的物质，机械设备、地面及用具的清洗液需要大量用水。各种天然水源包括地表水和地下水，是微生物污染食品的主要媒介。在生产中，即使使用符合卫生标准的水源，由于方法不当也会导致微生物的污染范围扩大。如在屠宰加工厂宰杀、除毛、净膛的工序中，皮毛或肠道内的微生物可通过水的散布而造成畜体之间的相互感染。

2. 通过空气污染

空气中的微生物可能来自土壤、水、人及动植物的脱落物、呼吸消化道的排泄物，它们可随着灰尘、水滴的飞扬或沉降而污染食品。人体的痰液、鼻涕与唾液的小水滴中所含有的微生物在讲话、咳嗽或打喷嚏时均可直接或间接污染食品。人在讲话或打喷嚏时，距人体1.5 m 内的范围是直接污染区，大的水滴可悬浮在空气中达 30 min 之久；小的水滴可在空气中悬浮 4 ~ 6 h，因此，食品暴露在空气中被微生物污染是不可避免的。

3. 通过人及动物接触传播

从事食品生产的人员如果不保持清洁，就会有大量的微生物附着在他们的身体、衣帽上，通过皮肤、毛发、衣帽与食品的接触而造成污染。在食品的加工、运输、贮藏及销售过程中，也不可避免存在着混入污染物的意外污染的风险。如，生产者的戒指、指甲、毛发等掉入食品中。食品被鼠、蝇、蟑螂等直接或间接接触同样会造成食品的微生物污染。试验证明，每只苍蝇带有数百万个细菌，80% 的苍蝇肠道中带有痢疾杆菌，鼠类粪便中带有沙门氏菌、钩端螺旋体等病原微生物。

4. 通过加工设备及包装材料污染

在食品的生产加工、运输、贮藏过程中所使用的各种机械设备及包装材料，在未经消毒或灭菌前，总会带有不同数量的微生物而成为微生物污染源。食品在生产过程中，通过不经消毒灭菌的设备越多，造成微生物污染的机会也越多。已经过消毒灭菌的食品，如果使用的包装材料未经过无菌处理，则会造成食品的重新污染。

5. 通过不恰当的加工方法污染

（1）多环芳烃化合物　多环芳烃化合物是一类具有较强致癌作用的食品化学污染物，目前已鉴定出数百种，其中以苯并芘系多环芳烃为代表。主要来源有：①食品在用煤、炭和植物燃料烘烤或熏制时直接受到污染；②食品成分在高温烹调加工时发生热解或热聚反应时所形成，这是食品中多环芳烃的主要来源。

（2）N 亚硝基类化合物　N 亚硝基类化合物在新鲜食品中含量较低，但其前体物亚硝酸盐和胺类在食品中含量丰富、来源广泛，在某些贮藏加工条件下，二者会形成亚硝胺或亚硝酰胺而对人体造成危害。暴腌蔬菜过程中会产生大量的亚硝酸盐，因此腌菜应在 30 d 之后食用。在不新鲜的鱼、肉中，由于蛋白质的分解，胺类物质的含量上升，如二甲基胺、三甲胺、胍基丁胺等，它们在酸性条件下与亚硝酸盐可形成亚硝胺类物质。胃的 pH 较低，适宜亚硝胺和亚硝酰胺的合成，可直接导致胃癌。因此，蔬菜中的亚硝酸盐与高蛋白食物中的胺类在人体内合成的这类毒物不可忽视。此外，肉类加工中使用硝酸盐和亚硝酸盐着色剂也是食品中这类毒物的来源之一。

6. 人为污染

食品生产者非法把非食品添加剂如"吊白块"添加到米、面、腐竹、食糖等食物中进行增白。如，甲醛可以改变一些食品的色泽并有防腐保鲜作用，在无知或金钱利益的驱使下，一些不法分子在某些食品加工时加入甲醛，在辣椒酱中加入苏丹红等，这些都是人为故意造成的食品污染。另外，在食品中添加适量的防腐剂虽然可以防止变质，延长食品的保质期，但防腐剂内含有大量亚硝胺类物质，这类物质有明显的致癌作用。

7. 食物储运不当污染

食物储运不当，如在贮藏中若水分过高，可能会霉变，霉变的大米、玉米、花生中所含的黄曲霉毒素对人和动物有很强的致癌作用。

8. 放射性污染

放射性污染主要是指地壳中的放射性物质以及来自核武器试验或和平利用放射能过程中的泄露事故所造成的污染。天然放射性物质在自然界中分布很广，它存在于矿石、土壤、天然水、大气及动植物的所有组织中，特别是鱼贝类等水产品对某些放射性核素有很强的富集作用。放射性污染可以通过食物链在水生生物、植物和动物之间转移。

项目二　食品的生物性污染及预防

微生物污染食品后不仅可以降低食品卫生质量，而且还可以对人体健康产生危害。在食品中常见的微生物有以下几类（从食品安全的角度，微生物对食品的污染可概括为）：①可以直接致病的微生物，如致病菌（能引起宿主致病的细菌）、人畜共患传染菌病原菌、产毒霉菌和霉菌毒素；②相对致病菌，在通常情况下不致病，只有在一定的特殊条件下，才具有致病力的一些细菌；③非致病性微生物，主要包括非致病菌、不产毒霉菌与常见酵母。

一、食品的细菌污染与腐败变质

食品的细菌以及由此引起的腐败变质是食品卫生中最常见的有害因素之一。食品中的细菌，绝大多数是非致病菌。它们对食品的污染程度是间接估测食品腐败变质可能性及评价食品卫生质量的重要指标，同时也是研究食品腐败变质的原因、过程和控制措施的主要对象。此节讨论的主要是非致病菌。

食品的细菌污染

由于非致病菌中多数是非腐败菌，从影响食品卫生的角度出发，应特别注意以下几属常见的食品细菌。

1. 常见的食品细菌

（1）假单胞菌属　广泛分布于食品中，特别是蔬菜、肉、家禽和海产品中，并可引起腐败变质，是导致新鲜的冷冻食物腐败的重要细菌。

（2）微球菌属和葡萄球菌属　它们因营养要求低而成为食品中极为常见的菌属，可分解食品中的糖类并产生色素。

（3）芽孢杆菌属　是肉类及罐头中常见的腐败菌。

（4）肠杆菌科各属　是常见的食品腐败菌。其中，大肠杆菌也是粪便污染食品和饮用水指示菌之一。

（5）弧菌属与黄杆菌属　为鱼类及水产品中常见的腐败菌。

（6）嗜盐杆菌属与嗜盐球菌属　多见于咸鱼、咸肉等盐腌制食品中。

（7）乳杆菌属　主要见于乳品中。

2. 评价食品卫生质量的细菌污染指标与食品卫生学意义

反映食品卫生质量的细菌污染指标有两个：一为菌落总数，二是大肠菌群。

菌落总数是指在被检样品的单位质量（g）、容积（mL）或表面积（cm²）内，所含能在严格规定的条件下（培养基及其 pH、培养温度与时间、计数方法等）培养所生成的细菌菌落总数，以菌落形成单位（CFU）表示。其卫生意义为：一是食品清洁状态的标志，利用它起到监督的作用。二是预测食品的耐保藏期。

大肠菌群包括肠杆菌科的埃希氏菌属、柠檬酸杆菌属、肠杆菌属和克雷伯菌属。大肠菌群一般都是直接或间接来自人与温血动物粪便。食品中大肠菌群的数量是采用相当于每克或每毫升食品的最近似数来表示，简称为大肠菌群最近似数（MPN）。其卫生学意义：一是表示食品曾受到人与温血动物粪便的污染；二是作为肠道致病菌污染食品的指示菌。因为大肠菌群与肠道致病菌来源相同，且在一般条件下大肠菌群在外界生存时间与主要肠道致病菌是一致的。

大肠菌群被用作食品卫生质量鉴定指标，对低温菌占优势的水产品，特别是冷冻食品未必适用。

二、霉菌与霉菌毒素对食品的污染及其预防

与食品卫生关系密切的霉菌大部分属于半知菌纲中曲霉菌属、青霉菌属和镰刀霉菌属。

（一）霉菌的发育和产毒条件

霉菌产毒需要一定的条件，影响霉菌产毒的条件主要是食品基质中的水分、环境中的温度和湿度及空气的流通情况。

1. 水分和湿度

霉菌的繁殖需要一定的水分活性。因此食品中的水分含量少（溶质浓度大），P 值（一定温度下食品中水分产生的蒸汽压）越小，a_w（水分活度）越小，即自由运动的水分子较少，能提供给微生物利用的水分少，不利于微生物的生长与繁殖，有利于防止食品的腐败变质。

2. 温度

大部分霉菌在 28℃ ~ 30℃ 都能生长。10℃ 以下和 30℃ 以上时生长明显减弱，在 0℃ 几乎不生长。但个别的可能耐受低温。一般霉菌产毒的温度，略低于最适宜温度。

3. 基质

霉菌的营养来源主要是糖和少量氮、矿物质，因此极易在含糖的饼干、面包、粮食等类食品上生长。

（二）主要产毒霉菌

霉菌产毒只限于产毒霉菌，而产毒霉菌中也只有一部分毒株产毒。目前已知具有产毒株的霉菌主要有曲霉菌属、青霉菌属、镰刀菌属、漆斑菌属、黑色葡萄状穗霉等。

产毒霉菌所产生的霉菌毒素没有严格的专一性，即一种霉菌或毒株可产生几种不同的毒素，而一种毒素也可由几种霉菌产生。如黄曲霉毒素可由黄曲霉、寄生曲霉产生；而如岛青霉可产生黄天精、红天精、岛青霉毒素及环氯素等。

（三）霉菌污染食品的评定和食品卫生学意义

1. 霉菌污染食品的评定

（1）霉菌污染度　即单位重量或容积的食品污染霉菌的量，一般以 CFU/g 计。我国已制定了一些食品中霉菌菌落总数的国家标准。

（2）食品中霉菌菌相的构成。

2. 卫生学意义

（1）霉菌污染食品可降低食品的食用价值，甚至不能食用。每年全世界平均至少有 2% 的粮食因为霉变而不能食用。

（2）霉菌如在食品或饲料中产毒可引起人畜霉菌毒素中毒。

（四）霉菌毒素

目前已知的霉菌毒素有 200 多种。与食品卫生关系密切比较重要的有黄曲霉毒素、赭曲霉毒素、杂色曲霉素、烟曲霉震颤素、单端孢霉烯化合物、玉米赤霉烯酮、伏马菌素以及展青霉素、桔青霉素、黄绿青霉素等。

1. 黄曲霉毒素

黄曲霉毒素（AF）是一类结构类似的化合物。目前已经分离鉴定出 20 多种，主要为 AFB 和 AFG 两大类。从结构上彼此十分相似，含 C、H、O 三种元素，都是二氢呋喃氧杂萘邻酮的衍生物，即结构中含有一个双呋喃环，一个氧杂萘邻酮（又叫香豆素）。其结构与毒性和致癌性有关，凡二呋喃环末端有双键者毒性较强，并有致癌性。AF 在紫外光的照射下能发出特殊的荧光，因此一般根据荧光颜色及其结构来分别命名为 B_1、B_2、G_1、G_2、M_1、M_2。B_1、B_2 呈蓝色，G_1 呈绿色，G_2 呈蓝绿色，M_1 呈蓝紫色，M_2 呈紫色。AF 的毒性与其结构有关，其毒性顺序为：$B_1 > M_1 > G_1 > B_2 > M_2 > G_2$。在食品检测中以 AFB_1 为污染指标。现国内检测 AFB_1 采用薄层层析法。

AF 是由黄曲霉和寄生曲霉产生的。黄曲霉产毒的必要条件为湿度 80% ～ 90%，温度 25 ～ 30℃，氧气 1%。此外天然基质培养基（玉米、大米和花生粉）比人工合成培养基产毒量高。

一般来说，国内长江以南地区黄曲霉毒素污染要比北方地区严重，主要污染的粮食作物为花生、花生油和玉米，大米、小麦、面粉污染较轻，豆类很少受到污染。而在世界范围内，一般高温高湿地区（热带和亚热带地区）食品污染较重，而且也是花生和玉米污染较严重。

黄曲霉毒素为一类剧毒物，其毒性为氰化钾的 10 倍。对鱼、鸡、鸭、大鼠、豚鼠、兔、猫、狗、猪、牛、猴及人均有强烈毒性。鸭雏的急性中毒肝脏病变具有一定的特征，可作为生物鉴定方法。一次大量口服后，可出现肝实质细胞坏死，胆管上皮增生，肝脏脂肪浸润，脂质消失延迟，肝脏出血。

长期小剂量摄入 AF 可造成慢性损害，从实际意义出发，它比急性中毒更为重要。其主要表现是动物生长障碍，肝脏出现亚急性或慢性损伤。其他症状如食物利用率下降、体重减轻、生长发育迟缓、雌性不育或产仔少。

AF 可诱发多种动物发生癌症，AFT 对动物有强烈的致癌性，并可引起人急性中毒，但对人类肝癌的关系难以得到直接证据。从肝癌流行病学研究发现，凡食物中黄曲霉毒素污染严重和人类实际摄入量比较高的地区，原发性肝癌发病率高。

AF 如不连续摄入，一般不在体内蓄积。一次摄入后，约经一周由呼吸、尿、粪等将大部分排出。

预防 AF 危害人类健康的主要措施是加强对食品的防霉，其次是去毒，并严格执行最高允许量标准。

2. 杂色曲霉毒素

杂色曲霉毒素（ST）是一类结构近似的化合物。生物体可经多部位吸收 ST，并可诱发不同部位癌变。其二呋喃环末端双键的环氧化与致癌性有关。

在生物体内转运可能有两条途径，一是与血清蛋白结合后随血液循环到达实质器官，二是被巨噬细胞转运到靶器官。ST 引起的致死病变主要为肝脏。

3. 镰刀菌毒素

镰刀菌毒素种类较多，从食品卫生角度（与食品可能有关）主要有单端孢霉烯族化合物、玉米赤霉烯酮、丁烯酸内酯、伏马菌素等毒素。

（1）单端孢霉烯族化合物　单端孢霉烯族化合物是一组主要由镰刀菌的某些菌种所产生的生物活性和化学结构相似的有毒代谢产物。目前已知从谷物和饲料中天然存在的单端孢霉烯族化合物主要有 T-2 毒素、二醋酸镳（biao）草镰刀菌烯醇、雪腐镰刀菌烯醇和脱氧雪腐镰刀菌烯醇。其基本化学结构是倍半萜烯。

毒性的共同特点为较强的细胞毒性、免疫抑制、致畸作用、有的有弱致癌性。急性毒性也强。可使人和动物产生呕吐，当浓度在 0.1~10 mg/kg 即可诱发动物呕吐。

单端孢霉烯族化合物除了共同毒性外，不同的化合物还有其独特的毒性。

（2）玉米赤霉烯酮　玉米赤霉烯酮主要由禾谷镰刀菌、黄色镰刀菌、木贼镰刀菌等。主要作用于生殖系统，具有类雌激素作用，猪对该毒素最敏感。玉米赤霉烯酮主要污染玉米，也可污染小麦、大麦、燕麦和大米等粮食作物。

（3）伏马菌素（FB）　是最近受到发达国家极大关注的一种霉菌毒素。由串珠镰刀菌产生。从伏马菌素中分离出两种结构相似的有毒物质，分别被命名为伏马菌素 B_1（FB_1）和伏马菌素 B_2（FB_2），食物中以 FB_1 为主。可引起马的脑白质软化症，羊的肾病变，狒狒心脏血栓，抑制鸡的免疫系统，猪和猴的肝脏毒性，猪的肺水肿，还可以引起动物实验性的肝癌。是一个完全的致癌剂。

FB_1 对食品污染的情况在世界范围内普遍存在，主要污染玉米及玉米制品。FB_1 为水溶性霉菌毒素，对热稳定，不易被蒸煮破坏，所以同 AF 一样，控制农作物在生长、收获和储存过程中的霉菌污染仍然是至关重要。

项目三　食品的化学性污染及预防

食品的化学性污染物种类繁多，包括各种有毒金属、非金属及有机或无机化合物。食品的化学性污染具有如下特点：污染物复杂、多样，涉及范围广，不易控制；受污染的食品外观一般无明显改变，不易鉴别；污染物的性质较为稳定，在食品中不易消除；污染物的蓄积性强，通过食物链的生物富集作用可在人体达到很高的浓度，易对健康造成多方面的危害，特别是具有致癌、致畸、致突变作用，因而是影响食品安全的重要因素。

一、农药和兽药的残留及预防

(一) 概述

1. 农药的概念

农药是指用于预防、消灭或者控制危害农业、林业的病、虫、草和其他有害生物以及有目的地调节植物、昆虫生长的化学合成或者来源于生物、其他天然物质的一种物质或者几种物质的混合物及其制剂。

2. 农药的分类

按用途可将农药分为杀（昆）虫剂、杀（真）菌剂、除草剂、杀线虫剂、杀螨剂、杀鼠剂、落叶剂和植物生长调节剂等类型。其中使用最多的是杀虫剂、杀菌剂和除草剂三大类。按化学组成及结构可将农药分为有机磷、氨基甲酸酯、拟除虫菊酯、有机氯、有机砷、有机汞等多种类型。按急性毒性大小可分为剧毒类、高毒类、中等毒类、低毒类。按残留特性可分为高残留类、中等残留类、低残留类。

3. 农药残留物

农药残留指任何由于使用农药而在农产品及食品中出现的特定物质，包括被认为具有毒理学意义的原药及其衍生物，如农药转化物、代谢物、反应产物以及杂质。WHO/FAO、CAC 等一些国际组织及各国都规定了食品中农药最大残留限量。最大残留限量指在生产或保护商品的过程中，按照农药使用的良好农业规范（GAP）使用农药后，允许农药在各种农产品及食品中或其表面残留的最大浓度。一些持久性农药虽已被禁用，但已造成环境污染，可再次在食品中形成残留。为控制这类农药残留物对食品的污染，我国还规定了其在食品中的再残留限量，如有机氯农药氯丹，且检测的残留物为顺式 – 氯丹、反式 – 氯丹与氧氯丹之和。

4. 兽药的概念

兽药指用于预防、治疗、诊断动物疾病或者有目的地调节动物生理功能的物质（包括药物饲料添加剂主要包括：血清制品、疫苗、诊断制品、微生态制品、中药材、中成药、化学药品、抗生素、生化药品、放射性药品及外用杀虫剂、消毒剂等。

5. 兽药残留

兽药残留是指动物产品的任何可食部分所含兽药的母体化合物（原药）和（或）其代谢物，以及与兽药有关的杂质的残留。兽药残留主要有抗生素类（包括磺胺类、呋喃类）抗寄生虫类和激素类等。

6. 使用农药和兽药的利与弊

使用农药和兽药可减少农作物因有害生物造成的损失、提高产量，控制畜禽类的疾病、促进生长、提高饲料的利用率，因而增加食物的供应。据估计，全世界每年因有害生物而损失的农作物约占农田产量的35%，占贮藏量的20%。我国由于施用农药每年可挽回粮食损失约3000万 t，占总产量的15% ~20%，挽回棉花损失40万 t，约占总产量的18%，还可挽回蔬菜损失4800万 t、水果损失320万 t；可提高农业、畜牧业和养殖业的经济效益：从投入与产出比来看，使用农药后获得的收益约为投入的 5 ~ 10 倍。此外，农药的使用还可提高绿化效率、减少虫媒传染病的发生、改善人类和动物的生活居住环境。

但农药和兽药的使用也带来了一些不良后果：残留在食物中的农药和兽药可引起急性、慢性中毒，并可能有致突变、致畸、致癌作用。在美国肿瘤研究所测试的 452 种致癌化合物中，17%是农药；使有害生物甚至使人产生了抗药性，促使用药量和用药次数增加。据WHO统计，抗药性的有害生物已达589种，其中农业害虫392种，卫生害虫134种，病原菌50种，杂草5种，线虫2种，中间宿主（鼠、螺）5种。同时，由于害虫的天敌被农药毒死，不得不更加依赖农药杀虫，使农作物的农药残留加重；对环境造成严重污染，使环境质量恶化、物种减少、生态平衡被破坏使鱼虾等水产品大幅度减产。

（二）食品中农药和兽药残留的来源及其影响因素

1. 食品中农药残留的来源

（1）农田施药对农作物的直接污染　农药在田间使用后，可黏附在农作物的表面，形成表面黏附污染；也可通过渗透进入农作物表皮的蜡质层或组织内部，造成内吸性污染。污染的程度主要与下列因素有关。

①农药的性质：内吸性农药（如内吸磷、对硫磷、甲基对硫磷、甲胺硫磷、克百威残留多，易造成内吸性污染，而触杀性农药（如拟除虫菊酯类）残留较少，且主要残留在农作物的外表，形成表面黏附污染。稳定的品种（如有机氯、有机汞和铅制剂等）比易降解的品种（如有机磷）残留时间更长。

②浓药的剂型及施用方法：油剂比粉剂的穿适力强，更易残留。喷洒比拌土施撒残留多，在灌溉水中施用农药则对农作物根基部的污染严重。

③施药的浓度、时间和次数：施药浓度越高，次数越多，距收获间隔期越短，残留越多。

④气象条件：气温、降雨、风速、日照等，均可影响农药的清除和降解。

⑤农作物的特性：农作物的品种、生长发育阶段及食用部分不同，农药的残留量也不相同。

（2）农作物从污染的环境中吸收农药　主要从土壤和灌溉水中吸收。吸收量与农作物的种类、根系情况和部位，农药的剂型、施用方式和施用量，土壤的种类、结构、酸碱度及其有机物和微生物的种类和含量等因素有关。

（3）通过食物链污染食品　如饲料被农药污染而使肉、奶、蛋受到污染；含农药的工业废水污染江河湖海进而污染水产品；某些较稳定的农药、与特殊组织器官有高度亲和力的农药、可长期贮存于脂肪组织的农药（如有机氯、有机汞、有机锡等），通过食物链的生物富集作用可逐级浓缩。

（4）其他来源的污染　粮库内使用熏蒸剂可使粮食受到污染；在禽畜饲养场所及禽畜身上施用农药可使动物性食品受到污染；食品在贮存、加工、运输、销售过程中混装、混放可受到容器及车船的污染。

2. 动物性食品中兽药残留的来源

（1）滥用药物　治疗和预防动物疾病时用药的品种、剂型、剂量、部位不当；长期用药；不遵守休药期的规定；在饲料中加入某些抗生素等药物来抑制微生物的生长、繁殖等，均易造成动物性食品中兽药的残留。

（2）使用违禁或淘汰的药物　如为使甲鱼和鳗鱼长得肥壮而使用违禁的己烯雌酚；为预防和治疗鱼病而使用孔雀石绿等。

（3）违规使用饲料添加剂　如为了增加瘦肉率，减少肉品的脂肪含量而在动物饲料中加入盐酸克伦特罗；用抗生素菌丝体及其残渣作为饲料添加剂来饲养食用动物等。

（三）食品中常见的农药和兽药残留及其毒性

1. 有机氯农药

该类农药是最早使用的化学合成农药，主要品种有DDT、六六六。1945年，DDT实现了产业化，被认为是现代农药发展的起点。DDT的化学名为二氯二苯基三氯乙烷。六六六的化学名为1，2，3，4，5，6-六氯环己烷或六氯化苯，是环己烷每个碳原子上的氢原子被氯原子取代而形成的饱和化合物，有8种同分异构体，其中γ异构体的杀虫效力最高。含99%以上γ异构体的产品称为林丹。

有机氯农药在环境中不易降解（如六六六在土壤中的半衰期为2年，而DDT在土壤中的半衰期可长达3～10年），脂溶性强，主要蓄积在脂肪组织，且生物富集作用强，是残留性最强的农药。有些品种属于禁用或严格限用的持久性有机污染物。

该类农药属中等毒或低毒类农药。急性毒性主要是神经系统和肝、肾损害的表现，慢性中毒主要表现为肝脏病变、血液和神经系统损害。某些品种会扰乱激素的分泌，具有一定的雌激素活性。人体内DDT水平升高会导致精子数目减少。部分品种及其代谢产物可通过胎盘屏障进入胎儿体内，有一定的致畸性。某些品种如DDT在较大剂量时可使小鼠、兔和豚鼠等实验动物的肝癌发生率明显增高。

虽然我国于1983年停止生产、1984年停止使用DDT和六六六，但由于该类农药具有高残留性，且有些农药仍以DDT、六六六为原料生产，因此食品安全国家标准中仍然规定了DDT、六六六、林丹、氯丹、灭蚁灵、毒杀芬、艾氏剂、狄氏剂、异狄氏剂、七氯的再残留限量。

2. 有机磷农药

有机磷农药是一类有相似化学结构的化合物，具有抗胆碱酯酶活性。这类农药是在第二次世界大战后出现的，虽然迄今已有50多年的历史，但仍然是目前使用量最大的农药，已经商品化的品种多达200多种，常用的有数十种，我国生产的品种也有30多种，常用的有锌硫磷、敌敌畏、敌百虫、马拉硫磷、杀螟硫磷、丙溴磷、氧化乐果、乙酰甲胺磷等。有机磷农药主要用做杀虫剂，约占杀虫剂总量的50%。部分品种可用作杀菌剂、杀线虫剂、除草剂、植物生长调节剂、昆虫不育剂以及农药增效剂等。

该类农药的大部分品种易于降解，在环境中不易长期残留，但个别品种例外，如二嗪农。多数有机磷农药品种在生物体内的蓄积性较低。

有机磷农药是毒性较大的一类农药，有些品种属于剧毒类农药，如甲胺磷、内吸磷等。急性毒性主要是抑制血液及组织中胆碱酯酶的活性，导致体内乙酰胆碱蓄积，使神经传导功能紊乱而出现相应的中毒症状。有些品种有迟发性神经毒性，即在急性中毒后第二周出现神经症状。慢性毒性主要是神经系统、血液系统和视觉损伤的表现。多数有机磷农药无明显的致突变、致癌、致畸作用，但某些品种在哺乳动物体内有使核酸烷基化的作用，可造成DNA损伤，即可能有一定的致突变性。

3. 氨基甲酸酯类

该类农药是在研究天然毒扁豆碱生物活性和化学结构的基础上发展起来的，分子中都有氨基甲酸的分子骨架，可用作杀虫剂、除草剂，某些品种还可杀线虫。自1956年第一个商品化的品种甲萘威（西维因）问世，已有50多年的历史，且已发展成为一类重要的杀虫剂。

目前商品化的品种有 50 多种，但真正大规模使用的品种仅十几个，常用的主要有异丙威、硫双威、抗蚜威、仲丁威、甲萘威、速灭威、涕灭威、丁硫克百威等。

这类农药的优点是高效、选择性较强，对温血动物、鱼类和人的毒性较低（但个别品种的毒性较大，如克百威等），易被土壤微生物分解，且不易在生物体内蓄积。

氨基甲酸酯类也是胆碱酯酶抑制剂，但其抑制作用有较大的可逆性。有些代谢产物可使染色体断裂，致使该类农药有致突变、致癌、致畸的可能。在弱酸条件下该类农药可与亚硝酸盐生成亚硝胺，故可能有一定的潜在致癌作用。

4. 拟除虫菊酯类

是一类模拟除虫菊中所含的天然除虫菊素的化学结构而合成的仿生农药，主要用作杀虫剂和杀螨剂。该类农药 20 世纪 80 年代初开始在我国使用，品种已达 60 多种，常用的有溴氰菊酯、氯氰菊酯、三氟氯氰菊酯、氟氯氰菊酯、胺菊酯、醚菊酯、苯醚菊酯、甲醚菊酯、乙氰菊酯、氟丙菊酯、氰戊菊酯、联苯菊酯等。

该类农药具有高效、杀虫谱广、毒性低、在环境中的半衰期短、对人畜较安全的特点。缺点是容易使害虫产生抗药性。用多个品种混配使用可延缓抗药性的产生。

该类农药多属中等毒或低毒农药，但有的品种对皮肤有刺激和致敏作用，可引起感觉异常（麻木、瘙痒）和迟发型变态反应。因其蓄积性及残留量低，慢性中毒较少见。个别品种（如氰戊菊酯）大剂量使用时有一定的致突变性和胚胎毒性。

5. 杀菌剂

有机汞类如醋酸苯汞（赛力散）和氯化乙基汞（西力生）的毒性大且不易降解，有机砷类在体内可转变为毒性大的 As^{3+}，可导致中毒并有致癌作用，我国已禁止生产、销售和使用。乙撑双二硫代氨基甲酸酯类（代森锌、代森铵、代森锰锌等）在环境中和生物体内可转变为致癌物乙烯硫脲；苯丙咪唑类（多菌灵、噻菌灵以及在植物体内可转变为多菌灵的托布津和甲基托布津等）在高剂量下可致大鼠生殖功能异常，并有一定的致畸、致癌作用。

6. 除草剂

从 20 世纪 50 年代后期开始，我国使用的除草剂种类和化学除草面积迅速扩大，先后有 100 多个品种投入使用。目前除草剂已占世界上使用的农药的 1/2。按照化学结构分类，常见的品种有苯氧羧酸类，如 1，4 - 滴丁酸、禾草灵；磺酰脲类，如甲磺隆、氯磺隆；三氮苯类，如草净津、莠去津；取代脲类，如绿麦隆、敌草隆；酰胺类，如敌稗、丁草胺；氨基甲酸酯类，如野麦畏、禾草丹；有机磷类，如草甘膦、莎稗灵硝基苯胺类，如氟乐灵、仲丁灵等。大多数品种的毒性较低，且由于多在农作物的生长早期使用，故收获后残留量通常很低，危害性相对较小。但部分品种有不同程度的致畸、致突变和致癌作用，如莠去津有一定的致突变、致癌作用；2，4，5 - 三氯苯氧乙酸（2，4，5 - T）所含的杂质 2，3，7，8 - 四氯代二苯并 - 对 - 二噁英（TCDD）有较强的急性毒性，并有致畸、致癌作用。

7. 农药混配制剂

多种农药混配使用可提高药效，并可延缓昆虫和杂草产生抗药性，但有时可使毒性增强（包括相加及协同作用），如有机磷类可增强拟除虫菊酯类农药的毒性，氨基甲酸酯类和有机磷类农药混配使用则对胆碱酯酶的抑制作用显著增强，有些有机磷农药混配使用也可使毒性增强。农药混配制剂的名称应符合《农药名称管理规定》，尚未列入名称目录的农药混配制剂，应报农业部核准，并作为新制剂首先进行登记试验。

8. 常见兽药残留的毒性

（1）急性毒性　有些兽药的毒性较大，过量使用、或者非法使用禁用品种可导致急性中毒，如盐酸克伦特罗（瘦肉精）为 β_2 受体激动剂，可使人的心跳加快，心律失常，肌肉震颤，代谢紊乱，红霉素等大环内酯类可导致急性肝损伤。

（2）慢性毒性和"三致"作用　食用残留雌激素类兽药的食品可干扰人体内源性激素的正常代谢与功能；磺胺类可破坏人体的造血功能，引起肾损害，特别是乙酰化磺胺，在尿中的溶解度很低，析出的结晶对肾脏的损害更大，氯霉素可引起再生障碍性贫血；四环素类可与骨骼中的钙结合，抑制骨和牙的发育；庆大霉素和卡那霉素等氨基糖苷类可损害前庭和耳蜗神经，导致眩晕和听力减退，雌激素类、硝基呋喃类、砷制剂等有致癌作用，某些喹诺酮类有致突变作用；苯并咪唑类抗蠕虫药有潜在的致突变性和致畸性。

（3）过敏反应　某些抗菌药物（如青霉素、四环素、磺胺类、呋喃类和氨基糖苷类等）可引起过敏反应。

（4）产生耐药菌株和破坏肠道菌群的平衡　抗生素类兽药的大量使用可使动物体内的金黄色葡萄球菌和大肠埃希菌等产生耐药菌株，其抗药性 R 质粒可在细菌中互相传播，从而发展为多重耐药。人经常食用兽药残留量高的动物性食品，同样会产生耐药菌株，从而影响肠道菌群的平衡，肠内的敏感菌受到抑制或大量死亡，而某些耐药菌和条件致病菌大量繁殖，导致肠道感染、腹泻和维生素缺乏。

（四）预防控制措施

为了减少农药和兽药残留对人体健康的影响，必须采取综合的管理措施。

1. 登记注册管理

生产农药或者向我国出口农药应当登记，具体工作由国务院农业行政主管部门所属的农药检定机构负责。申请人应先向所在地的省级农业行政主管部门申请农药登记，提交由农药登记试验单位出具的登记试验报告、标签样张和产品的化学、药效、毒理、残留、环境影响评价、质量标准及其检验方法等资料。省级农业行政主管部门组织所属农药检定机构对资料进行审查后，将审查意见和资料报送国务院农业行政主管部门，由其所属的农药检定机构完成评估、审查后，提交农药登记评审委员会评审。最后，由国务院农业行政主管部门核发农药登记证。

兽药的注册机关为国务院兽医行政管理部门。研制用于食用动物的新兽药，应当按照规定进行兽药残留试验并提供休药期、最高残留限量标准、残留检测方法及其制定依据等。

2. 生产许可管理

生产有国家标准或者行业标准的农药，由国务院工业产品许可管理部门核发农药生产许可证；生产尚未制定国家标准或者行业标准但有企业标准的农药，经所在地省级工业产品许可管理部门审核同意后，报国务院工业产品许可管理部门批准，核发农药生产批准文件。设立兽药生产企业，应向省级兽医行政管理部门提出申请，后者将审核意见和有关材料报送国务院兽医行政管理部门，核发兽药生产许可证。

3. 经营管理

农药和兽药的经营者应取得经营许可证。农药经营者应当按照规定向县级以上地方人民政府农业行政主管部门申请农药经营许可证，并应建立进销货台账，严格进货查验，出具销售凭证，向购药者提供正确的用药指导。在蔬菜优势产区重点县推行高毒农药定点经营和实名购药制度，建立高毒农药销售流向记录，以便进行农药的可追溯管理。

兽药经营者应当遵守国务院兽医行政管理部门制定的兽药经营质量管理规范；购进兽药，应当将兽药产品与产品标签或者说明书、产品质量合格证核对无误；向购买者说明兽药的主治功能、用法、用量和注意事项，并建立购销记录。

4. 使用管理

农业部门应当加强对农药使用的指导，重点加强对蔬菜、水果等生产企业、农民专业合作社的技术指导，督促其健全和完善农产品生产记录；利用基层农技推广体系对农民进行合理使用农药的培训。农药使用者应当严格按照标签标注的使用范围、方法、技术要求和注意事项使用农药，不得扩大使用范围、加大施药剂量或者改变使用方法，并遵守安全间隔期的规定。开展低毒生物农药示范推广和病虫害专业化统防统治，由专门的人、机构从事病虫害的防治工作。

兽药使用单位应当遵守兽药安全使用规定，建立用药记录，确保动物及其产品在用药期、休药期内不被用于食品消费。经批准可以在饲料中添加的兽药，应当由兽药生产企业制成药物饲料添加剂后方可添加，禁止将原料药直接添加到饲料及动物饮用水中或者直接饲喂动物。

5. 制定、完善和执行残留限量标准

虽然我国不断对食品中农药最大残留限量进行修订，但仍滞后于农药登记管理，已登记的农药产品仍有2/3未制定残留限量标准，国际通用的风险评估、限量标准制定规则在我国农药残留限量标准的制定中也应用得较少。我国应加快农药残留标准制定的步伐，建立由国家标准、临时标准、豁免物质名单和一律限量标准等组成的农药残留限量框架。

6. 调整农药和兽药的品种结构

禁用或限用高毒、高残留的农药，促进农药产品结构的升级换代，完善混配制剂，发展安全、高效的新品种，重点发展控制和调节有害生物的生长、发育和繁殖过程的生物农药，使有益生物得到有效的保护，使有害生物得到较好的抑制。

7. 消除残留于食品中的农药和兽药

农药主要残留于粮食的糠麸、蔬菜的表面和水果的表皮，在去壳、去皮、碾磨、发酵、浸泡、洗涤和烹调等加工过程中可被破坏或部分除去。通过选择合适的烹调加工、冷藏等方法也可减少食品中残留的兽药。WHO估计，肉制品经加热烹调后，其中残留的四环素类可从 $5 \sim 10$ mg/kg 降至 1 mg/kg；经煮沸 30 min 后，残留的氯霉素至少有85%失去活性。

8. 尽可能减少农药和兽药的使用

通过改革剂型和施药方法如应用悬浮剂、可溶性粉剂、微胶囊剂、缓释剂、超低容量制剂等利用率高、使用量低、污染小的剂型取代乳油、粉剂、可湿性粉剂；合理轮用、混用；采取病虫草害"综合治理"的措施，如培育抗病虫害的农作物品种，培育昆虫的天敌，改善农作物栽培技术，发展无公害食品、绿色食品和有机食品等措施，可减少对农药的依赖。通过推广良好的养殖规范、改善动物饲养的环境卫生条件、改善营养等措施可减少兽药的使用。

二、有毒金属污染及其预防

自然界存在各种金属元素，它们均可以通过食物和饮水摄入、呼吸道吸入和皮肤接触等途径进入人体，但通过污染食物进入人体是主要途径。其中一些金属元素是人体所必需的，但是在过量摄入情况下对人体可产生毒性作用或者潜在危害，有些金属元素即使在较低摄入量的情况下，亦可干扰人体正常生理功能，并产生明显的毒性作用，如铅、镉、汞等，常称之为有毒金属。

（一）有毒金属概述

1. 有毒金属污染食品的途径

（1）农药的使用和工业三废的排放　有些农药含有重金属，如有机汞、有机砷类农药的施用，工业三废（废渣、废水、废气）排放对环境造成的污染，对食品可造成直接或间接的污染。即使在环境中的浓度很低，也可通过食物链富积，在食品及人体内达到很高的浓度。如鱼虾等水产品中，汞和镉等有毒金属的含量可能高达其生存环境浓度的数百甚至数千倍。

（2）食品加工、储存、运输和销售过程中的污染　食品加工、储存、运输和销售过程中使用或接触金属设备、管道、容器以及因工艺需要加入的食品添加剂，如杂质含量较高，其含有的重金属可污染食品。1956 年日本曾发生酱油砷污染事件，就是因为在生产中使用了含砷量高的碳酸氢钠所引起的。

（3）自然环境的高本底含量　由于不同地区环境中元素分布的不均一性，可造成某些地区金属元素的本底值高于其他地区，使这些地区生产的食用动、植物中有毒金属元素含量较高。如在我国北方和贵州的有些地区，砷的本底水平高于其他地区。

2. 食品中有害金属污染的毒作用特点

摄入被有毒金属污染的食品对人体可产生多方面的危害，包括一次大剂量造成的急性中毒，以及低剂量长期摄入后在体内蓄积导致的慢性危害和远期效应（如致癌、致畸、致突变作用），大多数情况下是后者。有毒金属毒作用有如下特点：

（1）存在形式与毒性有关　以有机形式存在的金属及水溶性较大的金属盐类，因消化道吸收较多，通常毒性较大。如溶于水的有毒金属化合物如氯化镉、硝酸镉的毒性比难溶于水的硫化镉、碳酸镉大，有机汞毒性大于无机汞。

（2）毒作用与机体酶活性有关　许多有毒金属可与机体酶蛋白的活性基团，如巯基、羧基、氨基、羟基等结合，使酶活性受到抑制甚至丧失，从而发挥毒作用。特别是巯基，许多有毒金属与巯基的亲和力很强。

（3）蓄积性强　有毒金属进入人体后排出缓慢，生物半衰期较长，易在体内蓄积。

（4）食物中某些营养素影响有毒金属的毒性　膳食成分可以影响有毒金属的毒性，如膳食蛋白质可与有毒金属结合，延缓其在肠道的吸收；含硫氨基酸可提供巯基而拮抗有毒金属的作用；维生素 C 使六价铬还原为三价铬，降低其毒性；铁与铅竞争肠黏膜载体蛋白和其他相关的吸收及转运载体，从而减少铅的吸收，故铁可拮抗铅的毒性作用；锌可与镉竞争含巯基的金属硫蛋白，所以锌可拮抗镉的毒性作用

另一方面，某些有毒金属元素间也可产生协同作用。如砷和镉的协同作用可造成对巯基酶的严重抑制而增加其毒性，汞和铅可共同作用于神经系统，从而加重其毒性作用。

3. 预防措施

（1）严格监管工业生产中的"三废"排放。

（2）农田灌溉用水和渔业养殖用水应符合《农田灌溉水质标准》（GB 5084—2005）和《渔业水质标准》（GB 11607—1989）。

（3）禁止使用有毒金属农药并严格控制有毒金属和有毒金属化合物的使用；控制食品生产加工过程有毒金属的污染，包括限制食品加工设备、管道、包装材料和容器中镉、铅的含量；限制油漆等中的镉含量等；推广使用无铅汽油等。

（4）制定食品中有毒金属的允许限量标准并加强监督检验。

（二）几种主要有毒金属对食品的污染及毒性

1. 汞（Hg）

（1）**理化特性** 为银白色液体金属，原子量200.59，比重13.59，熔点 -38.87℃，沸点356.58℃。汞具有易蒸发的特性，常温下可以形成汞蒸汽。汞在环境中被微生物作用可转化成甲基汞等有机汞。在自然界中有单质汞（水银）、无机汞和有机汞等几种形式。

（2）**对食物的污染** 汞及其化合物广泛应用于工农业生产和医药卫生行业，可通过三废排放等污染环境，进而污染食物，其中又以鱼贝类食品的甲基汞污染最为重要。

含汞的废水排入江河湖海后，其中所含的金属汞或无机汞可以在水体（尤其是底层污泥）中某些微生物体内的甲基钴氨酸转移酶的作用下，转变为甲基汞，如果在硫化氢存在的情况下可转变为二甲基汞，并可由于食物链的生物富集作用而在鱼体内达到很高的含量。如日本水俣湾的鱼、贝含汞量达 0.2~0.4 mg/L，为其生活水域汞浓度的数万倍。我国某地的测定结果表明，当地江水含汞为 0.2~0.4 μg/L，而江中鱼体含汞量达到 0.89~1.65 mg/kg，计算其生物富集系数，即汞在生物体内的浓度与其所在环境中的浓度的比值，其生物富集系数高达数千倍。

除水产品外，汞亦可通过含汞农药的使用和废水灌溉农田等途径污染农作物和饲料，造成谷类、蔬菜水果和动物性食品的汞污染。

（3）**体内代谢和毒性** 食品中的金属汞几乎不被吸收，无机汞吸收率亦很低，90%以上随粪便排出，而有机汞的消化道吸收率很高，甲基汞可达95%。吸收的汞迅速分布到全身组织和器官，但以肝、肾、脑等器官含量最多。甲基汞主要与蛋白质的巯基结合。在血液中90%与红细胞结合，10%与血浆蛋白结合。血液中的汞可作为近期摄入体内汞的水平指标，也可作为体内汞负荷程度的指标。因甲基汞具有亲脂性以及与巯基的亲和力很强，其可通过血-脑屏障、胎盘屏障和血-睾屏障。大脑对其亲和力很强，脑中汞浓度可比血液中浓度高3~6倍，汞进入大脑后导致脑和神经系统损伤。甲基汞可致胎儿和新生儿汞中毒。

汞是强蓄积性毒物，在人体内的生物半衰期平均为 70 d，在脑内的半衰期可达 180~250 d。体内的汞可通过尿、粪和毛发排出，毛发中的汞水平与摄入量成正比，故毛发中的汞含量亦可反映体内汞负荷情况。

长期摄入被甲基汞污染的食品可致甲基汞中毒。20 世纪 50 年代日本发生的典型公害病——水俣病，就是由于含汞工业废水严重污染了水俣湾，当地居民长期大量食用该水域捕获的鱼类而引起的甲基汞中毒的典型事件。我国 20 世纪 70 年代在松花江流域也曾发生过因江水被含汞工业废水污染而致鱼体甲基汞含量明显增加，沿岸渔民长期食用被甲基汞污染的鱼类引起的慢性甲基汞中毒事件。

甲基汞中毒的主要表现是神经系统损害的症状。初起为疲乏、头晕、失眠、而后感觉异常，手指、足趾、口唇和舌等处麻木，严重者出现共济失调、语言障碍、视野缩小、听力障碍、感觉障碍及精神症状等，进而瘫痪、肢体变形、吞咽困难甚至死亡。血汞 > 200 μg/L，

发汞 >50 μg/g，尿汞 >2 μg/L，即表明有汞中毒的可能。血汞 >1 mg/L，发汞 >100 μg/g 可出现明显的中毒症状。甲基汞还有致畸作用和胚胎毒性。

2. 镉（Cd）

（1）理化特性　为银白色金属，原子量 112.41，比重 8.64，熔点 320.9℃，沸点 765℃。自然界中以硫镉矿形式存在，并常与锌、铅、铜、锰等共存。

（2）对食物的污染　镉广泛用于电镀、塑料、油漆等工业生产中，故工业含镉三废的排放对环境和食物的污染较为严重。许多食品包装材料和容器含有的镉可迁移至食品中。因镉盐有鲜艳的颜色且耐高热，故常用作玻璃、陶瓷类容器的上色颜料、金属合金和镀层的成分以及塑料稳定剂等。使用这类食品容器和包装材料也可对食品造成镉污染。

镉在一般环境中含量相当低，但可通过食物链富集后达到相当高浓度。如日本镉污染区稻米平均镉含量为 1.41 mg/kg（非污染区为 0.08 mg/kg）；污染区的贝类含镉量可高达 420 mg/kg（非污染区为 0.05 mg/kg）。我国在 1990—1992 年期间进行的总膳食研究和污染物检测中，检测大米 118 份，平均镉含量为 0.078 mg/kg，其中 <0.2 mg/kg 的样品占 95.8%。曾测得在采用污水灌溉时稻米中镉水平在 0.2～2.0 mg/kg，个别地区高达 5.43 mg/kg。海产食品、动物性食品（尤其是肾脏）含镉量通常高于植物性食品。

（3）体内代谢和毒性　进入人体的镉主要以消化道摄入为主。我国 1990 年和 1992 年进行的两次总膳食研究结果表明，居民膳食镉摄入量分别为 13.8 μg 和 19.4 μg。但据报道镉污染区人群的镉摄入量可达数百微克。镉的消化道吸收率约为 1%～12%，一般为 5%。食物中镉的存在形式以及膳食中蛋白质、维生素 D 和钙、锌等元素的含量均可影响镉的吸收。低蛋白、低钙和低铁的膳食有利于镉的吸收，维生素 D 可促进镉的吸收。吸收的镉经血液转运至全身。进入人体的镉主要蓄积于肾脏（约占全身蓄积量的 1/3），其次是肝脏（约占全身蓄积量的 1/6）。大多数镉与低分子硫蛋白结合，形成金属硫蛋白。体内的镉可通过粪、尿和毛发等途径排出。镉在人体内的半衰期约 15～30 年。我国非职业接触者血镉 <50 μg/L，尿镉 <3μ/L，发镉 <3 μg/g。如血镉 >250 μg/L 或尿镉 >15 μg/L，则表示有过量镉接触和镉中毒的可能。

镉对体内巯基酶有较强的抑制作用。镉中毒主要损害肾脏、骨骼和消化系统。肾脏含镉量约为全身的 1/3，因此，肾脏是镉慢性中毒的靶器官。镉主要损害肾近曲小管，使其重吸收功能障碍，引起蛋白尿、氨基酸尿、糖尿和高钙尿，高钙尿导致体内出现负钙平衡，造成软骨症和骨质疏松。日本镉污染大米引起的公害病"痛痛病"（骨痛病），就是由于环境镉污染通过食物链而引起的人体慢性镉中毒。此外，镉干扰膳食中铁的吸收和加速红细胞破坏，引起贫血。研究表明镉及镉化合物对动物和人体有一定的致畸、致突变和致癌作用。

3. 铅（Pb）

（1）理化特性　为银白色重金属，原子量 207.2，比重 11.34，熔点 327.5℃，沸点 1620℃。其氧化态为 0、+2 或 +4 价，在铅的无机化合物中，铅通常处于 +2 价状态。除醋酸铅、氯酸铅、亚硝酸铅和氯化铅外，大多数 +2 价铅盐不溶于水或难溶于水。

（2）对食物的污染　含铅废水废渣的排放可污染土壤和水体，然后经食物链富集、污染食品。环境中某些微生物可将无机铅转变为毒性更大的有机铅。以有机铅作为防爆剂的汽油使汽车等交通工具排放的废气中含有大量的铅，造成公路干线附近农作物的严重铅污染。

农作物生产中使用含铅农药（如砷酸铅等）可造成农作物的铅污染。食品加工中使用含铅的食品添加剂或加工助剂，如加工皮蛋时加入的黄丹粉（氧化铅）可造成食品的铅污染。以铅合金、马口铁、陶瓷及搪瓷等材料制成的食品容器和食具常含有较多的铅，印制食品包装的油墨和颜料等常含有铅，它们在接触食品时造成污染。此外，食品加工机械、管道和聚氯乙烯塑料中的含铅稳定剂等均可导致食品的铅污染。

（3）体内代谢和毒性　非职业性接触人群体内的铅主要来自于食物。进入消化道的铅主要由十二指肠吸收，吸收率为 5% ~ 15%，平均 10%，儿童高于成人。吸收入血的铅大部分（90% 以上）与红细胞结合后转运至全身，主要贮存于骨骼，在肝、肾、脑等组织中亦有一定的分布并产生毒性作用。铅在人体内的半衰期为 4 年，在骨骼的半衰期更长，可长达 10 年，故可长期在体内蓄积。体内的铅主要经尿和粪排出。尿铅、血铅和发铅是反映体内铅负荷常用指标。血铅的正常值上限我国规定为 2.4μ mol/L，尿铅的正常值上限定为 0.39 μ mol/L（0.08 mg/L）。

铅主要损害造血系统、神经系统和肾脏。常见的症状和体征为贫血、神经衰弱、烦躁、失眠、食欲减退、口有金属味、腹痛、腹泻或便秘、头昏、头痛、肌肉关节疼痛等。严重者可致铅中毒性脑病。慢性铅中毒还可导致凝血过程延长，并可损害免疫系统。儿童对铅较成人更敏感，过量铅摄入可影响其生长发育，导致智力低下。

4. 砷（As）

（1）理化特性　砷是一种非金属元素，但由于其许多理化性质类似于金属，故常将其归为"类金属"之列。其原子量为 74.92，比重 5.73，熔点 81.4℃，615℃ 开始升华。砷化合物包括无机砷和有机砷。前者包括剧毒的三氧化二砷（As_2O_3，俗称砒霜）、砷酸钠、亚砷酸钠、砷酸钙、亚砷酸和强毒的砷酸铅。天然存在的一甲基砷、二甲基砷和农业用制剂甲基砷酸锌（稻谷青）、甲基砷酸钙（稻宁）等都为有机砷。无机砷化合物在酸性环境中经金属催化可生成砷化氢（AsH_3）气体，有很强的毒性。

（2）对食物的污染　含砷工业废水对冰体的污染以及灌溉农田后对土壤的污染，均可造成对水生物和农作物的砷污染。水生生物，尤其是甲壳类和某些鱼类对砷有很强的富集能力，其体内砷含量可高出其生活水体数千倍，但其中大部分是毒性较低的有机砷。无机砷农药如砷酸铅、砷酸钙、亚砷酸钠等由于毒性大，已很少使用，但有机砷类杀菌剂甲基砷酸锌（稻脚青）、甲基砷酸钙、甲基砷酸铁胺（田安）和二甲基二硫代氨基甲酸砷（福美砷）等用于防治水稻纹枯病有较好的效果，其过量使用或未遵守安全间隔期可致农作物中砷含量明显增加。食品加工过程中使用的原料、化学物和添加剂被砷污染和误用，以及被砷污染的容器或包装材料也可造成食品的污染。

（3）体内代谢和毒性　机体对有机砷和无机砷的吸收率均较高，为 70% ~ 90%。砷的毒性与其存在的形式和价态有关。元素砷几乎无毒，砷的硫化物毒性亦很低，而砷的氧化物和盐类毒性较大。As^{3+} 的毒性大于 As^{5+}，无机砷的毒性大于有机砷。砷化物为一种原浆毒，与机体内蛋白质有很强的结合能力。经消化道吸收入血后主要与 Hb 中的珠蛋白结合，24 h 内即可分布于全身组织，以肝、肾、脾、肺、皮肤、毛发、指甲和骨骼等器官和组织中蓄积量较多。砷的生物半衰期约 80 ~ 90 d，主要经粪和尿排出。砷与头发和指甲中角蛋白的巯基有很强的结合力，故头发和指甲也是其排泄途径之一，测定发砷和指甲砷可反映体内砷水平。正常人血砷含量约 60 ~ 70 μg/L，尿砷 <0.5 mg/L，发砷 <5 μg/g。

As^{3+} 与巯基有较强的亲和力，尤其是对含双巯基结构的酶有很强的抑制作用，其与

α – 酮戊二酸氧化酶、苹果酸氧化酶、ATP酶等结合后，可导致体内葡萄糖、氨基酸代谢的异常；与丙酮酸氧化酶的巯基结合，使酶失去活性，障碍细胞正常的呼吸与代谢，引起细胞的死亡。砷也是一种毛细血管毒物，可致毛细血管通透性增高，引起多器官的广泛病变。

急性砷中毒主要是胃肠炎症状，严重者可致中枢神经系统麻痹而死亡，并可出现口、耳、眼、鼻出血等现象。慢性中毒主要表现为神经衰弱综合征，皮肤色素异常（白斑或黑皮症），手掌和足底皮肤过度角化。日本曾发生的"森永奶粉中毒事件"，系因奶粉生产中使用了大量砷盐的磷酸氢二钠作为稳定剂而引起的，致使13000多名婴儿中毒，在事件发生一年内，共有100多名婴儿死亡。

已证实多种砷化物具有致突变性，可导致基因突变、染色体畸变并抑制DNA损伤修复。砷酸钠可透过胎盘屏障，对小鼠和仓鼠有一定致畸性。流行病学调查亦表明，无机砷化合物与人类皮肤癌和肺癌的发生有关。

三、N - 亚硝基化合物污染及其预防

（一）N - 亚硝基化合物的化学性质

N - 亚硝基化合物（NOC）是对动物具有较强致癌作用的一类化学物质，已研究的有300多种亚硝基化合物，其中90%具有致癌性。根据分子结构不同N - 亚硝基化合物可分为N - 亚硝胺和N - 亚硝酰胺。亚硝胺是研究最多的一类N - 亚硝基化合物，低分子量的亚硝胺（如二甲基亚硝胺）在常温下为黄色油状液体，高分子量的亚硝胺多为固体；溶于有机溶剂，特别是三氯甲烷。亚硝胺在中性和碱性环境中较稳定，在酸性环境中易破坏，盐酸有较强的去亚硝基作用。加热到70～110℃，N - N之间可发生断裂。此键最弱，形成氢键和加成反应：亚硝基上的O原子和与烷基相连的N原子能和甲酸、乙酸、三氯乙酸。亚硝酰胺的化学性质活泼，在酸性和碱性条件中均不稳定。在酸性条件下，分解为相应的酰胺和亚硝酸，在弱酸性条件下主要经重氮甲酸酯重排，放出N_2和羟酯酸。在弱碱性条件下亚硝酰胺分解为重氮烷。

（二）N - 亚硝基化合物的前体物

1. 硝酸盐和亚硝酸盐

（1）硝酸盐和亚硝酸盐广泛的存在于人类环境中，是自然界中最普遍含氮化合物。一般蔬菜中的硝酸盐含量较高，而亚硝酸盐含量较低。但腌制不充分的蔬菜、不新鲜的蔬菜中、泡菜中含有较多的亚硝酸盐（其中的硝酸盐在细菌作用下，转变成亚硝酸盐）。

（2）作为食品添加剂加入量过多。

2. 胺类物质

含氮的有机胺类化合物，是N - 亚硝基化合物的前体物，也广泛的存在于环境中，尤其是食物中，因为蛋白质、氨基酸、磷脂等胺类的前体物，是各种天然食品的成分。

另外，胺类也是药物、化学农药和一些化工产品的原材料（如大量的二级胺用于药物和工业原料）。

（三）天然食品中的N - 亚硝基化合物及亚硝胺在体内的合成

在自然界中含量比较高的有以下几种：海产品，肉制品，啤酒，及不新鲜的蔬菜等。

此外，亚硝基化合物可在机体内合成。胃 pH 为 1~4，适合合成所需 pH，因此胃可能是合成亚硝胺的主要场所；口腔和感染的膀胱也可以合成一定的亚硝胺。

（四）亚硝基化合物的致癌性

1. N-亚硝基化合物致癌可通过呼吸道吸入、消化道摄入、皮下肌肉注射、皮肤接触等使动物引起肿瘤。且具有剂量效应关系。

2. 不管是一次冲击量还是少量多次的给予动物，均可诱发癌肿。

3. 可使多种动物罹患癌肿，到目前为止，还没有发现有一种动物对 N-亚硝基化合物的致癌作用具有抵抗力。

4. 各种不同的亚硝胺对不同的器官有作用，如二甲基亚硝胺主要是导致消化道肿瘤。可引起胃癌、食管癌、肝癌、肠癌、膀胱癌等。

5. 妊娠期的动物摄入一定量的 NOC 可通过胎盘使子代动物致癌，甚至影响到第三代和第四代。有的试验显示 NOC 还可以通过乳汁使子代发生肿瘤。

（五）与人类肿瘤的关系

目前缺少 N-亚硝基化合物对人类直接致癌的资料。但许多的流行病学资料显示其摄入量与人类的某些肿瘤的发生呈正相关。

食物中的挥发性亚硝胺是人类暴露于亚硝胺的一个重要方面。许多的食物中都能检测出亚硝胺；此外，人类接触 N-亚硝基化合物的途径还有化妆品、香烟烟雾、农药、化学药物以及餐具清洗液和表面清洁剂等。

人类许多的肿瘤可能都与亚硝基化合物有关，如胃癌、食管癌、结直肠癌、膀胱癌，以肝癌，引起肝癌的环境因素，除黄曲霉毒素外，亚硝胺也是重要的环境因素。肝癌高发区的副食以腌菜为主，对肝癌高发区的腌菜中的亚硝胺测定显示，其检出率为 60%。

亚硝胺和亚硝酰胺的致癌机制并不完全相同。亚硝胺较稳定对组织和器官的细胞没有直接的致突变作用。但是，与氨氮相连的 α-碳原子上的氢受到肝微粒体 P450 的作用，被氧化形成羟基，此化合物不稳定，进一步分解和异构化，生成烷基偶氮羟基化合物，此化合物是具有高度活性的致癌剂。因此，一些重要的亚硝胺，如二甲基亚硝胺和吡咯烷亚硝胺等，用于动物注射作致癌实验，并不在注射部位引起肿瘤，而是经体内代谢活化引起肝脏等器官肿瘤。

N-亚硝基化合物，除致癌性外，还具有致畸作用和致突变作用。

其中致畸作用，亚硝酰胺对动物具有致畸作用，并存在剂量效应关系；而亚硝胺的致畸作用很弱。

致突变作用，亚硝酰胺是一类直接致突变物。亚硝胺需经哺乳动物的混合功能氧化酶系统代谢活化后才具有致突变性。亚硝胺类活化物的致突变性和致癌性无相关性。

（六）预防措施

1. 减少其前体物的摄入量。如限制食品加工过程中的硝酸盐和亚硝酸盐的添加量；尽量食用新鲜蔬菜等。

2. 减少 NOC 的摄入量。人体接触的 NOC 有 70%~90% 是在体内自己合成的。多食用能阻断 NOC 合成的成分和富含食品。如维生素 C、维生素 E 及一些多酚类的物质；并制定食品中的最高限量标准。

四、食品容器、包装材料的污染及其预防

食品容器、包装材料在食品的生产加工、输送、包装和盛放过程中与食品接触时，其中所含有的有毒化学物质会向食品迁移，造成污染。

（一）塑料包装材料

1. 塑料分类与基本卫生问题

塑料由大量小分子的单位通过共价键合成的化合物。分子量在 1 万到 10 万之间属于高分子化合物。其中单纯由高分子聚合物构成的称为树脂，而加入添加剂以后就是塑料。常用塑料制品：

（1）聚乙烯（PE）和聚丙烯（PP） 属于低毒级物质。高压聚乙烯质地柔软，多制成薄膜，其特点是具透气性、不耐高温、耐油性亦差。低压聚乙烯坚硬、耐高温，可以煮沸消毒。聚丙烯透明度好，耐热，具有防潮性（其透气性差），常用于制成薄膜、编织袋和食品周转箱等。两种单体沸点较低而易于挥发，一般无残留。

（2）聚苯乙烯（PS） 也属于聚烯烃，但由于在每个乙烯单元中含有一个苯环，因而比重较大，燃烧时冒黑烟。聚苯乙烯塑料有透明聚苯乙烯和泡沫聚苯乙烯两个品种（后者在加工中加入发泡剂制成，如快餐饭盒）。

由于属于 H 饱和烃，因而相容性差，可使用的添加剂种类很少，其卫生问题主要是单体苯乙烯及甲苯、乙苯和异丙苯等。当在一定剂量时，则具毒性。如苯乙烯每天达 400 mg/kg·体重可致肝肾重量减轻，抑制动物的繁殖能力。

以聚苯乙烯容器储存牛奶、肉汁、糖液及酱油等可产生异味；储放发酵奶饮料后，可能有极少量苯乙烯移入饮料，其移入量与储存温度、时间成正比。

（3）聚氯乙烯（PVC） 是氯乙烯的聚合物。聚氯乙烯塑料的相容性比较广泛，可以加入多种塑料添加剂。

聚氯乙烯在安全性方面存在的主要问题是：未参与聚合的游离的氯乙烯单体；含有多种塑料添加剂；热解产物。

氯乙烯可在体内与 DNA 结合而引起毒性作用。主要作用于神经、骨髓系统和肝脏，也被证实是一种致癌物质，因而许多国家均订有聚氯乙烯及其制品中氯乙烯含量控制水平。

聚氯乙烯透明度较高，但易老化和分解。一般用于制作薄膜（大部分为工业用）、盛装液体用瓶，硬聚氯乙烯可制作管道。

（4）聚碳酸酯塑料（PC） 具有无毒、耐油脂的特点，广泛用于食品包装，可用于制造食品的模具、婴儿奶瓶等。美国 FDA 允许此种塑料接触多种食品。

（5）三聚氰胺甲醛塑料与脲醛塑料 前者又名蜜胺塑料，为三聚氰胺与甲醛缩合热固而成。后者为脲素与甲醛缩合热固而成，称为电玉，二者均可制食具，且可耐 120℃ 高温。

由于聚合时，可能有未充分参与聚合反应的游离甲醛，后者仍是此类塑料制品的卫生问题。甲醛含量则往往与模压时间有关，时间愈短则含量愈高。

（6）聚对苯二甲酸乙二醇脂塑料 可制成直接或间接接触食品的容器和薄膜，特别适合

于制复合薄膜。在聚合中使用含锑、锗、钴和锰的催化剂，因此应防止这些催化剂的残留。

（7）不饱和聚脂树脂及玻璃钢制品　以不饱和聚脂树脂加入过氧甲乙酮为引发剂，环烷酸钴为催化剂，玻璃纤维为增强材料制成玻璃钢。主要用于盛装肉类、水产、蔬菜、饮料以及酒类等食品的储槽，也大量用作饮用水的水箱。

2. 塑料添加剂

（1）增塑剂　增加塑料制品的可塑性，使其能在较低温度下加工的物质，一般多采用化学性质稳定，在常温下为液态并易与树脂混合的有机化合物。如邻苯二甲酸酯类是应用最广泛的一种，其毒性较低。其中二丁酯，二辛酯在许多国家都允许使用。

（2）稳定剂　防止塑料制品在空气中长期受光的作用，或长期在较高温度下降解的一类物质。大多数为金属盐类，如三盐基硫酸铝、二盐基硫酸铝或硬脂酸铅盐、钡盐、锌盐及镉盐，其中铅盐耐热性强。但铅盐、钡盐和镉盐对人体危害较大，一般不用这类稳定剂于食品加工、用具和容器的塑料中。锌盐稳定剂在许多国家均允许使用，其用量规定为 1% ~ 3%。有机锡稳定剂工艺性能较好，毒性较低（除二丁基锡外），一般二烷基锡碳链越长，毒性越小，二辛基锡可以认为经口无毒。

（3）其他抗氧化剂如 BHA、BHT　抗静电剂一般为表面活性剂，有阴离子型如烷基苯磺酸盐、α-烯烃磺酸盐，毒性均较低；阳离子型如月桂醇 EO（4）、月桂醇 EO（9）、非离子型有醚类和酯类，醚类毒性大于酯类。润滑剂主要是一些高级脂肪酸、高级醇类和脂肪酸酯类。着色剂主要是染料及颜料。

3. 卫生要求和标准

各种塑料由于原料、加工成型变化及添加剂种类和用量不同，对不同塑料应有不同的要求，但总的要求是对人体无害。根据我国有关规定，对塑料制品提出了树脂和成型品的卫生标准。其中规定了必须进行溶液浸泡的溶出试验：包括 3% ~ 4% 醋酸（模拟食醋）、己烷或庚烷（模拟食用油）。此外还有蒸馏水及乳酸、乙醇、碳酸氢钠和蔗糖等的水溶液作为浸泡液，按一定面积接触一定溶液（大约为 2 mL/ cm²），以统一试验条件。几种塑料制品用无色油脂、冷餐油、65% 乙醇涂擦都不得褪色。所有塑料制品浸泡液除少数有针对性的项目（如氯乙烯、甲醛、苯乙烯、乙苯、异丙苯）外，一般不进行单一成分分析。

至于酚醛树脂，我国规定不得用于制作食具、容器、生产管道、输送管道等直接接触食品的包装材料。

（二）橡胶包装材料

橡胶也是高分子化合物，有天然和合成两种。天然橡胶系是无毒的。合成橡胶系高分子聚合物，因此可能存在着未聚合的单体及添加剂的卫生问题。

橡胶中的毒性物质主要来源有两个方面：橡胶胶乳及其单体和橡胶添加剂。

1. 橡胶胶乳及其单体

合成橡胶单体因橡胶种类不同而异，大多是由二烯类单体聚合而成的。丁橡胶和丁二橡胶的单体为异丁二烯、异戊二烯，有麻醉作用，但尚未发现有慢性毒性作用。苯乙烯丁二橡胶，蒸汽有刺激性，但小剂量也未发现有慢性毒性作用。丁腈（丁二烯丙烯腈）耐热性和耐油性较好，但其单体丙烯腈有较强毒性，也可引起流血并有致畸作用。美国已将其溶出限量由 0.3 mg/kg 降至 0.05 mg/kg。氯丁二烯橡胶的单体 1, 3 - 二氯丁二烯，有报告可致肺癌和皮肤癌，但有争论。硅橡胶的毒性较小，可用于食品工业，也可作为人体内脏器官使用。

2. 添加剂

主要的添加剂有硫化促进剂、防老剂和填充剂。

（1）硫化促进剂　促进橡胶硫化作用，以提高其硬度、耐热度和耐浸泡性。无机促进剂有氧化锌、氧化镁、氧化钙等均较安全。氧化铅由于对人体的毒性作用应禁止用于食具。有机促进剂多属于醛胺类，如六甲四胺（乌洛托品，又名促进剂 H）能分解出甲醛。硫脲类中乙撑丁硫脲有致癌作用，已被禁用。秋兰姆类的烷基秋兰姆硫化物中，烷基分子愈大，安全性愈高，如双五烯秋兰姆较为安全。二硫化四甲基秋兰姆与锌结合对人体有害。架桥剂中过氧化二苯甲酰的分解产物二氯苯甲酸毒性较大，不宜用作食品工业橡胶。

（2）防老化剂　为使橡胶对热稳定，提高耐热性、耐酸性、耐臭氧性以及耐曲折龟裂性等而使用。防老化剂不宜采用芳胺类而宜用酚类，因前者衍生物及其化合物有明显的毒性。如 β - 萘胺可致膀胱癌已被禁用，N - N′ - 二苯基对苯二胺在人体内可转变成 β - 萘胺，酚类化合物应限制制品中游离酚含量。

（3）充填剂　主要有两种，即炭黑和氧化锌。碳黑提取物在 A mes 试验中，被证实有明显的致突变作用。故要求其纯度应高，并限制其苯并（a）芘含量，或将其提取至最低限度。

由于某些添加剂具有毒性，或对实验动物具有致癌作用。故除上述以外，我国规定 α - 巯基咪唑啉、α - 硫醇基苯并噻唑（促进剂 M）、二硫化二甲并噻唑（促进剂 DM）、乙苯 - β - 萘胺（防老剂 J）、对苯二胺类、苯乙烯代苯酚、防老剂 124 等不得在食品用橡胶制品中使用。

（三）金属包装材料

1. 金属包装材料的性能

金属包装能长期保持商品的质量和风味不变，表现出极好的保护功能，使包装食品具有较长的货架期。同时由于金属材料具有良好的抗张、抗压、抗弯强度、韧性及硬度，用作食品包装表现出耐压、耐温湿度变化和耐虫害的特征。主要金属包装材料有：

（1）不锈钢　不锈钢材料的卫生问题以控制铅、铬、镍、镉和砷为主要，按在 4% 乙酸浸泡液中分别不高于 1.0、0.5、3.0、0.02 及 0.04 mg/L。不锈钢餐具上印有 "13 - 0" "18 - 0" "18 - 8" 三种代号，代号前面的数字表示含铬量，铬是使产品 "不锈" 的材料；后面的数字则代表镍含量，产品的镍含量越高，耐腐蚀性越好。为防止镍、铬等重金属危害人体，国家对其溶出量规定有相关的标准。不锈钢餐具不要长时间盛放强酸或强碱性食品，以防止镍、铬等金属元素溶出；一旦发现不锈钢餐具变形或者表层破损，应及时更换。

（2）铝制品容器　主要的卫生问题在于回收铝的制品。由于其中含有的杂质种类较多，必须限制其溶出物的杂质金属量，常见为锌、镉和砷。因此我国 1990 年规定，凡是回收铝，不得用来制作食具，如必须使用时，应仅供制作铲、瓢、勺，同时，必须符合 GB 11333—1989《铝制食具容器卫生标准》。

（3）镀锡薄铁罐　镀锡板大量用于罐头食品，肉食品中含硝酸盐、亚硝酸盐等，这些物质会促进罐头内壁腐蚀，如果罐头中残留较多的氧气，则会加快食品的褐变。

2. 金属制食品包装、容器污染问题的防治

（1）铁制的食品包装及用具最为安全，在炒菜、煮食过程中，铁锅很少有溶出物。即使铁物质溶出对人体也是有好处的。卫生专家甚至认为，用铁锅烹饪是最直接的补铁方法。

（2）任何食具容器均不得用镀锌铁皮或其他电镀材料制成，因其有害金属锌、铬含量较高、易脱落，极为不安全。

（3）最好不用铜制食品容器，因为铜的氧化物对人体有害（如铜锈）。铜元素能促进维生素的破坏。

（4）不要长时间用不锈钢容器装咸食物，不能用不锈钢器皿煎熬中药。中药中含有很多生物碱、有机酸成分，特别是在加热条件下，易与之发生化学反应，而使药物失效，甚至生成某些毒性更大的化学物质。

（5）金属食品包装容器在使用之前应检查罐型是否整齐、焊缝是否完整均匀、罐口和罐盖边缘有无缺口或变形、镀锡薄板上有无锈斑和脱锡现象。有的空罐在装罐前要进行清洗，清洗后不宜长时间久放，以防止重新污染。

（四）纸质包装材料

1. 纸质包装材料的性能

纸和纸板的阻隔性受温、湿度影响较大。单一的纸类包装材料一般不能用于包装水分、油脂含量较高的食品及阻隔性要求高的食品，但可以通过适当的表面加工来改善其阻隔性能。但纸和纸板的阻隔性较差对某些商品的包装是有利的，可进行合理选用，如茶叶袋滤纸、水果包装等。

2. 纸质包装材料的卫生

卫生问题有4个：①荧光增白剂；②废品纸的化学污染和微生物污染；③浸蜡包装纸中多环芳烃；④彩色或印刷图案中油墨的污染等，都必须加以严格控制管理。

复合包装材料的卫生问题主要卫生问题是黏合剂，黏合剂除可采用改聚丙烯直接黏合外，有的多采用聚氨酯型黏合剂，它常含有甲苯、二异氰酸酯（TDI）、蒸煮食物时，可以使 TDI 移入食品，TDI 水解可以产生具有致癌作用的 2，4 - 二氨基甲苯（TDA）。所以应控制 TDI 在黏合剂中的含量。

（五）玻璃包装材料

1. 玻璃包装材料的性能

玻璃作为包装材料的优势在于：

（1）化学稳定性　只有氢氟酸能腐蚀玻璃，但碱性溶液对玻璃容器有一定的影响。

（2）热稳定性　能经受加工过程的杀菌、消毒、清洗等高温处理，能适应食品微波加工及其他热加工，但不耐温度急剧变化。

（3）阻隔性　对所有气、水、油等各种物质的完全阻隔性能，是其作为食品包装材料的突出优点。因而经常把玻璃作为碳酸饮料的理想包装材料。

2. 玻璃制食品包装材料的卫生安全

（1）玻璃制品原料为二氧化硅，毒性小，但应注意原料的纯度，至于在4%乙酸中溶出的金属，主要为铅。而高档玻璃器皿（如高脚酒杯）制作时，常加入铅化合物，其数量可达玻璃重量的30%，是较突出的卫生问题。

（2）对有色玻璃，应注意着色剂的安全性。

（3）玻璃瓶罐在包装含汽饮料时要防止发生爆炸现象。

（六）陶瓷、搪瓷包装材料

陶瓷或搪瓷都是以釉药涂于素烧胎（陶瓷）或金属坯（搪瓷）上经 800～900℃ 高温炉搪结而成。

陶瓷的卫生问题主要是由釉彩而引起，釉的彩色大多数为无机金属颜料，如硫镉、氧化铬、硝酸锰。上釉彩工艺有三种，其中釉上彩及彩粉中的有害金属易于移入食品中，而釉下彩则不宜移入。其卫生标准以 4% 乙酸液浸泡后，溶于浸泡液中的 Pb 与 Cd 量，应分别低于 7.0 mg/L、0.5 mg/L。

搪瓷食具容器的卫生问题同样是釉料中重金属移入食品中带来的危害，常见的也为铅、镉、锑的溶出量（4% 乙酸浸泡）分别应低于 1.0、0.5 与 0.7 mg/L。

（七）涂料的食品卫生

根据涂料的成分，其食品卫生问题主要有以下几个方面。

1. 溶剂挥干成膜涂料

此类如过氧乙烯漆、虫胶漆等。系将固体涂料树脂（成膜物质）溶于溶剂中，涂覆后，溶剂挥干，树脂析出成膜。由于此种树脂涂料要求其聚合度不能太高，分子量也需较小，才能溶于溶剂中。因此与食品接触，常可溶出造成食品污染。而且在溶化时，需加入增塑剂以防龟裂，后者也可污染食品。必须严禁采用多氯联苯和磷酸三甲酚等有毒增塑剂。溶剂也应选用无毒者。

2. 加固化剂交联成膜树脂

主要代表为环氧树脂和聚酯树脂。常用固化剂为胺类化合物。此类成膜后分子非常大，除未完全聚合的单体及添加剂外，涂料本身不宜向食品移行。其毒性主要在于树脂中存在的单体环氧丙烷，与未参与反应的固化剂，如乙二胺、二乙烯三胺、三乙烯四胺及四乙烯五胺等。至于涂覆时尚需加入的增塑剂的卫生要求与塑料增塑剂要求相同。

3. 环氧成膜树脂

干性油为主的油漆属于这一类。干性油在加入的催干剂（多为金属盐类）作用下形成漆膜。此类漆膜不耐浸泡，不宜盛装液态食品。

4. 高分子乳液涂料

聚四氟乙烯树脂为代表，可耐热 280℃，属于防黏的高分子颗粒型，多涂于煎锅或烘干盘表面，以防止烹调食品黏附于容器上。其卫生问题主要是聚合不充分，可能会有含氟低聚物溶于油脂中。在使用时，加热不能超过其耐受温度 280℃，否则会使其分解产生挥发性很强的有毒害的氟化物。

（八）卫生管理

为了加强食品容器、包装材料、食品用工具、设备的卫生管理，我国制定了有关的法律法规和卫生标准，涉及原材料、配方、生产工艺、新品种审批、抽样及检验、运输、储存、销售以及卫生监督各个方面，主要内容有：

（1）生产食品容器、包装材料所用的原材料和助剂必须是卫生标准中规定的品种，产品应当便于清洗和消毒。

（2）生产的食品容器、包装材料必须符合相应的国家标准和其他有关的卫生标准，并按照卫生标准和卫生管理办法检验，合格后方可出厂和销售。在生产、运输、储存的过程中应防止受到污染。

（3）利用新原材料生产食品容器、包装材料和食品用工具、设备及用卫生标准规定的原材料生产新的品种，在投产前必须提供产品卫生评价所需的资料和样品，按照规定的审批程序报请审批，经审查同意后方可投产。

（4）在生产过程中应严格执行质量标准，按规定的配方和工艺生产，如需更改配方中原料的品种，应经批准方可生产。建立健全产品卫生质量检验制度，产品必须有清晰完整的生产厂名、厂址、批号、生产日期标识和产品卫生质量合格证。

（5）不得用酚醛树脂生产直接接触食品的容器、包装材料、管道、输送带；油墨、颜料不得印刷在食品包装材料的接触食品面，复合食品包装袋应在两层薄膜之间印刷，待油墨和黏合剂中的溶剂干燥后再黏合，防止向食品迁移；不得用工业级石蜡。

（6）销售单位在采购时要索取检验合格证或检验证书，凡不符合卫生标准的产品不得销售。食品生产经营者不得使用不符合标准的产品。

（7）应对生产、经营和使用单位加强经常性卫生监督，并根据需要采取样品进行检验。对违反管理办法者，应根据有关的法律法规追究法律责任。

（8）进出口食品包装容器、包装材料应按照国家质量监督检验检疫总局发布、2006年8月1日起实施的《进出口食品包装容器、包装材料实施检验监管工作管理规定》管理。

项目四　食品的物理性污染及预防

一、食品的放射性污染

（一）食品放射性污染的来源

1. 放射性核素的概述

核素是具有确定质子数和中子数的一类原子或原子核。质子数相同而中子数不同者称为同位素。能放出射线的核素叫做放射性核素或放射性同位素。放射性核素释放射线的现象称作核素的衰变或蜕变，衰变是一种原子核转变为另一种原子核的过程。特定能态核素的核数目减少一半所需的时间称作该核素的半衰期，不同的放射性核素半衰期不同，如 ^{209}Bi（铋）的半衰期长达 2.7×10^{17} 年，而 ^{135}Cs（铯）的半衰期只有 2.8×10^{-10} s。由于半衰期长的放射性核素在食物和人体内的存在时间长，因此，从安全性角度出发应关注半衰期长的放射性核素对食品的污染。

放射性核素释放出能使物质发生电离的射线称作电离辐射，电离辐射包括：α 射线、β 射线、γ 射线、χ 射线等。α 射线带正电，电离能力强，穿透物质的能力差；β 射线带负电，其带电量比 α 射线少，电离能力也小，穿透物质的能力强；γ 射线是高能光子，不带电荷，穿透物质的能力最强，比 β 射线大 $50 \sim 100$ 倍，比 α 射线大 1 万倍。

表示电离辐射的单位又有吸收剂量、剂量当量、放射性活度和照射量（暴露剂量）之分，分别解释如下。

（1）吸收剂量　单位质量的被照射物质所吸收电离辐射的能量称为吸收剂量，单位是戈瑞（Gy）。1 kg 的被照射物质（组织等）吸收了 1 J 的能量为 1 戈瑞（Cy）。1Gy 等于 100 拉德（rad，rad 是原辐射剂量单位）。

（2）剂量当量　在被研究的组织中，某点处的吸收剂量（D）、品质因素（Q）和其他修正因数（N）的乘积称为剂量当量，可用 DQN 表示。剂量当量的单位是希沃特，简称希（Sv），单位时间内的剂量当量叫做剂量当量率，单位是希每秒（Sv/s）。1Sv 等于 100R（伦琴）当量。

（3）放射性活度　在单位时间内，处于特定能态的一定量放射性核素发生核跃迁（衰变）的数目，叫做放射性活度，也叫放射性强度，其单位是贝可勒尔，简称贝可（Bq），每秒发生一次核衰变为 1Bq。1Bq 等于 2.7×10^{-11} 居里（Si）（Si 为放射能量辅助单位）。

（4）照射量　在单位质量的空气中释放出的全部电子（包括正、负电子）被空气所阻止时，在空气中所产生离子的总电荷值，叫做照射量，其单位是库仑/千克（C/kg）。1C/kg 等于 3400rad。

2. 食品中的天然放射性核素

环境天然放射性本底是指自然界本身固有的，未受人类活动影响的电离辐射水平。它主要来源于宇宙线和环境中的放射性核素，后者主要有地壳（土壤、岩石等）中含有的 ^{40}K（钾）、^{226}Ra（镭）、^{87}Rb（铷）、^{232}Th（钍）、^{238}U（铀）及其衰变产物和扩散到大气中的氡（Rn）和钍射气（Tn）。环境天然放射性本底辐射剂量平均为 $1.05 \times 10^{-3}Gy/$年。

由于生物体与其生存的环境之间存在物质交换过程，因此，绝大多数的动物性、植物性食品中都含有不同量的天然放射性物质，即食品的天然放射性本底。但由于不同地区环境的放射性本底值不同，不同的动植物以及生物体的不同组织对某些放射性物质的亲和力有较大差异，因此，不同食品中的天然放射性本底值可能有很大差异。

食品中的天然放射性核素主要是 ^{40}K（钾）和少量 ^{226}Ra（镭）、^{228}Ra、^{210}Po（钋）以及天然钍和天然铀等。

（1）^{40}K　^{40}K 是食品中含量最多的天然放射性核素，其半衰期为 1.28×10^{-9} 年。^{40}K 在环境和食品总钾含量中所占比例是比较恒定的，约为 0.0119%，其放射活性为每克天然钾中含 32.2Bq 的 ^{40}K，故可根据食品的总钾含量估算 ^{40}K 的含量及其放射活性。成人每日摄入钾为 2～3 g，即摄入的 ^{40}K 为 65～100Bq。根据我国的调查资料，成年男女体内的 ^{40}K 含量分别为 69.9 Bq/kg（体重）和 51.4 Bq/kg（体重），其内照射剂量分别为 0.212×10^{-3} Gy/年和 0.156×10^{-9}Gy/年。

（2）^{226}Ra　^{226}Ra 的半衰期为 1.6×10^{-3} 年，镭可通过饮水和食物进入人体。不同食物中的镭含量差异较大（10^{-4}～10Bq/kg）。一般地区平均每人每日摄入 ^{226}Ra 0.02～0.2Bq。动物和人体内的镭主要集于骨组织中，^{226}Ra 的含量平均为 5.2×10^{-4}Bq/g。

（3）^{210}Po　^{210}Po 的母体为 ^{238}U，前身有 ^{226}Ra、^{222}Rn、^{210}Pb、^{210}Bi 等。自然环境中的 ^{210}Po 和 ^{210}Pb 处于平衡状态，广泛存在于植物和一些海产品中。^{210}Po 寿命较短（半衰期 138.4d），但 ^{210}Pb 的半衰期长达 22 年。动物及人体内的 ^{210}Po 除来自食物外，还来源于摄入的 ^{210}Pb 在体内的衰变。动物骨骼和肝肾组织的 ^{210}Po 含量远高于肌肉。浮游生物从水中浓集 ^{210}Po 的能力较强，其 $^{210}Po/^{210}Pb$ 比率可大于 1，故以浮游生物为食的鱼类 ^{210}Po 含量较高，尤以肝组织和精、卵细胞为甚。不同食物中 ^{210}Po 含量差异较大，如谷物为 0.04～0.37Bq/kg，根菜类为 0.04～

0.11Bq/kg，某些地区茶叶的^{210}Po含量可高达178Bq/kg。以海产品为主食的居民摄入^{210}Po的量较大。^{210}Po还可通过特殊的食物链进入人体，如居住在北极附近地区的牧民以驯鹿为主要食品，驯鹿在冬季主要以地衣为饲料，而地衣对^{210}Po有很强的富集作用，故此类人群体内，尤其是骨、牙中的^{210}Po负荷量远高于一般人群。

（二）放射性核素向食品转移的途径

1. 环境中人为的放射性核素污染

（1）环境中人为的放射性核素污染的来源　环境中人为的放射性核素污染主要来源于四方面：①原子弹和氢弹爆炸时可产生大量的放射性物质，对环境可造成严重的放射性核素污染；②核工业生产中的采矿、冶炼、燃料精制、浓缩、反应堆组件生产和核燃料再处理等过程均可通过三废排放等途径污染环境；③使用人工放射性同位素的科研、生产和医疗单位排放的废水中含有^{125}I（碘）、^{131}I、^{32}P（磷）、^{3}H（氢）和^{14}C（碳）等，也可造成水和环境的污染；④意外事故造成的放射性核素泄漏主要引起局部性环境污染，如英国温茨盖尔原子反应堆事故和前苏联切尔诺贝利的核事故都造成了严重的环境污染。

（2）人为污染食品的放射性核素　人为污染食品的放射性核素主要有以下几种：①^{131}I：^{131}I是核爆炸早期及核反应堆运转过程中产生的主要裂变物，进入消化道可完全被吸收，浓集于甲状腺内。通过膳食摄入稳定性碘的量可以影响甲状腺放射性碘的浓集量。奶牛食用了被^{131}I污染的牧草而使牛奶受到污染，故在食用奶类较多的地区，牛奶是^{131}I的主要污染食品。此外，新鲜蔬菜也含有较大量的^{131}I。^{131}I半衰期约为8d，对食品的长期污染较轻。②^{90}Sr（锶）：^{90}Sr在核爆炸中大量产生，因为其半衰期很长（约29年），所以可在环境中长期存在。^{90}Sr广泛存在于土壤中，是食品放射性的主要来源。据欧美国家调查，通过膳食每年摄入^{90}Sr可达0.148～0.185Bq，其中主要为奶制品，其次是蔬菜、水果、谷类和面制品。^{90}Sr进入人体后大部分沉积于骨骼中，其代谢与钙相似。③^{89}Sr：^{89}Sr也是核爆炸的产物，虽然其产量比^{90}Sr更高，但是^{89}Sr的半衰期短（约50d），同^{90}Sr相比^{89}Sr对食品的污染较轻。④^{137}Cs（铯）：^{137}Cs半衰期长达30年，化学性质与钾相似，易被机体充分吸收并可参与钾的代谢过程。^{137}Cs主要通过肾脏排出，部分通过粪便排出。^{137}Cs也可通过地衣——驯鹿——人的特殊食物链进入人体。

2. 放射性核素向食品转移的途径

环境中的放射性核素可通过水、土壤、空气向植物性食品转移，通过与外环境接触和食物链向动物性食品转移，其主要转移途径有以下几种。

（1）向植物性食品的转移　人为的放射性核素污染了水、土壤、空气以后，含有放射性核素的雨水和水源可直接渗入植物组织或被植物的根系吸收，植物的根系也可从土壤中吸收放射性核素。空气中的放射性核素以降水或降尘直接进入植物体，也可以通过污染土壤后进入植物体。放射性核素向植物转移的量与气象条件、放射性核素和土壤的理化性质、土壤pH、植物种类和使用化肥的类型等因素有关。

（2）向动物性食品的转移　动物饮用被人为的放射性核素污染了的水，呼吸被污染的空气、接触污染的土地都会使放射性核素进入体内。通过食物链草食动物还富集植物中的放射性核素，以草食动物为食的动物会富集草食动物体内的放射性核素。因此，放射性核素向动物的转移过程中常表现出生物富集效应。

（3）向水生生物体内转移　进入水体的放射性核素可溶解于水或以悬浮状态存在。水生植物和藻类对放射性核素有很强的浓集能力，如^{137}Cs在藻类中的浓度可高于周围水域浓度的100 ～ 500倍。鱼体内的放射性核素可通过鳃和口腔进入，也可由附着于其体表的放射性核素逐渐渗透进入体内。鱼及水生动物还可通过摄入低等水生植物或动物而富集放射性物质，表现出经食物链的生物富集效应。

3. **食品的放射性核素污染对人体的危害**

电离辐射对人体的影响可分为外照射和内照射两种形式。

人体暴露于放射性污染的环境（主要指大气环境）中，电离辐射直接作用于人体体表，称为外照射。外照射主要引起皮肤的损伤甚至导致皮肤癌。穿透性强的射线也可造成全身性的损伤，引起多器官和组织的疾病。摄入被放射性物质污染的食品和水，电离辐射作用于人体内部，对人体产生影响称为内照射。由于放射性核素在体内分布不均一，且内照射在沉积部位是连续的，致使内照射常以局部损害为主，呈进行性的发展和症状迁延。

食品放射性核素污染对人体的危害主要是由于摄入食品中放射性物质对体内各种组织、器官和细胞产生的低剂量长期内照射效应，主要表现为对免疫系统、生殖系统的损伤和致癌、致畸、致突变作用。

低剂量辐射可引起免疫功能的抑制或增强（兴奋）反应。有研究表明，小鼠脾经0.25 ～ 0.5Gy剂量照射后，可使其抗羊红细胞（SRBC）反应增强，空斑形成细胞（PFC）增加。但当辐射剂量大于1Gy时，则具有抑制空斑细胞形成的作用。低剂量长期照射还可引起T淋巴细胞增殖反应，使细胞免疫功能呈现应激性增强，并可由于辅助性T细胞的活性增强而使抗体生成增多，体液免疫反应也有所增强。

辐照对生殖功能有明显损害。睾丸是对放射损害十分敏感的器官之一，辐照可使精子畸形数增加，精子生成障碍，精子数减少以及睾丸重量下降。0.03 ～ 0.1Gy的低剂量内照射可致暂时性不育，而2Gy以上的剂量可致永久性无精子。人类卵巢对放射性损伤的抵抗性较高，2Gy以上剂量可致暂时性不育，而在低剂量照射时对其卵子的生成有一定的刺激作用。

致癌、致畸、致突变作用是低剂量长期内照射产生的主要生物效应。0.2 ～ 0.3Sv的照射即可引起动物和人体细胞染色体畸变的发生率明显增高，尤其双着丝粒和着丝粒环是辐射造成染色体损伤的特征性指标。辐射可引起白血病、甲状腺癌、乳腺癌、肺癌、肝癌、骨肉瘤等肿瘤，如肝中储留^{134}Te（碲）和^{60}Co（钴）主要引起肝硬化和肝癌；^{90}Sr、^{226}Ra、^{239}Pu（钚）等主要引起骨肉瘤；均匀分布于组织的^{137}Cs及^{210}Po主要引起软组织的肿瘤。低剂量长期内照射还可致胎仔减少、死胎、胎儿畸形和智力发育障碍等。

（三）控制食品放射性核素污染的措施

预防食品放射性核素污染及其对人体危害的主要措施分为两方面：一方面防止食品受到放射性物质的污染，即加强对放射性污染源的管理；另一方面防止已经污染的食品进入体内，应加强对食品中放射性污染的监督。

2003年6月《中华人民共和国放射性污染防治法》由中华人民共和国第十届全国人民代表大会常务委员会第三次会议颁布。该法详细规定了如何对放射源进行管理，防止意外事故的发生和放射性核素在采矿、冶炼、燃料精制、浓缩、生产和使用过程中应遵循的原则，并对放射性废气物的处理与净化提出了具体的要求和管理措施。

应严格执行国家卫生标准，使食品中放射性物质的含量控制在允许浓度范围以内。我国《放射卫生防护基本标准》（GB 4792—1984）中规定了人体每年摄入限量值为 5 mSv（全身）。1994 年颁布的《GB l4882—1994 食品中放射性物质限制浓度标准》中规定了粮食、薯类、蔬菜及水果、肉、鱼虾类和鲜奶等食品中人工放射性核素 ^3H、^{90}Sr、^{89}Sr、^{131}I、^{137}Cs、^{147}Pm、^{239}Pu 和天然放射性核素 ^{210}Po、^{226}Ra、^{228}Ra、天然钍和天然铀的限制浓度，并同时颁布了相应的检验方法标准 GB 14883—1994。此外，使用辐照工艺作为食品保藏和改善食品品质的方法时，应严格遵守国家标准中对食品辐照的有关规定。

二、食品的杂物污染及预防

（一）食品的杂物污染

按照杂物污染食品的来源将污染食品的杂物分为来自食品产、储、运、销的污染物和食品的掺杂掺假污染物。

食品在产、储、运、销过程中，都有可能受到杂物的污染，主要污染途径有：①生产时的污染，如生产车间密闭性不好，粮食收割时混入草籽，动物在宰杀时血污、毛发及粪便对畜肉的污染，食品加工过程中设备的陈旧或故障引起加工管道中金属颗粒或碎屑对食品的污染；②食品储存过程中的污染，如苍蝇、昆虫的尸体和鼠、雀的毛发、粪便等对食品的污染；③食品运输过程的污染，如运输车辆、装运工具、不清洁铺垫物和遮盖物对食品的污染；④意外污染，如戒指、头发及饰物、指甲、烟头、废纸、携带个人物品和杂物的污染及卫生清洁等用品的污染。

食品的掺杂掺假是一种人为故意向食品中加入杂物的过程。近年来由于这种因素而引发的食品安全问题应引起足够重视。掺杂掺假所涉及的食品种类繁杂，掺杂污染物众多，如粮食中掺入的沙石，肉中注入的水，奶粉中掺入大量的糖，牛奶中加入的米汤、牛尿、糖和盐等。掺杂掺假不仅严重破坏市场经济秩序，损害了消费者的经济利益，还会损害居民身体和心理健康，严重的甚至造成人员伤亡，必须加强监督管理。

（二）食品杂物污染的预防

（1）加强食品生产、储存、运输、销售过程的监督管理，把住产品的质量关，执行良好生产规范（GMP）。

（2）改进加工工艺和检验方法，如筛选、磁选和风选去石，清除有毒的杂草籽及泥沙石灰等异物，定期清洗专用池、槽，防尘、防蝇、防鼠、防虫，尽量采用食品小包装。

（3）制定食品卫生标准，如 GB 1355—2005《小麦粉》标准中规定小麦粉中含沙量小于 0.025%，磁性金属物小于 0.003 g/kg。

（4）严格执行《中华人民共和国食品安全法》，加强食品"从农田到餐桌"的质量监督管理，严厉打击食品掺杂掺假行为。

项目五　预防食品加工过程中二次污染的方法

许多食品在加工过程中经过有效灭菌，但出厂后不久，仍出现了微生物超标、发霉变质等问题，严重的甚至引发食物中毒事故，既给企业带来名誉和经济上的损失，也对消费者的健康产生危害。其主要原因是企业（特别是中小型企业）缺乏消毒专业知识，未对生产场所进行有效地消毒，已经灭菌的食品在冷却和包装环节被环境中的微生物二次污染所致。

一、什么是二次污染

二次污染是指产品已完成所有加工制作后（即为成品）又遭到污染源污染。在食品生产中，原料被加工成半成品时，经高温或辐射消毒，微生物被基本消灭，但经高温处理的食品在冷却和包装环节，与车间空气等直接接触，如果这些空气或物品中含有较多的微生物，则微生物会附着在食品表面，再次污染食品。

二、二次污染的来源

（1）食品生产车间工艺布局不合理，存在交叉污染、防虫防鼠防尘设施不足、作业人员不注意个人卫生或患有传染性等疾病没及时离岗，是引起食品二次污染的主要原因。

（2）食品冷却和包装车间洁净度要求很高，但企业缺乏相关专业知识，消毒方法不当，生产车间的空气、设备、工器具（包括操作台）、包装材料未经有效消毒或消毒不彻底，这些物品上残存的微生物与食品接触后迅速生长繁殖，也是引起食品二次污染的重要原因。

（3）企业在消毒方面存在的主要问题如下：

①消毒设施不足或安装方法不当。生产场所虽然安装了紫外线灯，但因紫外线灯的强度、安装距离达不到要求，形同虚设。

②手消毒方式有缺陷。目前，大部分企业采用过氧化物类消毒剂或含氯类消毒剂浸泡消毒手，这些消毒剂需持续浸泡 3 min 才能达到预期灭菌效果，但上班时人员集中，共享一盆消毒水，大多数人只能象征性地浸一下，消毒时间没保障；且因多人重复使用，若消毒水浓度不够最终反而成了污染源，洗手后使用公用毛巾擦手的，污染更为严重。

③工作服、鞋靴消毒不彻底。有不少企业将工作服、鞋帽等置于无消毒设施的衣柜内，而将从外面穿进来的私人衣物挂在更衣室，或两者混放，私人衣物会污染更衣室的空气和工作服，通过人员进出将细菌带进生产车间，污染车间环境。

三、预防措施

1. 控制人员卫生

人是重要因素，直接接触食品的操作工人和进入车间的管理人员应定期体检，取得健康证明，并经卫生知识培训方可上岗。有传染病、呼吸道疾病、化脓性或渗出性皮肤病的工人必须调离现岗。加强管理，敦促工人养成良好的卫生习惯，工人要戴口罩和帽子并保持衣帽鞋干净，进入车间前应更衣洗手消毒，不留长指甲，不佩戴饰品，头发应裹在帽子里，以免发屑中细菌散落空中污染空气，便后要洗手消毒，不能穿工作服工作鞋进入卫生间。

2. 控制作业场所空气质量

①改善作业车间卫生。布局合理，完善防鼠防虫防尘和空气消毒设施，通风良好，保持墙壁地板六面干净，有防霉措施。清洁区和非清洁区的通风系统要相互独立，定期清理并用混合臭氧消毒层流管道，定期进行空气监测，预防带菌空气进入车间。

②改进更衣洗手设施。更衣室的消毒设施应合理安装和配制，工作服、口罩、鞋、帽等应与私人衣物隔离存放，且挂在能被臭氧或其他设施有效消毒的地方，手消毒液每班次要更

换一次，洗手并干手后用 75% 的酒精喷雾消毒手。

③食品生产企业车间进口处设置与门等宽、长 1.5 m 以上、深 20 cm 的鞋靴消毒池，即人一步无法跃过，若用水泥砌，二边的挡垣面要砌成 45°角，使人无法在边上踩过。消毒液多用浓度为 200 mg/L 的含氯消毒剂，每班更换。如果车间内为干式操作的，也可为更换清洁鞋方式代替鞋靴消毒池消毒鞋靴。车间进口处设置阻挡式换鞋柜。

3. 控制车间设备和包装材料的卫生

设备（含操作台、工器具等）清洗消毒时一定要保证彻底性，尤其是死角（如阀门、垫圈、弯头、喷嘴等处），要经常检查是否有结垢现象发生，保持设备管道的完整性，不能有破损。清洁区（食品的冷却间、包装间）与非清洁区、生区与熟区的工具、容器应做好标记，分区清洗，严格消毒、专区专用，避免交叉污染。

包装材料在进入车间前必须经过有效的清洗、消毒，回收容器（如奶瓶）应先预检，对污染大、洗瓶机不易洗净的应先用 0.1% ~ 0.2% 高锰酸钾溶液洗涤后再入洗瓶机清洗，所用的瓶盖也应消毒后再使用。

4. 运用科学的消毒方法

消毒杀菌是食品质量控制的关键环节，消毒（灭菌）时，除了注意消毒方法本身的性质和特点外，还要注意使用方法和外界因素对消毒效果的影响，对这些因素的掌握并加以利用，才能提高其消毒效果。食品生产车间常用消毒方法及注意事项如下：

①紫外线消毒。紫外线的安装位置和照射距离对杀菌效果至关重要，紫外线穿透能力差，消毒有效区为灯管周围 1.5 m ~ 2 m 处，对车间空气消毒时，紫外线灯的悬挂高度离地面应小于 2 m，安装功率分布达到平均 1.5 W/m³，即每 20 m³ 应安装 30W 紫外线灯一支，消毒时间 30 min，同时，必须保持灯管之间的距离合适，使空间辐射强度分布均匀。对物体表面进行消毒时，灯管应安装在距离被消毒物 1 m 左右，并在灯管上部安装反光罩，将紫外线反射到下面的拟消毒表面。企业应定期监测紫外线灯的辐射强度，使用中紫外线灯的照射强度小于 70 μW/cm² （距离 1 m 处）时应予以更新。

②臭氧杀菌。臭氧扩散性好，不易产生杀菌死角，可弥补紫外线杀菌存在的天然缺点，对工作服、包装材料和器具等消毒时，食品企业应优先采用臭氧消毒。臭氧杀菌效果受浓度、温湿度、作用时间的影响，一般温度低，湿度大（相对湿度必须大于 70%），消毒效果好。消毒时间应根据需要消毒场所的容积大小、洁净度等级及臭氧发生器的发生量而定，要得到预期的消毒效果，在规定时间内必须能达到相应场所需要的浓度：食品车间空气杀菌的臭氧浓度要求达到 0.5×10^{-6} ~ 1.0×10^{-6}；车间设备工具、包装物杀菌应达到 5×10^{-6} ~ 6×10^{-6}；工作服消毒应达到 10×10^{-6} ~ 20×10^{-6}。

③熏蒸消毒。食品生产场所还可采用熏蒸消毒，熏蒸消毒是利用消毒药物气体或烟雾，在密闭空间内进行熏蒸达到消毒目的，常用熏蒸消毒包括：乳酸熏蒸、甲醛熏蒸、过氧乙酸熏蒸。

④CIP 洗涤。CIP（Cleaning In Palace）洗涤，适用于乳制品、饮料、果汁、制酒等食品加工机械、管道、容器等设备的清洗消毒。

项目六 实验实训内容

实训一 肉制品中亚硝酸盐含量的测定

一、实训目的

掌握肉制品中亚硝酸盐含量的测定方法和卫生评定。

二、实训原理

样品经沉淀蛋白质、除去脂肪后，在弱酸条件下亚硝酸盐与对氨基苯磺酸重氮化，再与盐酸萘乙二胺偶合形成紫红色化合物，颜色的深浅与亚硝酸盐的含量成正比，故可以其显色度与已知量亚硝酸盐标准溶液比较定量。此法称为盐酸萘乙二胺法。

三、实训器材和试剂

微型绞肉机、分光光度计、纳氏比色管。

亚铁氰化钾溶液：称取 106 g 亚铁氰化钾［$K_4Fe(CN)_6 \cdot 3H_2O$］溶于水，并稀释至 1000 mL。

乙酸锌溶液：称取 220 g 乙酸锌［$Zn(CH_3COO)_2 \cdot 2H_2O$］，加 30 mL 冰乙酸溶于水，并稀释至 1000 mL。

饱和硼砂溶液：称取 5 g 硼酸钠（$Na_2B_4O_7 \cdot 10H_2O$）溶于 100 mL 热水中，冷却后备用。

0.4% 对氨基苯磺酸溶液：称取 0.4 g 对氨基苯磺酸溶于 100 mL 20% 的盐酸中，避光保存。

0.2% 盐酸萘乙二胺溶液：称取 0.2 g 盐酸萘乙二胺溶于 100 mL 水中，避光保存。

亚硝酸钠标准溶液（200 μg/mL）：精密称取 0.1000 g 于硅胶干燥器中干燥 24h 的亚硝酸钠，加水溶解后移入 500 mL 容量瓶中，用水稀释至刻度，混匀。

亚硝酸钠标准使用液（5 μg/mL）：临用时，吸取亚硝酸钠标准溶液 5.00 mL，置于 200 mL 容量瓶中，加水稀释至刻度，混匀。

四、操作方法

（一）样液的制备

称取 5.0 g 经绞肉机绞碎混匀的样品，置于 50 mL 烧杯中，加入 12.5 mL 饱和硼砂溶液，搅拌混匀，以 70℃ 左右的水约 300 mL 将样品全部洗入 500 mL 容量瓶中，置沸水浴中加热 15 min，取出后冷却至室温，然后一边转动一边加入 5 mL 亚铁氰化钾溶液，摇匀，再加入 5 mL 乙酸锌溶液以沉淀蛋白质，加水至刻度，混匀，放置 0.5h，除去上层脂肪，清液用滤纸过滤，弃去初滤液 30 mL，滤液备用。

（二）测定

取 7 支 50 mL 纳氏比色管，编号后 6 支标准管中分别加入 0 mL、1 mL、2 mL、3 mL、4 mL、5 mL 亚硝酸钠标准使用液（相当于 0 μg、5 μg、10 μg、15 μg、20 μg、25 μg 亚硝酸

钠），样品管中加入 40.0 mL 上述滤液。于标准管与样品管中分别加入 2 mL 0.4% 对氨基苯磺酸溶液，混匀，静置 3～5 min 后各加入 1 mL 0.2% 盐酸钠乙二胺溶液，加水至刻度，混匀，静置 15 min。用 2 cm 比色杯，以零管调节零点，于波长 538 nm 处测吸光度，绘制标准曲线比较见表 7－1。

表 7－1　试管中加入测试液的数据

成　分	编　号						
	标准管						样品管
	0	1	2	3	4	5	6
5 μg/mL 亚硝酸盐标准使用液/mL	0	1	2	3	4	5	–
样品滤液/mL	–	–	–	–	–	–	40
相当于亚硝酸盐含量/（μg/mL）	0	5	10	15	20	25	A_1
0.4% 对氨基苯磺酸溶液/mL	2	2	2	2	2	2	2
（混匀，静置 3～5 min）							
0.2% 盐酸钠乙二胺溶液/mL	1	1	1	1	1	1	1
（加水至刻度，混匀，静置 15 min）							
吸光度（OD$_{538\,nm}$）	0						

（三）计算

$$X_1 = \frac{A_1 \times 1000}{m_1 \times \dfrac{V_2}{V_1} \times 1000} \times \frac{A_1}{m_1 \times 0.8}$$

式中：X_1——样品中亚硝酸盐含量，mg/kg；

$\quad\quad m_1$——样品质量，g；

$\quad\quad A_1$——从标准曲线测得样液中亚硝酸盐含量，μg；

$\quad\quad V_1$——样品处理滤液总体积，mL；

$\quad\quad V_2$——测定时取用样品滤液体积，mL。

（四）判定标准

香肠（腊肠）、香肚、广式腊肉、火腿 ≤20 mg/kg

肉灌肠、肴肉、咸猪肉 ≤30 mg/kg

腌腊肉制品罐头（包括午餐肉、咸牛肉、咸羊肉、火腿猪肉、猪肉香肠等）≤50 mg/kg

西式蒸煮、烟熏火腿、西式火腿罐头 ≤70 mg/kg。

【复习思考题】

1. 什么是食品污染？分成哪几类？

2. 评价食品卫生质量的细菌污染指标有哪两个？其食品卫生学意义是什么？

3. 食品腐败变质的原因有哪些？如何鉴定？如何预防？

4. 霉菌毒素有哪些主要类型？其产毒特点是什么？

5. 简述食品中农药、兽药残留的来源及预防。

6. 简述有害金属污染食品的途径、毒作用特点及预防措施。

7. 简述食物中 N–亚硝基化合物的来源及预防措施。

8. 简述我国对食品包装材料设备进行卫生管理的内容。

模块八　食源性疾病及其预防

【知识目标】
　　1. 了解食源性疾病的概念、病原物质、疾病的范畴及预防。
　　2. 理解食物中毒与中毒食品的概念，食物中毒的特点、分类及流行病学的特征。
　　3. 掌握细菌性食物中毒、有毒动植物性食物中毒的种类、特点、中毒食物及预防。
　　4. 熟悉化学性食物中毒的特点及预防措施。

【技能目标】
　　学会分辨食物中毒的类型，针对中毒的特征采取正确的处理方法，合理地应用中毒预防
手段。

　　食源性疾病是当今世界上分布最广泛、最常见的疾病之一，是一项重要的公共卫生问题。
由于生物性、化学性、物理性致病因子从食品生产到消费的任何阶段均可进入食物和饮水中，
因此，食物中的致病因子存在广泛，食源性疾病发病频繁，且波及的面广人多，对人体健康
和社会经济产生重大影响。

项目一　认识食源性疾病

一、食源性疾病

（一）食源性疾病的概念

　　食源性疾病的概念（1984 年 WHO 的定义）："凡是通过摄食而进入人体的病原体，使人
体患感染性或中毒性疾病，统称为食源性疾病"。常见的食源性疾患有：细菌性疾病、寄生
虫病、病毒性疾病、真菌毒素中毒、有毒动植物中毒等。

　　根据这一定义，食源性疾病已不仅包括传统上食物中毒，而且包括经食物传播的各种感
染性疾病。最为人们所熟悉的食源性疾患是食物中毒（急性、慢性），肠道传染病（甲型肝
炎、伤寒、痢疾等）。

　　食源性疾病有暴发和散发两种形式，食物中毒是食源性疾病暴发的形式；大量的食源性
疾病是以散发的形式出现的，不被人们所重视。食源性疾病的三个基本要素（基本特征）：
食物是传播疾病的媒介；致病因子来源于食物；临床特征为急性中毒性或感染性表现。

（二）食源性疾病的预防

　　食源性疾病是因进食食物而起，如果食物无毒无害，就不会发生食源性疾病。因此，提

高食品的卫生质量，保证食品安全无害是防止食源性疾病的关键；从食品的生产、销售、贮存、运输、加工等环节进行全面的卫生监督管理，推广实施食品企业的危害分析与关键控制环节（HACCP）管理模式，预防和控制各种有害因素对食品的污染以保证食品卫生安全，是防止食源性疾病发生的根本措施。

WHO 发布了安全制备食品的十大原则，这十大原则就是预防食物中毒的黄金指南。

（1）选择安全处理过的食品。食品要新鲜，有固定包装的食品要在保质期内，不要购买和食用来历不明的食品。

（2）彻底加热食品。许多生的食品，特别是家禽、肉类及未经消毒的牛奶常被病原体污染，彻底加热可杀灭病原体，防止外熟里生。

（3）立即吃掉做熟的食品。做熟的食品放置时间越长，危险性越大。

（4）妥善储存熟食。

（5）彻底再加热熟食品。

（6）避免生食与熟食接触。

（7）反复洗手。

（8）必须精心保持厨房所有表面的清洁。

（9）避免昆虫、鼠类和其他动物接触食品。

（10）使用符合卫生要求的饮用水。

二、食物中毒

（一）食物中毒的定义

食物中毒指摄入了含有生物性、化学性有毒有害物质的食品或把有毒有害物质当作食品摄入后所出现的非传染性急性、亚急性疾病。

食物中毒是食源性疾病中最为常见的疾病。食物中毒既不包括因暴饮暴食而引起的急性胃肠炎、食源性肠道传染病和寄生虫病，也不包括因一次大量或长期少量摄入某些有毒、有害物质而引起的以慢性毒害为主要特征（如致癌、致畸、致突变）的疾病。

（二）引起食物中毒的原因

误食食物中毒也是引起中毒原因之一，能够引起食物中毒的食品包括被致病菌和/或毒素污染的食品；被已达中毒剂量的有毒化学物质污染的食品；外观与食物相似而本身含有有毒成分的物质；本身含有有毒物质，加工、烹调未能除去的食品；贮存条件不当，食物发生了生物性或物理化学变化而产生或增加了有毒物质。

引起食物中毒的原因除了食物被致病因素污染或自身存在的致病因素外，另外的主要原因就是这些被污染的或自身具有致病因素的食物没有经过适当的加工方法进行加工。因此，所有预防食物中毒的措施都是从如何减少食品污染和如何正确加工食品这两个方面来进行，一般常说的不正确加工包含两个方面的含义，一方面是食物在加工过程中没有将原来本身含有的有毒有害物质去除。例如，受病菌污染的生肉在加热过程中没有达到足够的温度，致使病原菌继续残存，这些残存的病原体在适当的温度和时间下，就会进一步繁殖或进一步产生毒素使食用者发生食物中毒。另一方面是食物在加工过程中被污染，后一种情况常见于以下几个方面：①在食品加工过程中误用了有毒有害物质；②交叉污染。细菌从已受到污染的食物或器具传播到其他已彻底处理过的食物上去；③不良卫生习惯。人体本身容易携带某些致病微生物，尤其是在鼻腔、口腔、手、耳朵、伤口等地方，不良的个人卫生习惯会把致病菌从人体带到食物上去；④不正确地贮存。这是引起大量食物中毒的常见原因。在室温条件下微生物容易生长、繁殖并产毒，其结果一方面加快食物的腐败变质，另一方面大量繁殖或产毒的致病微生物容易造成食物中毒。

（三）食物中毒的特点

1. 食物中毒流行病学特点

（1）发病季节性特点：细菌性食物中毒主要发生在 5～10 月份，化学性食物中毒全年均可发生。

（2）中毒地区性特点：东南沿海多发生副溶血性弧菌食物中毒，肉毒中毒主要发生在新疆地区，霉变甘蔗和发酵米面中毒多发生在北方地区。

（3）食物中毒原因分布特点：微生物引起的食物中毒最常见，其次为化学性食物中毒。

（4）食物中毒病死率特点：病死率较低。

（5）食物中毒发生场所分布特点：集体食堂发生的食物中毒人数最多，饮食服务单位次之，家庭占第三位，但家庭引起的食物中毒报告次数和死亡的人数均最多。

（6）引起食物中毒的食品种类分布特点：动物性食品为主。

2. 食物中毒的发病特点

（1）潜伏期短，来势急剧，呈爆发性，短时间内可有多数人发病，发病曲线呈突然上升趋势。

（2）发病与食物有关，病人有食用同一污染食物史，流行波及范围与污染食物供应范围相一致，停止污染食物供应后，流行即告结束，发病曲线无余波。

（3）中毒病人临床表现基本相似，以胃肠道症状为主。

（4）人与人之间无直接传染性。

有的食物中毒具有明显的地区性和季节性，例如，我国肉毒梭菌毒素中毒90%以上发生在新疆地区；副溶血性弧菌食物中毒多发生在沿海各省；而霉变甘蔗和发酵米面食物中毒多发生在北方。食物中毒全年皆可发生，但第二、第三季度是食物中毒的高发季节，尤其是第三季度。

在我国引起食物中毒的各类食物中，动物性食品引起的食物中毒较为常见，占 50% 以上。其中肉及肉制品引起的食物中毒居首位。

（四）食物中毒的种类

中毒性疾病就是我们常说的食物中毒。食源性疾病主要可以分为以下几类：

1. 细菌性食物中毒

是指人们摄入含有细菌或细菌毒素的食品而引起的食物中毒。其中最主要、最常见的原因就是食物被细菌污染。多发生在气候炎热的季节，临床表现为头晕、发热、恶心、腹泻等。据我国近五年食物中毒统计资料表明，细菌性食物中毒占食物中毒总数的 50% 左右，而动物性食品是引起细菌性食物中毒的主要食品，其中肉类及熟肉制品居首位，其次有变质禽肉、病死畜肉以及鱼、奶、剩饭等。

细菌性食物中毒通常有明显的季节性，多发生于气候炎热的季节，一般以 5 ~ 10 月份最多。一方面由于较高的气温为细菌繁殖创造了有利条件；另一方面，这一时期内人体防御能力有所降低，易感性增高，因而常发生细菌性食物中毒。引起细菌性食物中毒的食品，主要是动物性食品，如肉、鱼、奶和蛋类等；少数是植物性食品，如余饭、糯米凉糕、面类发酵食品等。抵抗力降低的人，如病弱者，老人和儿童易发生细菌性食物中毒，发病率较高，急性胃肠炎症较严重，但此类食物中毒病死率较低，愈后良好。

2. 真菌及其毒素食物中毒

真菌在谷物或其他食品中生长繁殖产生有毒的代谢产物，人和动物食入这种毒性物质发生的中毒，称为真菌毒素食物中毒。中毒发生主要通过被真菌污染的食品，用一般的烹调方法加热处理不能破坏食品中的真菌毒素。

霉菌毒素中毒具有以下特点：中毒的发生主要通过被霉菌污染的食物；被霉菌毒素污染的食品和粮食用一般烹调方法加热处理不能将其破坏去除；没有污染性免疫，霉菌毒素一般都是小分子化合物，机体对霉菌毒素不产生抗体；霉菌生长繁殖和产生毒素需要一定的温度和湿度，因此中毒往往有明显的季节性和地区性。

3. 动植物性食物中毒

食入动物性中毒食品引起的食物中毒即为动物性食物中毒。动物性中毒食品主要有将天然含有有毒成分的动物或动物的某一部分当作食品，误食引起中毒反应；在一定条件下产生了大量的有毒成分的可食的动物性食品，如食用鲐鱼等也可引起中毒。近年，我国发生的动物性食物中毒主要是河豚鱼中毒，其次是鱼胆中毒。

因误食有毒植物或有毒的植物种子，或烹调加工方法不当，没有把植物中的有毒物质去掉而引起植物性食物中毒。最常见的植物性食物中毒为梅豆中毒、毒蘑菇中毒、木薯中毒；可引起死亡的有毒蘑菇、马铃薯、银杏、苦杏仁、桐油等。中毒形式主要有 3 种。①将天然含有有毒成分的植物或其加工制品当作食品，如桐油、大麻油等引起的食物中毒；大麻油是大麻子加工而成，毒性成分主要是大麻树脂，其主要成分有麻醉和较强的毒性，损伤神经系统，临床表现口麻、咽干、哭笑无常、四肢麻木、视物不清等。②在食品的加工过程中，将未能破坏或除去有毒成分的植物当作食品食用，如木薯、苦杏仁等；③在一定条件下，不当食用大量有毒成分的植物性食品，食用鲜黄花菜、发芽马铃薯、未腌制好的咸菜或未烧熟的扁豆等造成中毒。

此类食物中毒的特征主要有：季节性和地区性较明显，这与有毒动物和植物的分布，生长成熟，采摘捕捉，饮食习惯等有关；散发性发生，偶然性大；潜伏期较短，发病率和病死率较高，但与有毒动物和植物种类的不同而有所差异。

4. 化学性食物中毒

食入化学性中毒食品引起的食物中毒即为化学性食物中毒。化学性食物中毒发病特点是：发病与进食时间、食用量有关。一般进食后不久发病，常有群体性，剩余食品、呕吐物、血和尿等样品中可测出有关化学毒物。病人有相同的临床表现，亚硝酸盐中毒的特征性是高铁血红蛋白血症引起的紫绀，有头痛、心悸、口唇、指甲及全身皮肤、黏膜紫绀等症状体征。

项目二 细菌性食物中毒

一、细菌性食物中毒的类型

细菌性食物中毒是由于吃了含有大量细菌或细菌毒素的食物而引起的中毒，是食物中毒中最常见的一类。由活菌引起的食物中毒称感染型，由菌体产生的毒素引起的食物中毒称毒素型。有的食物中毒既有感染型，又有毒素型。

细菌性食物中毒全年皆可发生，但在夏秋季节发生较多，引起细菌性食物中毒的食物主要为动物性食品。一般病程短、恢复快、预后良好，对抵抗力低的人群，如老人、儿童、病人和身体衰弱者，发病症状常较为严重。细菌性食物中毒按发病机理可分为三种类型。

（一）感染型

病原菌随食物进入肠道，在肠道内继续生长繁殖、附于肠黏膜或侵入黏膜及黏膜下层，引起肠黏膜的充血、白细胞浸润、水肿、渗出等炎性病理变化。某些病原菌进入黏膜固有层后可被吞噬细胞吞噬或杀灭，死亡的病原菌（如沙门氏菌属）可释放出内毒素，内毒素可作为致热原刺激体温调节中枢引起体温升高，亦可协同致病菌作用于肠黏膜，使机体产生胃肠道症状。

（二）毒素型

某些病原菌（如葡萄球菌）污染食品后，在食品中大量生长繁殖并引起急性胃肠炎反应的肠毒素（外毒素）。多数病原菌产生的肠毒素为蛋白质，对酸有一定的抵抗力，随食物进入肠道后主要作用于小肠黏膜细胞膜上的腺苷酸环化酶或鸟苷酸环化酶使其活性增强，在该酶的作用下，细胞内三磷酸腺苷（ATP）或三磷酸鸟苷（GTP）脱去二个磷酸并环化为环磷酸腺苷（cAMP）或环磷酸鸟苷（cGMP）。细胞内 cAMP 或 cGMP 为刺激分泌的第二信使，其浓度升高可致使分泌功能改变，对 Na^+ 和水的吸收抑制而对 Cl^- 的分泌亢进，使 Na^+、Cl^-、水在肠腔潴留而导致腹泻。

（三）混合型

某些病原菌（如副溶血性弧菌）侵入肠道除引起肠黏膜的炎性反应外，还产生引起急性胃肠道症状的肠毒素。这类病原菌引起的食物中毒是致病菌对肠道的侵入及其产生的肠毒素的协同作用。

二、细菌性食物中毒发生的原因及预防

细菌性食物中毒发生的基本条件是：①细菌污染食物；②在适宜的温度、水分、pH 及营养条件下，细菌急剧大量繁殖或产毒；③进食前食物加热不充分，未能杀灭细菌或破坏其毒素。

（一）细菌性食物中毒发生的原因

细菌性食物中毒发生的原因可能是食物在宰杀或收割、运输、储存、销售等过程中受到病菌的污染，被致病菌污染的食物在较高的温度下存放，食品中充足的水分、适宜的 pH 及营养条件使致病菌大量繁殖或产生毒素；食品在食用前未烧熟煮透或熟食受到生食交叉污染，或食品受到从业人员中带菌者的污染。

细菌性食物中毒的诊断，一般根据临床症状和流行病学特点即可做出临床诊断，病因诊断需进行细菌学检查和血清学鉴定。

（二）细菌性食物中毒的防治原则

1. 预防措施

（1）加强卫生宣传教育：改变生食等不良习惯；严格遵守牲畜屠宰前、屠宰中和屠宰后的卫生要求，防止污染；食品加工、储存和销售过程严格遵守卫生制度，做好食具、容器和工具的消毒，避免生熟交叉污染；食品在食用前加热充分，以杀灭病原菌和破坏毒素；在低温或通风阴凉处存放食品，控制细菌的繁殖和毒素形成；食品加工人员、医院、托幼机构人员和炊事人员应认真执行就业前的体检和录用后定期查体的制度，经常接受食品卫生教育，养成良好的个人卫生。

（2）加强食品卫生质量检查和监督管理：食品卫生监督部门应加强对食堂、食品餐点、食品加工厂等相关部门的卫生检验检疫工作。

（3）建立快速可靠的病原菌检测技术。

2. 处理原则

（1）对食物中毒的病人停止食用可疑食物，并对病人分泌物取样送到卫生检疫部门进行检验，采用物理或者化学方法使病人排除体内剩余的有毒物质，同时进行对症治疗。

（2）对导致中毒的可疑食品进行封存，同时对食品取样送检，追回以销售或生产的可疑进行集中有效的处理。

三、沙门氏菌食物中毒

（一）病原及流行病学

沙门氏菌属是引起沙门氏菌属食物中毒的病原菌。沙门菌为 G－菌，生长繁殖的最适温度为 20～37℃，它们在普通水中可生存 2～3 周，在粪便和冰水中生存 1～2 月。沙门氏菌属在自然环境中分布很广，人和动物均可带菌。主要污染源是人和动物肠道的排泄物。正常人体肠道带菌在 1% 以下，肉食生产者带菌可高达 10% 以上。

沙门氏菌食物中毒全年均可发生，但以 6～9 月份夏秋季节多见。引起中毒的食品主要是动物性食品，如各种肉类、蛋类、家禽、水产类以及乳类等。其中以肉、蛋类最易受到沙门氏菌污染，其带菌率远远高于其他食品。

患沙门氏菌感染而患病的人及动物或其带菌者的排泄物可直接污染食品，这是食物被污染的主要原因。

沙门氏菌食物中毒发生原因多为食品被沙门菌污染并在适宜条件下大量繁殖，在食品加工中加热处理不彻底，未杀灭细菌；或已灭菌的熟食再次污染并生长，食用前未加热或加热不彻底等因素均可导致中毒的发生。

（二）发病机制及中毒表现

沙门氏菌食物中毒是由于大量活菌进入消化道，附着于肠黏膜上生长繁殖并释放内毒素引起的以急性胃肠炎等症状为主的中毒性疾病。一般病程 3 ~ 5 d，预后良好，严重者尤其是儿童、老人及病弱者如不及时救治，可导致死亡。

沙门氏菌随同食物进入机体，一般要达到 10^4 ~ 10^8 个时才出现临床症状。在肠道内繁殖，破坏肠黏膜，并通过淋巴系统进入血液，出现菌血症，引起全身感染；释放出毒力较强的内毒素，内毒素和活菌共同侵害肠黏膜继续引起炎症，临床上起初为全身症状，如头痛、恶心、食欲不振、恶心、呕吐、腹痛、腹泻（水样便）。发烧 38 ~ 40 ℃ 或更高。按临床特点分为胃肠炎型、类霍乱型、类伤寒型、类感冒型和败血症型，以胃肠炎型最为常见。

（三）预防措施

1. 防止污染不食用病死牲畜肉，加工冷荤熟肉一定要生熟分开。要采取积极措施控制感染沙门菌的病畜肉类流入市场。

2. 高温杀灭如烹调时肉块不宜过大，禽蛋煮沸 8 min 以上等。

3. 控制繁殖沙门氏菌繁殖的最适温度为 37℃，但在 20℃ 以上即能大量繁殖，因此低温储存食品是一项重要预防措施。冷藏食品如果控制在 5℃ 以下，并做到避光、断氧，则效果更佳。

四、葡萄球菌食物中毒

葡萄球菌在空气、土壤、水、粪便、污水及食物中广泛存在，主要来源于动物及人的鼻腔、咽喉、皮肤、头发及化脓性病灶。葡萄球菌可产生多种毒素（A、B、C、D、E 型）和酶类。引起食物中毒的主要是能产生肠毒素的葡萄球菌，其中以金黄色葡萄球菌致病力最强。此菌耐热性不强，最适生长温度为 37℃，最适 pH 为 7.4，大约 50% 以上的金黄色葡萄球菌菌株可在实验室条件下产生两种或两种以上的葡萄球菌肠毒素。食物中的肠毒素耐热性强，一般烹调温度不能将其破坏，218 ~ 248℃ 油温下经 30 min 才能被破坏。

（一）病原及流行病学

葡萄球菌分布广，但其传染源是人和动物，一般有 30% ~ 50% 的人鼻咽腔带有此菌。金黄色葡萄球菌感染的患者其鼻腔带菌率达 80% 以上，人手上可有 14% ~ 44% 的带菌率。患有化脓性病灶的乳牛，则奶中带菌率非常高。引起中毒的食物以剩饭、凉糕、奶油糕点、牛奶及其制品、鱼虾、熟肉制品为主。葡萄球菌食物中毒以夏秋季多见，其他季节亦可发生。

食品被金黄色葡萄球菌污染后，在适宜的条件下细菌迅速繁殖，产生大量的肠毒素。产毒的时间长短与温度和食品种类有关。一般 37℃ 需 12 h 或者 18℃ 3 d 才能产生足够中毒量的肠毒素而引起食物中毒。在 20% ~ 30% 的 CO_2 环境中和有糖类、蛋白质、水分的存在下，有利于肠毒素的产生。肠毒素耐热性强，带有肠毒素的食物煮沸 120 min 才能被破坏，所以在一般的烹调加热中不能被完全破坏。一旦食物中有葡萄球菌肠毒素的存在，就容易发生食物中毒。

（二）发病机制及中毒表现

葡萄球菌肠毒素引起食物中毒的机制目前尚未全部阐明。有研究认为，葡萄球菌肠毒素对小肠黏膜细胞无直接破坏作用，而以完整的分子经消化道吸收入血，到达中枢神经后刺激呕吐中枢致病。

对人体的危害金黄色葡萄球菌是人类化脓感染中最常见的病原菌，可引起局部化脓感染，也可引起肺炎、急性胃肠炎、心包炎等，甚至引起败血症、脓毒症等全身感染。金黄色葡萄球菌的致病力强弱主要取决于其产生的毒素和侵袭性酶，可产生溶血毒素、杀白细胞素、血浆凝固酶、脱氧核糖核酸酶，导致以呕吐为主要症状的食物中毒。

葡萄球菌食物中毒起病急，潜伏期短，一般在 2~3 h，多在 4 h 内，最短 1 h，最长不超过 10 h。中毒表现为典型的胃肠道症状，表现为恶心、剧烈而频繁地呕吐（严重者可呈喷射状，呕吐物中常有胆汁、黏液和血）、腹痛、腹泻（水样便）等。年龄越小对本葡萄球菌肠毒素的敏感性越强，因此儿童发病较多，病情较成人严重。病程较短，一般在 1~2 d 痊愈，很少死亡。

（三）预防措施

金黄色葡萄球菌的控制应主要包括两个方面。

1. 防止金黄色葡萄球菌污染食品

防止带菌人群对各种食物的污染，定期对生产加工人员进行健康检查，患局部化脓性感染、上呼吸道感染的人员暂时停止其工作或调换岗位；防止金黄色葡萄球菌对奶及其制品的污染，如牛奶厂要定期检查奶牛的乳房，不能挤用患化脓性乳腺炎的牛的奶。奶挤出后，要迅速冷至 −10℃ 以下，以防细菌繁殖。奶制品要以消毒牛奶为原料，注意低温保存；对肉制品加工厂，患局部化脓感染的禽、畜尸体应除去病变部位，经高温或其他适当方式处理后进行加工生产。

2. 防止金黄色葡萄球菌肠毒素的生成

应在低温和通风良好的条件下储藏食物，以防肠毒素形成；在气温高的春夏季，食物置冷藏或通风阴凉地方也不应超过 6h，并且食用前要彻底加热。

五、肉毒梭菌食物中毒

肉毒梭菌是一种革兰阳性厌氧菌，具有芽孢，主要存在于土壤、江河湖海的淤泥及人畜粪便中。食物中毒是由肉毒梭菌产生的外毒素即肉毒毒素所致。

（一）病原及流行病学

肉毒毒素食物中毒又称肉毒中毒，是由肉毒梭菌产生的外毒素即肉毒毒素引起的一种严重的食物中毒。自 1896 年首次报道荷兰暴发因火腿引起肉毒中毒的事件以来，世界各地陆续报道过肉毒中毒事件。我国 1958 年报道新疆某地发生肉毒中毒后，也陆续有过几次报道。2003 年 4 月在陕西发生一起家庭自制豆类发酵食品引起的肉毒中毒，这在我国还比较少见。

肉毒梭菌广泛分布于土壤、江河湖海淤泥沉积物、尘土及动物粪便中，并可借助食品、农作物、水果、海产品、昆虫、家禽、鸟类等传播到各处。在我国肉毒中毒多发区的土壤、粮谷、豆类及发酵制品中，肉毒梭菌的检出率分别为 22.2%、12.6% 和 4.88%。

肉毒梭菌中毒一年四季均可发生，尤以冬春季节最多，引起中毒的食物多为家庭自制谷类或豆类发酵制品如臭豆腐、豆酱、面酱、豆豉等。据新疆统计，由豆类发酵食品引起的中毒占80%以上。在日本90%以上由家庭自制鱼类罐头食品或其他鱼类制品引起。美国72%为家庭自制鱼类罐头、水产品及肉奶制品。

食物中肉毒梭菌主要来源于带菌的土壤、尘埃及动物粪便。尤其是带菌的土壤可污染各类食品原料。用这些原料自制发酵制品、罐头食品或其他加工性食品时，加热的温度不能杀死肉毒梭菌的芽孢，并为其提供芽孢发育及产生毒素的条件。食品制成后一般食用时不经加热，其毒素随食物进入机体引起中毒的发生。肉毒中毒属于神经型食物中毒，死亡率较高。

（二）发病机制及中毒表现

随食物进入肠道的肉毒毒素在小肠内被胰蛋白酶活化并释放出神经毒素，后者被小肠黏膜细胞吸收入血，作用于周围神经与肌肉接头处、自主神经末梢及颅神经核，可阻止胆碱能神经末梢释放乙酰胆碱，使神经冲动的传递受阻，终致肌肉麻痹和瘫痪。重症者可见脑神经核及脊髓前角退行性变，脑及脑膜充血、水肿及血栓形成。

肉毒梭菌食物中毒潜伏期数小时至数天不等，一般为 12 ~ 48 h，最短者 6 h，长者可达8 ~ 10 d。中毒主要表现为眼部功能障碍及延髓麻痹，起初眼肌及调节功能麻痹，视力模糊、眼睑下垂，复视、斜视、眼球震颤，瞳孔散大。随后咽部肌肉麻痹，致吞咽困难，咀嚼无力语言不清，声音嘶哑，颈肌无力，头下垂，最后可发展为呼吸肌麻痹，呼吸衰竭，死亡。婴儿肉毒中毒多为食用蜂蜜引起，主要症状为便秘，头颈部肌肉软弱，吮无力，吞咽困难，眼睑下垂，肌张力降低。病人症状的轻重程度可有所不同，病死率较高。

（三）预防措施

预防措施最根本的预防方法是加强食品卫生管理，改进食品的加工、调制及储存方法，改善饮食习惯。对某些水产品的加工可采取事先取内脏，并通过保持盐水浓度为10%的腌制方法，并使水分活度低于 0.85 或 pH 4.6 以下。对于在常温储存的真空包装食品采取高压杀菌等措施，以确保抑制肉毒梭菌产生毒素，杜绝肉毒毒素中毒病例的发生。自制发酵酱类时，原料应清洁新鲜，腌前必须充分冷却，盐量要达到14%以上，并提高发酵温度。要经常日晒，充分搅拌，使氧气供应充足。不吃生酱。肉毒梭菌毒素不耐热，加热 80% 经 30 min 或100℃经 10 ~ 20 min，可使各型毒素破坏，所以对可疑食品进行彻底加热是破坏毒素预防肉毒梭菌毒素中毒的可靠措施。

六、副溶血性弧菌食物中毒

（一）病原及流行病学

副溶血性弧菌食物中毒是我国沿海地区夏秋季节最为常见的一种食物中毒。副溶血性弧菌广泛存在于温热带地区的近海海水，海底沉积物和鱼贝类等海产品中。由此菌引起的食物中毒的季节性很强，大多发生于夏秋季节。引起中毒的食物主要是海产食品和盐渍食品，如海产鱼、虾、蟹、贝、咸肉、禽、蛋类以及咸菜或凉拌菜等。据报到，海产鱼虾的平均带菌率为45% ~49%，夏季高达90%以上。

食品中副溶血性弧菌主要来自于近海海水及海底沉积物对海产品及海域附近塘、河水的污染，使该区域生活的淡水产品也受到污染；沿海地区的渔民、饮食从业人员、健康人群都有一定的带菌率，有肠道病史的带菌可达 32% ~ 35% 。带菌人群可污染各类食品。食物容器、砧板、菜刀等加工食物的工具生熟不分时，常引起生熟交叉污染的发生。

副溶血性弧菌污染的食物，在较高温度下存放，食前不加热或加热不彻底，或熟制品受到带菌者的污染，或生熟的交叉污染，副溶血性弧菌随污染食物进入人体肠道并生长繁殖，当达到一定量时即引发食物中毒。

（二）发病机制及中毒表现

副溶血性弧菌中毒发病主要因副溶血弧菌的活菌所致。人体摄入致病活菌 10^6 个以上，几小时后即可发生胃肠炎。细菌在胃肠道繁殖，引起组织病变，并可产生耐热溶血毒素对肠道共同作用。

中毒潜伏期一般在 2 ~ 40 h。初期多以剧烈腹痛开始，上腹部、脐周呈阵发性绞痛；绝大多数可出现腹泻，为水样便或黏液便或脓血便，少数出现洗肉水样血水便，一般无里急后重；部分病人出现呕吐，且多在腹泻之后出现，呕吐次数一般 1 ~ 5 次/d，不如葡萄球菌食物中毒呕吐剧烈；约半数出现发热，体温不太高 37 ~ 38 ℃ ，一般不超过 39 ℃，且比沙门氏菌食物中毒出现晚，一般在吐、泻之后出现。

（三）预防措施

预防措施副溶血性弧菌食物中毒主要来源于近海海水及海底沉淀物中副溶血性弧菌对海产品的污染，人群带菌对各种食品的污染，通过食物加工器具引起的间接污染，因此预防措施应注重防止污染、控制繁殖和杀灭病原菌三个环节来进行。其中控制繁殖和杀灭病原菌尤为重要，应在低温下储存各种食品，对海产品应烧熟煮透，蒸煮时需加热至 100℃ 并持续 30 min，对凉拌菜要洗净后置食醋中浸泡 10 min 或 100℃ 沸水中漂烫数分钟以杀灭副溶血性弧菌。

七、致病性大肠杆菌食物中毒

埃希菌属，俗称大肠杆菌属，为革兰氏阴性杆菌。肠道的正常菌群，多不致病。但少数菌株能直接引起肠道感染，称为致病性大肠埃希菌，也称致泻性大肠埃希菌。致病性大肠埃希菌共有 4 种：肠产毒性大肠埃希菌、肠侵袭性大肠埃希菌、肠致病性大肠埃希菌、肠出血性大肠埃希菌。①肠产毒性大肠埃希菌（ETEC）：是散发性或爆发性腹泻、婴儿和旅游者腹泻的病原菌。致病物质是不耐热肠毒素（LT）和耐热肠毒素（ST）两种：LT 经加热 60 ℃ 30 min 破坏，ST 经加热 100 ℃ 30 min 破坏。其毒力因子包括菌毛和毒素。②肠侵袭性大肠埃希菌（EIEC）：较少见，主要侵犯儿童和成人。似细菌性痢疾，又称志贺样大肠杆菌，不产生肠毒素，无菌毛。③肠致病性大肠埃希菌（EPEC）：是流行性婴儿腹泻的主要病原菌。不产生肠毒素，可产生志贺样毒素。④肠出血性大肠埃希菌（EHEC）：主要感染儿童及老年人。主要血清型是 O157：H7 和 O26：H11，可产生志贺样毒素，有极强的致病性，主要感染 5 岁以下儿童。临床特征是出血性结肠炎，剧烈的腹痛和便血，严重者出现溶血性尿毒症。

（一）病原及流行病学

大肠杆菌为 G⁻ 短小杆菌，主要存在于人和动物的肠道，随粪便分布于自然界中。大肠杆菌在自然界生存活力较强，在土壤、水中可存活数月。普通大肠杆菌是肠道正常菌，不仅无害，还能合成维生素 B、K 及叶酸供给人体，它产生的大肠杆菌素可抑制某些病原微生物在肠道的繁殖。在大肠杆菌菌属中的致病性大肠杆菌，当人体抵抗力降低时，或食入大量活的致病性大肠杆菌污染的食物时，则可引起食物中毒。

致病性大肠杆菌存在人畜肠道中，随粪便污染水源、土壤。受污染的水、土壤、带菌者的手、污染的餐具等均可污染或交叉污染食物。流行地区以欧美日等发达国家多见，北方较南方多见，感染流行与饮食习惯有关。病菌基本上是通过食品和饮品传播，且多以暴发形式流行，尤以食源性暴发更多见。受污染的食品多为动物性食品，如肉、奶等，也可污染果汁、蔬菜、面包。此病全年可发生，以 5~10 月多见。

（二）发病机制及中毒表现

不同的致病性埃希菌，其致病机制不同。肠出血性大肠埃希菌、肠产毒性大肠埃希菌引起毒素型中毒；肠致病性大肠埃希菌、肠侵袭性大肠埃希菌引起感染型中毒。

中毒起病急骤，潜伏期为 2~9 d，最快仅 5 h。中毒表现主要为突发性的腹部痉挛，有时为类似于阑尾炎的疼痛。有些病人仅为轻度腹泻，有些有水样便，继而转为血性腹泻，腹泻次数有时可达每天十余次，低热或不发热；许多病人同时有呼吸道症状。严重者可造成溶血性尿毒综合征、血栓性血小板减少性紫癜、脑神经障碍等多器官损害，危及生命，老人和儿童患者死亡率较高。

（三）预防措施

停止食用可疑中毒食品。不吃生的或加热不彻底的牛奶、肉等动物性食品。不吃不干净的水果、蔬菜。剩余饭菜食用前要彻底加热。防止食品生熟交叉污染。养成良好的个人卫生习惯，饭前便后洗手。避免与患者密切接触，在接触时应特别注意个人卫生。食品生产、加工企业尤其是餐饮业应严格保证食品的安全性。

项目三 真菌性食物中毒

一、霉变甘蔗中毒

（一）病原学

霉变甘蔗是受真菌污染所致，其中毒的病原菌是节菱孢霉，其产生的毒素为耐热的 3-硝基丙酸（3-NPA）。节菱孢霉占检出霉菌总数的 26% 左右，长期贮藏的变质甘蔗是节菱孢霉发育、繁殖、产毒的良好培养基。节菱孢霉最适宜的产毒条件是 15~18℃，pH 为 5.5，培养基含糖量 2%~10%。节菱孢霉产生 3-硝基丙酸，其产毒株约占 50%（48.8%），3-NPA 是引起变质甘蔗中毒的主要物质。3-NPA 的排泄较慢，具有很强的嗜神经性，主要损害中枢神经，也累及消化系统。食后短时间内可发病，毒力强而稳定，加热和消毒剂处理后毒力不减，且没有免疫性，一旦发生神经系统损害，恢复的程度与中毒轻重与毒素含量多少及个体差异、能否及早诊断、洗胃减少毒素吸收等有关，一般难以完全恢复。

霉变甘蔗中毒在我国流行已有 38 年的历史，首次报告是 1972 年 3 月发生于河南郑州的一起食用变质甘蔗中毒，共计 36 人中毒，重症 27 人，死亡 3 人，病死率为 8.33%。霉变甘蔗中毒多发生于北方地区，如河北、河南省最多，其次是山东、辽宁、山西、内蒙古、陕西等地。发病季节多在 2~4 月份。因甘蔗主要是秋季收获，从南方运往北方，需长时间储存、运输，在这个过程中极易被霉菌污染，如果是还未完全成熟的甘蔗，因其含糖量（约为 7.76%）和渗透压低，则更利于霉菌的生长。运到北方后，遇到寒冷天气而受冻，待初春气温回暖，也到了细菌、霉菌等微生物生长繁殖的理想时期，甘蔗中的霉菌就会大量产毒。一般节菱孢霉污染甘蔗后在 2~3 周内即可产生毒素。发病年龄多为 3~10 岁儿童，且重症病人和死亡者多为儿童。但也有大年龄组发病和死亡者。发病特点多为散发。

霉变甘蔗质地较软，瓤部颜色比正常甘蔗深，一般呈浅棕色，闻起来有霉坏味或酒糟味、呛辣味，截面和尖端有白色絮状或绒毛状霉菌菌丝体，组织结构发糟发糠，若切成薄片在显微镜下观察，便可见到有大量真菌菌丝的侵染。

（二）中毒表现

霉变甘蔗中毒的潜伏期较短，多在 10 min~17 h，一般为 2~8 h，而最短仅十几分钟即可发病。症状出现越早，提示病情越重，预后越不良。中毒症状最初表现为一时性的消化道功能紊乱，如恶心、呕吐、腹痛、腹泻等，随后出现神经系统症状如头晕、头痛、复视或幻视、眩晕至不能睁眼或无法站立。24h 后恢复健康，不留后遗症。较重者呕吐频繁剧烈，有黑便、血尿及神志恍惚、阵发性抽搐、两眼球偏向一侧凝视（大多向上）、瞳孔散大、手呈鸡爪状、四肢强直、牙关紧闭、出汗流涎、意识丧失，进而昏迷不醒。其他如体温，心肺、肝、眼底检查，血、尿、大便常规化验，脑脊液化验均未见异常。严重者可在 1~3d 内死于呼吸衰竭，病死率一般在 10% 以下，高者达 50%~100%。重症及死亡者多为儿童。重症幸存者中则多留有严重的神经系统后遗症，如痉挛性瘫痪、语言障碍、吞咽困难、眼睛同向偏视、身体蜷曲状、四肢强直等，少有恢复而导致终身残疾。

（三）预防

（1）甘蔗成熟后再收割，收割后防冻。

（2）贮存及运输过程中要防冻、防伤，防止霉菌污染繁殖；贮存期不宜太长，而且要定期对甘蔗进行检查，发现霉变甘蔗立即销毁。

（3）加强食品卫生监督检查，严禁出售霉变甘蔗，亦不能将霉变甘蔗加工成鲜蔗汁出售。

（4）食品卫生监督机构、甘蔗经营者和广大消费者应会辨认变质甘蔗。

（5）食用甘蔗前仔细检查其质量。

（6）宣传变质甘蔗中毒的有关知识，使广大消赞者提高警惕，以减少或杜绝中毒发生。

（7）幼儿应在家长的监护下食用甘蔗。

二、赤霉病麦中毒

感染赤霉病的小麦即赤霉病麦，亦称昏迷麦。麦类、玉米等谷物被镰刀菌菌种侵染引起的赤霉病是一种世界性病害，谷物赤霉病的流行除造成严重减产外，谷物中存留镰刀菌的有毒代谢产物，可引起人畜中毒。麦类赤霉病每年都会发生，我国麦类赤霉病每3～4年有一次大流行，每流行一次，就发生一次人畜食物中毒，一般多发生于麦收以后吃了受病害的新麦，也有因误食库存的赤霉病麦或霉玉米引起中毒的。

（一）病原学

赤霉病麦的病原菌属镰刀菌属，据国外报道主要有禾谷镰刀菌、黄色镰刀菌、雪腐镰刀菌、燕麦镰刀菌、串珠镰刀菌等，而国内报道的主要是禾谷镰刀菌，占94.5%。

禾谷镰刀菌在气温16～24℃、湿度85%时最适宜在谷物上繁殖。小麦、大麦、元麦等在田间抽穗灌浆时，如条件合适即可发生赤霉病，玉米、稻谷、甘薯等作物也可发生。另外，谷物在生长过程中虽未受到镰刀菌的感染，但在收获后若保存不当，遇有禾谷镰刀菌等也可引起感染、繁殖和产毒。

发生赤霉病的病麦在外表上与正常麦粒不同，皮发皱，呈灰白色且无光泽，颗粒不饱满，易碎成粉；受害麦粒也可出现浅粉红色或深粉红色，也有形成红色斑点状的。当赤霉病麦检出率在3%～6%时，人食用后就容易发生食物中毒。用赤霉病麦制成的面粉，只要其中毒素达一定数量，无论制成何种面制品，也无论用何种烹调方法，食后都可发生食物中毒。

近年来，已知能引起麦类或玉米赤霉病的镰刀菌可产生两大类霉菌毒素：一类是单端孢霉烯族化合物，具有致呕吐作用；该毒素耐热，110℃、1h才能被破坏。另一类是具有雌性激素作用的玉米赤霉烯酮类。赤霉病麦中毒是单端孢霉烯族化合物所致，与玉米赤霉烯酮无关。

赤霉病麦食物中毒一年四季均可发生，麦收季节多见。我国长江中下游、华南冬麦区及东北春麦区东部发病严重，常年病害造成产量损失10%～15%，流行年份减产近50%。近年来，黄淮麦区赤霉病的发生也日趋严重。目前小麦赤霉病发病面积已达全国小麦种植总面积的1/4。陕西省自20世纪70年代以来发生多次中度以上流行。渭河川道老灌区常年发病面积为20万hm²以上，大流行年份遍及整个关中麦区，发病面积可达50万hm²以上。赤霉病不仅造成大幅度减产，而且由于病粒中含有脱氧雪腐镰刀菌烯醇、雪腐镰刀菌烯醇、玉蜀亦霉烯酮等多种毒素，会造成人畜伤害，从而丧失应用价值。

（二）中毒表现

赤霉病麦食物中毒的特点：起病急、症状轻、病程短，可自愈。潜伏期短者10～15 min，长者4～7h，一般0.5～1h。主要症状有：初起胃部不适，恶心，继之有明显的呕吐、头晕、头痛、无力、腹胀、腹痛、腹泻等症状。中毒轻者一般在呕吐过后2h左右恢复正常，但仍有全身不适、乏力。老、幼、体弱者或进食量大者，症状较重，可有四肢酸软、心悸、呼吸加快、颜面潮红、步态不稳，形似醉酒，故称"醉谷病"。部分病人体温、脉搏略有升高。症状一般在1d左右，慢的一周左右自行消失，愈后良好。死亡病例尚未发现。一般无须治疗可自愈，呕吐严重者可补液。本中毒的发病率为33%～79%。

（三）预防

预防赤霉病粮中毒的关键在于防止麦类、玉米等谷物受到霉菌的侵染和产毒。主要措施有：

1. 防止污染

加强田间和贮藏期的防菌措施，包括选用抗霉品种；降低田间水位，改善田间小气候；使用高效、低毒、低残留的杀菌剂；及时脱粒、晾晒，降低谷物水分含量至安全水分；贮存的粮食要勤翻晒，注意通风。

推广抗赤霉病的谷物品种，收获后及时脱落，晒干或烘干并贮存于干燥、采用分离法，将好麦与病麦分离，病麦集中焚毁，好麦晒干，使水分控制在 11% ~ 13%，防止继续霉变相互感染，必须保证病粒率降至 1% 以下方可食用。

2. 降低或除去赤霉病麦粒及毒素

（1）分离病麦 由于病麦较轻，可用风选和水选将病麦与正常麦粒分开。

（2）稀释处理 将正常麦粒与病麦混合，使病麦稀释，降低病麦比例。病麦检出率下降至 1% 以下才安全。

（3）适当碾轧 病麦毒素多集中于麦粒外层，经适当加工磨去部分外层，可降低毒素含量。

（4）改变食品加工方法

赤霉病麦毒素对热稳定，一般的加工方法不能破坏之，可将病麦做成发酵食品，如醋、酱油。感染严重的病麦可做工业淀粉或工业酒精，但不能做饲料。

（5）凡发生了赤霉病的小麦皆暂停食用，禁止粮食部门收购入仓。

3. 为民众普及相关知识

制定粮食中赤霉病麦毒素的限量标准，加强粮食卫生管理。由于部分民众的卫生保健意识淡漠，有不良的饮食习惯，明知霉变，不作处理，盲目食用，是造成长时间大面积的食物中毒原因之一。人群分布上的差异主要与进食量有关，由于青少年生长发育的需要，新陈代谢旺盛，比中老年相对摄入的量大，加之男性比女性进食量大，因此中毒出现了儿童、青少年重于老年、男性高于女性的分布差异。

三、霉变甘薯中毒（黑斑病甘薯中毒）

（一）病原学

甘薯（又称白薯、地瓜）黑斑病是由甘薯长喙壳菌或茄病镰刀菌所引起。它们多寄生在甘薯的伤口、破皮、裂口处。被侵害部位呈淡黄色，与空气接触后即变褐或黑色，病变部位较坚硬，表面稍凹陷，食之味苦。人或牲畜食后可引起中毒。

霉变甘薯中毒主要发生在农村地区。甘薯在收获、运输和贮藏过程中擦伤、摔伤的薯体部分，易于被霉菌污染，贮藏于温度和湿度较高的条件下，霉菌生长繁殖并产生毒素。引起霉变甘薯中毒的毒素有甘薯黑斑霉酮（甘薯酮）、甘薯霉斑醇（甘薯醇）、甘薯霉斑二醇（甘薯宁）、4 - 薯醇等。毒素的耐热性强，无论生食或熟食均可引起中毒。毒素在中性环境下很稳定，但遇酸、碱均能破坏。

（二）中毒表现

霉变甘薯中毒的潜伏期较长，一般在食后 24 h 发病。潜伏期为 1 ~ 24 h。主要表现为：轻者头晕、头痛、恶心、呕吐、腹痛、腹泻；重者除上述症状外，同时会有多次呕吐、腹泻，并有发热、肌肉颤抖、心悸、呼吸困难、视物模糊、瞳孔扩大，甚至可有休克、昏迷、瘫痪乃至死亡。初期呼吸快而浅表，以后频率降低但加深，出现呼吸困难。肺泡内残留气体相对增多，肺泡破裂，气体窜入肺间质，造成肺间质气肿，并造成肺肿大、肺间质增宽、小叶间质及肺黏膜下充满气体；心脏冠状沟有点状出血；胃肠黏膜出血、坏死；肝脏肿大，肝实质点状出血。

霉变甘薯中毒没有特殊疗法，治疗原则是采取急救措施和对症治疗。急救措施是催吐、洗胃、导泻，以减少毒素的吸收。对症治疗主要是补液，纠正胃肠炎症状和神经系统症状。

（三）预防

根据甘薯黑斑病的发病条件及传播途径，应采取以清除初侵染来源为前提、精选无病种薯为基础、培育无病壮苗为中心、安全贮藏为保证，实行以农业防治为主、药剂防治为辅的综合防治措施。主要是防止甘薯被霉菌污染，在收获、运输和贮存过程中防止薯体受伤，在贮存过程中要保持较低的温度和湿度。要会识别并且不食用霉变甘薯。霉变甘薯的表面有圆形或不规则的黑褐色斑块，薯肉变硬，具有苦味、药味。霉变甘薯不论生吃、熟食或做成薯干食用均可造成中毒。只有轻微霉变的甘薯可去掉霉变部分的薯皮、薯肉，浸泡煮熟后少量食用。

项目四　有毒动植物性食物中毒

一、植物性食物中毒

（一）毒蕈中毒

毒蕈又称毒蘑菇，是指食后可引起中毒的蕈类。在我国目前已鉴定的蕈类中，可食用蕈300种，有毒蕈类约有100种，可致人死亡的至少有10种，它们是褐鳞小伞、肉褐鳞小伞、白毒伞、褐柄白毒伞、毒伞、残托斑毒伞、毒粉褶蕈、秋生盔孢伞、包脚黑褶伞、鹿花蕈。由于生长条件的差异，不同地区发现的毒蕈种类、大小、形态不同，所含毒素亦不一样。

毒蕈的有毒成分十分复杂，一种毒蕈可以含有几种毒素，而一种毒素又可存在于数种毒蕈之中。毒蕈中毒全国各地均有发生，多发生在高温多雨的夏秋季节，多发生在个人采集野生鲜菇，误食而引起。预防毒蕈中毒最根本的办法是切勿采摘自己不认识的蘑菇，绝不吃未吃过的野生蘑菇。

1. 中毒表现

毒蕈中毒的临床表现复杂多样，因毒蕈种类不同，其有毒成分、临床表现也不同。目前，一般将毒蕈中毒临床表现分为5种类型。

（1）胃肠炎型引起此型中毒的毒蕈多见于红菇属、乳菇属、粉褶蕈属、黑伞蕈属、白菇属和牛肝蕈属中的一些毒蕈，其中以红菇属国内报道最多。有毒物质可能为类树脂、甲醛类的化合物，对胃肠道有刺激作用。潜伏期一般为0.5~6 h，多在食后2h左右发病，最短仅10 min。主要症状为剧烈恶心、呕吐，阵发性腹痛，有的呈绞痛，以上腹部和脐部为主，剧烈腹泻，水样便，每日可多达10余次，不发热。该型中毒病程较短，经过适当对症处理可迅速恢复，一般病程2~3 d，预后良好，死亡率低。

（2）神经精神型引起该型中毒的毒蕈约有 30 种，所含毒性成分多种多样，多为混合存并，目前尚在研究之中。潜伏期一般为 0.5～4 h，最短仅 10 min。临床表现最为复杂多变，以精神兴奋、精神抑制、精神错乱、矮小幻觉或以上表现交互出现为特点。病人常狂笑、手舞足蹈、行动不稳、共济失调，可出现"小人国幻觉症"，闭眼时幻觉更明显，还可有迫害妄想，类似精神分裂症。重症病人出现谵妄、精神错乱、抽搐、昏迷等。可有副交感神经兴奋症状，如流涎、流泪、大量出汗、瞳孔缩小、脉缓、血压下降等。也可引起交感神经兴奋，如瞳孔散大、心跳加快、血压上升、颜面潮红。部分病人有消化道症状。病程 1～2 d，病死率低。

（3）溶血型引起该型中毒的多为鹿花蕈（又为马鞍蕈）、褐鹿花蕈、赭鹿花蕈等。潜伏期 6～12 h，最长可达 2 d，初始表现为恶心、呕吐、腹泻等胃肠道症状，发病 3～4 d 后出现溶血性黄疸、肝脾肿大、肝区疼痛，少数病人出现血红蛋白尿。严重者出现心律不齐、谵妄、抽搐或昏迷。也可引起急性肾功能衰竭，导致预后不良。给予肾上腺皮质激素治疗可很快控制病情，病程 2～6 d，一般死亡率不高。

（4）脏器损害型此型中毒最为严重，病情凶险，如不及时抢救，死亡率极高。毒素主要成分为毒肽类和毒伞肽类，存在于毒伞属（如毒伞、白毒伞、鳞柄白毒伞）、褐鳞小伞及秋生盔孢伞蕈。按病情发展可分为 5 期，但有时分期并不明显。潜伏期，一般 10～24 min，最短可为 6～7 min；胃肠炎期，恶心、呕吐、脐周腹痛、水样便腹泻，每日十余次，甚至更多，一般多在持续 1～2 d 后逐渐缓解，部分严重病人继胃肠炎后病情迅速恶化，出现休克、昏迷、抽搐、惊厥、全身广泛出血，呼吸衰竭，在短时间内死亡。假愈期，病人症状暂时缓解或消失，约持续 1～2 d。此期毒素由肠道吸收，通过血液进入脏器与靶细胞结合，逐渐侵害实质脏器。轻度中毒病人肝损害不严重，可由此期进入恢复期。对假愈期的病人，一定要注意观察，提高警惕，以免误诊误治；脏器损害期，病人突然出现肝、肾、心、脑等脏器损害，出现肝脏肿大、黄疸、肝功能异常，甚至发生急性肝坏死、肝昏迷。也可出现弥漫性血管内凝血（DIC），表现有呕吐、咯血、鼻出血、皮下和黏膜下出血。肾脏受损，尿中出现蛋白、管型、红细胞，个别病人出现少尿、尿闭或血尿，甚至尿毒症、肾功能衰竭。此期还可出现内出血和血压下降。患者烦躁不安、淡漠、嗜睡，甚至惊厥、昏迷、死亡。病死率一般为 60%～80%。部分病人出现精神障碍，如时哭时笑等；恢复期，经积极治疗，一般在 2～3 周后进入恢复期，中毒症状消失、肝功好转，也有的病人 6 周以后方可痊愈。

（5）日光性皮炎型引起该型中毒的毒蘑菇是胶陀螺（猪嘴蘑），潜伏期一般为 24 h 左右，开始多为颜面肌肉震颤，继之手指和脚趾疼痛，上肢和面部可出现皮疹。暴露于日光部位的皮肤，可出现肿胀，指甲部剧痛、指甲根部出血，病人的嘴唇肿胀外翻、形似猪嘴。少有胃肠炎症状。

2. 预防措施

毒蘑菇中毒的原因主要是误食，由于毒蘑菇难以鉴别，预防毒蕈中毒最根本的办法是切勿采摘自己不认识的蘑菇，绝不吃未吃过的野生蘑菇。

关于毒蕈与食用蕈的鉴别，目前尚缺乏简单可靠的方法，一般认为毒蕈有如下一些特征可供参考：颜色奇异鲜艳，形态特殊，蕈盖有斑点、疣点，损伤后流浆、发黏，蕈柄上有蕈环、蕈托，气味恶劣，不长蛆，不生虫，破碎后易变色，煮时能使银器变色、大蒜变黑等。

（二）含氰苷类植物中毒

引起食物中毒的往往是一些核仁和木薯。苦杏仁中含有苦杏仁苷，木薯和亚麻籽中含有亚麻苦苷。此外苦桃仁、枇杷仁、李子仁、樱桃仁也都含有毒成分氰苷。氰苷可在酶或酸的作用下释放出氢氰酸。含氰苷类植物中毒以散发为主。

1. 中毒表现

苦杏仁中毒潜伏期为半小时至数小时，一般 $1 \sim 2$ h。主要症状为口内苦涩、头晕、头痛、恶心、呕吐、心慌、脉速、四肢无力，继而出现胸闷、不同程度的呼吸困难，有时呼出气可闻到苦杏仁味，严重者意识不清、呼吸微弱、四肢冰冷、昏迷，常发出尖叫。继之意识丧失，瞳孔散大，对光反射消失，牙关紧闭，全身阵发性痉挛，最后因呼吸麻痹或心跳停止而死亡。空腹、年幼及体弱者中毒症状重，病死率高。

2. 预防措施

不生吃各种苦味果仁，也不能食用炒过的苦杏仁。若食用果仁，必须用清水充分浸泡，再敞锅蒸煮，使氢氰酸挥发掉。不吃生木薯，食用时必须将木薯去皮，加水浸泡 2 d，再敞锅蒸煮后食用。

（三）龙葵碱中毒

龙葵碱又名茄碱、龙葵毒素、马铃薯毒素，是由葡萄糖残基和茄啶组成的一种弱碱性糖苷。土豆中含有龙葵碱，其含量为 $0.005\% \sim 0.01\%$，当土豆发芽后，其幼芽和芽眼部分的龙葵碱的含量可高达 $0.3\% \sim 0.5\%$。当其含量达到 $0.2\% \sim 0.4\%$ 以上时，就有发生中毒的可能。

1. 中毒表现

龙葵碱对胃肠道黏膜有较强的刺激性和腐蚀性，对中枢神经有麻痹作用，尤其对呼吸和运动中枢作用显著。对红细胞有溶血作用，可引起急性脑水肿、胃肠炎等。中毒的主要症状为胃痛加剧，恶心、呕吐，呼吸困难、急促，伴随全身虚弱和衰竭，严重者可导致死亡。龙葵碱主要是通过抑制胆碱醋酶的活性造成乙酰胆碱不能被清除而引起中毒的。

2. 预防措施

预防中毒的措施首先是将马铃薯贮存在低温、无直射阳光照射的地方，防止发芽。不吃生芽过多、有黑绿色皮的马铃薯。轻度发芽的马铃薯在食用时应彻底挖去芽和芽眼，并充分削去芽眼周围的表皮，以免食入毒素而引起中毒。

二、动物性食物中毒

食入动物性中毒食品引起的食物中毒即为动物性食物中毒。动物性中毒食品主要有两种：一是将天然含有有毒成分的动物或动物的某一部分当作食品。二是摄入在一定条件下产生了大量的有毒成分的可食的动物性食品（如鲅鱼等）。

我国发生的动物性食物中毒，主要是河豚鱼中毒，其次是鱼胆中毒。动物性食物中毒的发病率和病死率因动物性中毒食品不同而有所差异，有一定的地区性。河豚鱼中毒、鱼胆中毒的病死率都比较高。河豚鱼中毒多发生在沿海各省（市），鱼胆中毒多发生在南方各省（市）。河豚鱼中毒、鱼胆中毒多是以家庭为主的散在性发生，因而加大了其防治难度。在动物性食物中毒中，除含高组胺鱼类中毒外，尚无解毒治疗方法，仅仅是对症治疗和支持疗法。

（一）河豚鱼中毒

河豚又名鲀，有的地方称为鲅鱼，或叫腊头鱼、街鱼、乖鱼、龟鱼等，是一种味道鲜美但含有剧毒物质的鱼类。是一种无鳞鱼，在海水、淡水中都能生活。河豚鱼所含的有毒成分为河豚毒，对热稳定，煮沸、盐腌、日晒均不被破坏，主要存在于卵巢中，其次肝脏中也存有较多的毒素。多数新鲜洗净鱼肉不含有毒素，但如果鱼死后较久，毒素可从内脏渗入肌肉中。每年的春季 2~5 月为河豚鱼的产卵生殖期，此时含毒最多；6~7 月产卵后，卵巢萎缩，毒性减弱。故河豚鱼中毒多发生于春季。

河豚鱼中毒是世界上最严重的动物性食物中毒。河豚所含的有毒成分为河豚毒素，河豚的肝、脾、肾、卵巢和卵、皮肤及血液都含有毒素，其中以卵巢最毒，肝脏次之。鱼死后毒素渗入肌肉也使其含有毒素。在每年的生殖产卵期含毒素最多，极易发生中毒。0.5 mg 河豚毒素就可以毒死一个体重 70K g 的人。河豚毒素是一种很强的神经毒，主要作用于神经系统，阻断神经肌肉的传导，可引起呼吸中枢和血管运动中枢麻痹而死亡。

造成中毒的主要原因是不会识别而误食，也有少数人因喜食河豚鱼的鲜美，但未将毒素去除干净而引起。

1. 中毒表现

河豚鱼中毒发病急，潜伏期一般 10~45 min，长者达 3 h。先感觉手指、口唇、舌尖麻木或有刺痛感，然后出现恶心、呕吐、腹痛、腹泻等胃肠道症状，并有四肢无力、口唇、舌尖及肢端麻痹，进而四肢肌肉麻痹，以致身体摇摆、行走困难，甚至全身麻痹成瘫痪状。严重者眼球运动迟缓，瞳孔散大，对光反射消失，然后言语不清、青紫、血压和体温下降，呼吸先迟缓、浅表，而后呼吸困难，最后呼吸衰竭而死亡。

2. 预防措施

预防中毒方法就是将河豚鱼集中处理，严禁出售鲜河豚鱼。加工盐腌制品时，必须严格按操作规程操作，剖腹去内脏、去头，反复冲洗，完全去除血污，不新鲜的鱼不得加工。出售干制品时，必须经过检测证明无毒后方可出售。同时，还要大力开展宣传教育，让人们了解河豚鱼有毒并能识别其形状，以防误食中毒。

（二）鱼类组胺中毒

含高组胺鱼类中毒是由于食用含有一定数量组胺的某些鱼类而引起的过敏性食物中毒。引起此种过敏性食物中毒的鱼类主要是海产鱼中的青皮红肉鱼。青皮红肉鱼类引起过敏性食物中毒主要是因此类鱼含有较高量的组氨酸。主要是海产鱼中的青皮红肉鱼类，如金枪鱼、秋刀鱼、竹荚鱼、沙丁鱼、青鳞鱼、金线鱼、鲐鱼等。当鱼不新鲜或腐败时，鱼体中游离组氨酸经脱羧酶作用产生组胺。当组胺积蓄至一定量时，食后便可引起中毒。

组胺是氨基酸的分解产物，故组胺的产生与鱼类所含组氨酸的多少直接有关。一般引起人体中毒的组胺摄入量为 1.5 mg/kg·体重，但与个体对组胺的敏感性关系很大。鱼类产生大量组胺受下列因素影响：①与细菌污染程度有关，尤其是与富含脱羧酶细菌（如组胺无色杆菌、变形杆菌等）有关，此类细菌污染越严重，鱼体腐败产生的组胺就越多。②与环境温度有关，当环境温度在 10~30℃，特别是 15~20℃温度下最易产生组胺。③与鱼体盐分浓度有关，鱼体盐分浓度在 3%~5% 时最易产生组胺。故组胺中毒多见于海产鱼类；④与氢离子浓度有关，以 pH 为 6.0~6.2 的弱酸性环境最易产生。

1. 中毒表现

中毒潜伏期一般为 0.5～1 h，最短可为 5 min，最长达 4 h。以局部或全身毛细血管扩张、通透性增强、支气管收缩为主，主要症状为脸红、头晕、头痛、心慌、脉速、胸闷和呼吸窘迫等，部分病人出现眼结膜充血、瞳孔散大、视物模糊、脸发胀、唇水肿、口和舌及四肢发麻、恶心、呕吐、腹痛、荨麻疹、全身潮红、血压下降等。中毒特点是发病快、症状轻、恢复迅速，偶有死亡病例报道。

2. 预防措施

搞好鱼类原料的贮藏保鲜，防止鱼类腐败变质；对易产生组胺的鱼类，烹调前可在冷水或盐水中浸泡，以减少组胺量；应选用加热充分的烹调方法，不宜油煎或油炸。组胺为碱性物质，烹调时加少许食醋，可降低组胺毒性；对体弱、过敏体质的人及患有慢性气管炎、哮喘、心脏病等病人最好不食用或少食用青皮红肉鱼类。

（三）鱼胆中毒

人们日常吃的青鱼、草鱼、鲤鱼、鲢鱼等，其鱼胆都有一定的毒性。有的人因不了解这一点，常服用鱼胆来治病，易造成鱼胆中毒。鱼胆的毒性主要为胆汁成分对人体细胞的损害作用及所含组织胺类物质的致敏作用。鱼胆不论生食或熟食，都可以引起中毒，中毒量与鱼胆的胆汁多少有关。

鱼胆中毒发病快，病情险恶，病死率高，中毒的潜伏期很短，一般在食后 30 min 发病，临床表现有恶心、上腹部不适、剧烈呕吐、腹痛、腹泻、偶有黑便等胃肠道症状。中毒较重的，可出现肝大、黄疸、肝区压痛、颜面浮肿，还有少尿、蛋白尿、血尿和无尿、腰痛等泌尿系统症状。有的还有心肌损害，出现心率快、心脏扩大、心力衰竭；部分病人烦躁不安、抽搐、昏迷。对鱼胆中毒目前尚无特效药治疗，只能进行催吐、洗胃、导泻，保护肝肾功能等对症治疗，口服或静脉注射葡萄糖、肝泰乐及大量维生素 C 等保肝药物。若出现休克，应让其伏卧，头稍低，并急送医院救治。

（四）动物甲状腺中毒

动物甲状腺中毒是因吃未摘除甲状腺的动物血脖肉、喉头气管，混有甲状腺的修割碎肉，或误将制药用的甲状腺当肉吃而引起的。甲状腺的主要成分是甲状腺激素，化学物理性质比较稳定，要加热到 600℃以上才能破坏。因此，一般烹调方法很难将其破坏。食入动物的甲状腺后，突然大量外来的甲状腺激素扰乱了人体正常的内分泌活动，特别是严重影响了下丘脑功能，而造成一系列神经精神症状。甲状腺中毒的中毒量不同，有吃入甲状腺 3 g 而发生中毒的，也有只喝一羹匙含甲状腺的炖汤而出现中毒症状的。最少的只吃入 1.8 g 甲状腺就发生中毒。

中毒的主要临床表现：潜伏期最短为 1 h，一般多在 12～24 h，主要表现为头痛、心慌、气短、烦躁、全身无力、四肢酸痛（尤以脐肠肌为显）、心律失常、抽搐、食欲减退或亢进、恶心、呕吐、腹痛、腹泻、便秘、失眠、多汗、发热、视物不清、脱发、昏迷等。其中最多见的是头晕、头痛；脱发也较常见，重者可大片脱落，形成局部秃头；孕妇中毒后引起流产或早产；乳母食甲状腺中毒后，婴儿吃母乳亦能引起中毒。治疗以催吐、洗胃、导泻为主，并应及时就医对症治疗。

中毒的主要预防措施为禁止食用动物甲状腺，屠宰家畜时应严格要求摘除甲状腺并妥善处理，防止在修割的碎肉中混进甲状腺，向广大群众宣传甲状腺中毒危害，预防误食。

项目五　化学性食物中毒

化学性食物中毒是指食入化学性毒物污染的食品引起的食物中毒。

引起的原因包括被有毒有害的化学物质污染的食品；或将有毒有害化学毒物当作食品；或在食品中添加非食品级、或伪造的、或禁止使用的食品添加剂、营养强化剂；或超量使用食品添加剂、或营养素发生变化的食品，如油脂的酸败等，均可引起化学性食物中毒。

化学性食物中毒常见的毒性物质包括金属毒物、化学农药、亚硝酸盐、假酒、鼠药等。

一、亚硝酸盐食物中毒

亚硝酸盐中毒一般是因食入含有大量硝酸盐和亚硝酸盐的蔬菜，或误将亚硝酸盐当作食盐食用而引起的食物中毒。

食物中亚硝酸盐的来源与植物生长的土壤有关，大量施用含氮化肥，植物中硝酸盐、亚硝酸盐含量增高；蔬菜中硝酸盐新鲜的叶菜类，如菠菜、芹菜、大白菜、小白菜、圆白菜、生菜、韭菜、甜菜、菜花、萝卜叶、灰菜、荠菜等，含有较多的硝酸盐，在肠道内硝酸盐还原菌的作用下转化为亚硝酸盐。新鲜蔬菜贮存过久，腐烂蔬菜及放置过久的煮熟蔬菜，亚硝酸盐的含量明显增高；刚腌不久的蔬菜中含有大量亚硝酸盐，尤其是加盐量少于12%、气温高于20℃的情况下，可使菜中亚硝酸盐含量增加，第7~8 d达高峰，一般于腌后20 d消失；苦井水含较多的硝酸盐，当用该水煮粥或食物，再在不洁的锅内放置过夜后，则硝酸盐在细菌作用下可还原成亚硝酸盐；食用蔬菜过多时，大量硝酸盐进入肠道，对于儿童胃肠功能紊乱、贫血、蛔虫症等消化功能欠佳者，其肠道内的细菌可将蔬菜中硝酸盐转化为亚硝酸盐，且在肠道内过多过快的形成以致来不及分解，结果大量亚硝酸盐进入血；误将亚硝酸盐当作食盐。

1. 中毒表现

中毒潜伏期一般为10~15 min，大量食入蔬菜或未腌透菜类者，一般为1~3 h。亚硝酸盐是强氧化剂，进入血液后与血红蛋白结合，使氧合血红蛋白变为高铁血红蛋白，从而失去携氧能力，导致组织缺氧。另外亚硝酸盐对周围血管有扩张作用。口服亚硝酸盐10 min~3 h后，可出现头痛、头晕、乏力、胸闷、气短、心悸、恶心、呕吐、腹痛、腹泻，全身皮肤、黏膜紫绀等症状。严重者出现意识丧失、昏迷、呼吸衰竭、甚至死亡。

2. 预防措施

针对主要的中毒原因，可采取如下预防措施：（1）蔬菜应妥善保存，防止腐烂，不吃腐烂变质的蔬菜；（2）食剩的熟菜不可在高温下存放长时间后再食用；（3）勿食大量刚腌的菜，腌菜时盐应多放，至少腌至15 d以上再食用；但现腌的菜，最好马上就吃，不能存放过久，腌菜时选用新鲜菜；（4）不要在短时间内吃大量叶菜类蔬菜，或先用开水焯5 min，弃汤后再烹调；（5）肉制品中硝酸盐和亚硝酸盐用量要严格按国家卫生标准规定，不可多加；苦井水勿用于煮粥，尤其勿存放过夜；（6）加强宣传、不要误食亚硝酸盐类。

二、砷中毒

砷和砷化物广泛应用于工业、农业、医药卫生业。砷（As）本身毒性不大，而其化合物一般均有剧毒，特别是三氧化二砷的毒性最强。三氧化二砷（As_2O_3）又名亚砷酐、砒霜、信石、白砷、白砒。为白色粉末，可用于杀虫剂、杀鼠剂、药物、染料工业、皮毛工业及消毒防腐剂等。

常见中毒原因是食品加工时，使用的原料或添加剂中含砷量过高，或误食含砷农药拌种的粮食及喷洒过含砷农药不久的蔬菜，食用盛过含砷杀虫剂的容器或袋子盛放的成品和粮食，或食用碾磨过农药的工具加工过的米面等。或将三氧化二砷当作食盐、面碱、小苏打等使用。

1. 中毒表现

潜伏期为十几分钟至数小时，中毒后患者口腔和咽喉部有烧灼感，口渴及吞咽困难，口中有金属味，常表现为剧烈恶心、呕吐（甚至吐出血液和胆汁）、腹绞痛、腹泻（水样或米汤样，有时混有血）。由于毛细血管扩张及剧烈吐泻而脱水，血压下降，严重者引起休克、昏迷和惊厥，并可发生中毒性心肌病，心脑综合征，中毒性肝病等。

中毒分级根据临床表现及胆碱酯酶活力降低程度，可将有机磷中毒大致分为4级。

（1）潜在性中毒：此时无临床表现。血液胆碱酯酶活性下降至正常值的70%～90%。一般不需治疗，但由于病情可能进展，需继续观察12 h以上。

（2）轻度中毒：表现为无力、头痛、头晕、恶心、呕吐、多汗、流涎、腹痛、视物模糊、瞳孔缩小、四肢麻木。血液胆碱酯酶活性下降至正常值50%～70%。

（3）中度中毒：轻度中毒症状进一步加重，出现肌束震颤、轻度呼吸困难、共济失调等。血液胆碱酯酶活性下降至正常值的30%～50%。

（4）重度中毒：发病后很快发生昏迷、心跳加快、血压上升、发热、瞳孔极度缩小、对光反射消失、呼吸困难、肺水肿、青紫、抽搐、大小便失禁、呼吸麻痹。血液胆碱酯酶活性下降至正常值的30%以下。

2. 预防措施

（1）有机磷农药必须专人保管，单独贮存，喷药及拌种用的容器应专用。

（2）喷洒农药须遵守安全间隔期，如防治果树害虫，必须在收获前30 d使用，防柑橘害虫采用喷雾法时，须在收获2个月前使用。

（3）配药、拌种的操作地点应远离畜圈、饮水源和瓜菜地，以防污染。禁止食用因剧毒农药致死的各种畜禽。

三、农药中毒

农药污染食品引起的危害是全世界共同面临的一个重要的食品卫生问题。农药污染食品引起的中毒事件在我国也频繁出现。近年来我国发生的农药中毒主要是有机磷农药中毒，尤其是用甲胺磷喷洒蔬菜致使残留量过高引起中毒的报告较多。

有机磷农药种类较多，大多为油状液体，对人和动物有较高的毒性。甲胺磷、甲基对硫磷等均为高毒。有机磷农药中毒的主要原因是污染食物引起。如用装过农药的空瓶装酱油、酒、食用油；或农药与食品混放污染；或运输工具污染后再装载食品引起污染；或国家禁用于蔬菜的高毒农药在蔬菜成熟期喷洒等均可引起中毒的发生。

有机磷农药可经口或皮肤进入人体引起中毒。经口中毒时，潜伏期大多在半小时内，短的十多分钟，长的可达 2 h。中毒的轻重与进入量有关，中毒严重的死亡率较高。

农药中毒的预防首先要广泛宣传安全使用农药知识及对人体的毒害作用。要专人专管，不能与食品混放。严禁用装农药的容器装食品。要严格执行国家农药安全使用标准。喷洒过农药的蔬菜、水果等食品要经过规定的安全时间间隔后方可上市。蔬菜、水果食用前要洗净，用清水浸泡后再烹制或食用。

项目六　食物中毒的调查与处理

食物中毒是最常见的食品安全事故之一。按《中华人民共和国食品安全法》的定义，食品安全事故指食物中毒、食源性疾病、食品污染等源于食品，对人体健康有危害或者可能有危害的事故。因此，食物中毒的调查处理，应按《中华人民共和国突发事件应对法》《中华人民共和国食品安全法》《中华人民共和国食品安全法实施条例》《突发公共卫生事件应急条例》《国家突发公共事件总体应急预案》《国家食品安全事故应急预案》等的要求进行。

一、做好食物中毒调查处理的经常性准备

（一）明确职责，建立协调机制

1. 明确职责

各级卫生行政部门应根据卫生监督、疾病预防控制、食品药品监督管理部门和医疗机构等各自的工作领域，建立协调机制，调动各相关机构在食物中毒调查处理中的主动性，充分发挥其职能。

卫生监督机构的职责是对接到的疑似食物中毒事件的情况进行记录、核实和报告会同疾病预防控制机构和食品药品监管部门开展调查取证；对可疑食品、工具及场所采取控制措施；根据责任单位违法事实提出处罚建议，监督责任单位进行整改；责令生产经营者追回已售出的造成食物中毒的食品；执行同级卫生行政部门的处罚决定等。

疾病预防控制机构负责食物中毒事件的卫生学和流行病学调查；进行实验室检验，调查诊断中毒原因；填报食物中毒登记报告表，做出技术性总结报告并承担日常的技术培训工作等。

食品药品监管部门应主动配合对涉及餐饮服务环节的食物中毒事件的相关调查和处理工作。

医疗机构负责中毒患者的救治和做好相关样品的采集和保存工作；配合卫生监督机构和疾病预防控制机构进行食物中毒事件的调查取证。

2. 制定食物中毒应急预案

食物中毒属于食品安全事故。《中华人民共和国食品安全法》规定，由国务院组织制定国家食品安全事故应急预案。

县级以上地方人民政府应当根据有关法律、法规的规定和上级人民政府的食品安全事故应急预案以及本地区的实际情况，制定本行政区域的食品安全事故应急预案，并报上一级人民政府备案。

食品生产经营企业和餐饮业应当制定食品安全事故处置方案，定期检查各项食品安全防

范措施的落实情况，及时消除食品安全事故隐患。

3. 开展食物中毒调查处理的监测和培训工作

（1）省级卫生行政部门应建立由流行病学、病原微生物、分析化学、毒理学、卫生监督及临床医学等相关专业技术人员组成的常设专家小组，有计划地开展食物中毒流行病学监测和常见食物中毒的病原学研究。

（2）经常开展培训工作。卫生行政部门和其他相关部门应经常对有关人员进行食物中毒报告及处理的技术培训，提高对食物中毒的诊断、抢救和控制水平。

（3）卫生监督机构应定期向食品经营单位和个人宣传食物中毒的防控知识，并使其掌握食物中毒发生后的报告和应急处理方法。

（二）保障经费和所需物资设备

各级政府部门应充分满足食物中毒和相关突发事件调查处理的人力、物资和经费需求疾病预防控制机构应配备常用的食物中毒诊断试剂和调查处理所需的工具器材；医疗机构应配备食物中毒特效治疗药物，并定期更新、补充。

二、落实食物中毒报告制度

（一）一般报告制度

（1）农业行政、质量监督、工商行政管理、食品药品监督管理部门在日常监督管理中发现食物中毒事件，或接到疑似食物中毒的举报，应当立即向卫生行政部门通报。报告内容应包括发生食物中毒事故的单位、地址、时间、中毒人数、可疑食物、发生的原因及已采取的措施、需要解决的问题和要求等有关内容。

（2）县级以上地方人民政府卫生行政部门接到食物中毒或者疑似食物中毒事故的报告，应当及时填写《食物中毒报告登记表》，并报告同级人民政府和上级卫生行政部门。

（3）每起食物中毒都应在接到报告后一个月内填报《食物中毒调查报告表》，分别上报上级、省级卫生行政部门和卫生部指定机构。一个月内未调查终结者要继续进行补报。

（二）紧急报告制度

县级以上地方人民政府卫生行政部门对发生在管辖范围内的下列食物中毒或者疑似食物中毒事故，实施紧急报告制度：

（1）中毒人数超过 30 人的，应当于 6 h 内报告同级人民政府和上级人民政府卫生行政部门。

（2）中毒人数超过 100 人或者死亡 1 人以上的，应当于 6 h 时内上报卫生部，并同时报告同级人民政府和上级人民政府卫生行政部门。

（3）中毒事故发生在学校、地区性或者全国性重要活动期间的应当于 6 h 内上报卫生部，并同时报告同级人民政府和上级人民政府卫生行政部门。

（4）其他需要实施紧急报告制度的食物中毒事故。

（三）报告时限和程序

我国《突发公共卫生事件应急条例》要求：

（1）发生或者可能发生重大食物中毒事件的省、自治区、直辖市人民政府应当在接到报告 1 h 内，向国务院卫生行政部门报告。

（2）突发事件监测机构、医疗卫生机构和有关单位发现重大食物中毒事件，应在 2 h 内向所在地县级人民政府卫生行政部门报告；接到报告的卫生行政部门应在 2 h 内向本级人民政府报告，并同时向上级人民政府卫生行政部门和国务院卫生行政部门报告。

（3）县级人民政府应当在接到报告后 2 h 内向上一级人民政府报告；设区的市级人民政府应当在接到报告后 2 h 内向省、自治区、直辖市人民政府报告。

（四）食物中毒报告的管理

（1）县级以上地方各级人民政府卫生行政部门接到跨辖区的食物中毒事故报告，应当通知有关辖区的卫生行政部门，并同时向共同的上级人民政府卫生行政部门报告。

（2）县级以上地方人民政府卫生行政部门应当在每季度末，汇总和分析本地区食物中毒事故发生情况和处理结果，并及时向社会公布。

（3）省级人民政府卫生行政部门负责汇总分析本地区全年度食物中毒事故发生情况，并于每年 11 月 10 日前上报卫生部及其指定的机构。

（4）地方各级人民政府卫生行政部门应定期向有关部门通报食物中毒事故发生情况。

（5）任何单位和个人不得干涉食物中毒或者疑似食物中毒事故的报告。任何单位或者个人不得对食品安全事故隐瞒、谎报、缓报，不得毁灭有关证据。

三、食物中毒诊断标准及技术处理总则

我国于 1994 年颁布和实施了国家标准《食物中毒诊断标准及技术处理总则》（GB 14938—1994）。

（一）食物中毒诊断标准总则

食物中毒诊断标准主要以流行病学调查资料及病人的潜伏期和中毒的特有表现为依据，实验室诊断则是针对中毒的病因而进行的。

（1）中毒病人在相近的时间内均食用过某种共同的中毒食品，未食用者不中毒。停止食用中毒食品后，发病很快停止。

（2）潜伏期较短，发病急剧，病程亦较短。

（3）所有中毒病人的临床表现基本相似。

（4）一般无人与人之间的直接传染。

（5）食物中毒的确定应尽可能有实验室诊断资料，但由于采样不及时或已用药或其他技术、学术上的原因而未能取得实验室诊断资料时，可判定为原因不明食物中毒，必要时可由三名副主任医师以上的食品卫生专家进行评定。

（6）食物中毒患者的诊断，由食品卫生医师以上（含食品卫生医师）诊断确定。

（7）食物中毒事件的确定，由食品卫生监督检验机构根据食物中毒诊断标准及技术处理总则确定。

（二）食物中毒技术处理总则

1. 对病人采取紧急处理，并及时报告当地食品卫生监督检验所

（1）停止食用中毒食品。

（2）采取病人标本，以备送检。

（3）对病人的急救治疗：包括急救（催吐、洗胃、清肠）；对症治疗和特殊治疗。

2. 对中毒食品控制处理

（1）保护现场，封存中毒食品或疑似中毒食品。

（2）追回已售出的中毒食品或疑似中毒食品。

（3）对中毒食品进行无害化处理或销毁。

3. 对中毒场所采取消毒处理

根据不同的中毒食品，对中毒场所采取相应的消毒处理。

四、食物中毒调查处理程序与方法

发生食物中毒或疑似食物中毒事故时，卫生行政部门应按照《食物中毒事故处理办法》《食物中毒诊断标准及技术处理总则》《食品安全事故流行病学调查工作规范》等的要求，及时组织和开展对患者的紧急抢救、现场调查和对可疑食品的控制、处理等工作，同时注意收集与食物中毒事故有关的证据。

（一）食物中毒现场调查处理的主要目的

（1）查明食物中毒暴发事件发病原因，确定是否为食物中毒及中毒性质；确定食物中毒病例查明中毒食品；确定食物中毒致病因子；查明致病因子的致病途径。

（2）查清食物中毒发生的原因和条件，并采取相应的控制措施防止蔓延。

（3）为病人的急救治疗提供依据，并对已采取的急救措施给予补充或纠正。

（4）积累食物中毒资料，分析中毒发生的特点、规律，制定有效措施以减少和控制类似食物中毒发生。

（5）收集对违法者实施处罚的证据。

（二）报告登记

各地卫生行政部门接到食物中毒或疑似食物中毒事故的报告时，应使用统一的食物中毒报告登记表，登记食物中毒事故的有关内容，尽可能包括发生食物中毒的单位、地点、时间、可疑及中毒病人的人数、进食人数、可疑中毒食品、临床症状及体征、病人就诊地点、诊断及抢救和治疗情况等。同时应通知报告人采取保护现场、留存病人呕吐物及可疑中毒食物等措施，以备后续的取样和送检。

（三）食物中毒的调查

接到食物中毒报告后，应立即指派 2 名以上食品卫生专业人员赴现场调查，对涉及面广、事故等级较高的食物中毒，应成立由 3 名以上调查员组成的流行病学调查组。调查员应携带采样工具、无菌容器、生理盐水和试管、棉拭子等；以及卫生监督笔录、采样记录、卫生监督意见书、卫生行政控制书等法律文书；取证工具、录音机、摄像机、照相机等；食物中毒

快速检测箱；各类食物中毒的特效解毒药记号笔、白大衣、帽及口罩等。

1. 现场卫生学和流行病学调查

现场卫生学和流行病学调查包括对病人、同餐进食者的调查，对可疑食品加工现场的卫生学调查。应尽可能采样进行现场快速检验，根据初步调查结果提出可能的发病原因、防控及救治措施。

（1）对病人和进食者进行调查，以了解发病情况：调查内容包括各种临床症状、体征及诊治情况，应详细记录其主诉症状、发病经过、呕吐和排泄物的性状、可疑餐次（无可疑餐次应调查发病前72 h的进食情况）的时间和食用量等信息。

通过对病人的调查，应确定发病人数，共同进食的食品，可疑食物的进食者人数范围及其去向，临床表现及其共同点（包括潜伏期、临床症状、体征），掌握用药情况和治疗效果，并提出进一步的救治和控制措施建议。

（2）可疑中毒食物及其加工过程调查：在上述调查的基础上追踪可疑中毒食物的来源、食物制作单位或个人。对可疑中毒食物的原料及其质量、加工烹调方法、加热温度和时间、用具和容器的清洁度、食品贮存条件和时间、加工过程是否存在直接或间接的交叉污染、进食前是否再加热等进行详细调查。在现场调查过程中发现的食品污染或违反食品安全法规的情况，应进行详细记录，必要时进行照相、录像、录音等取证。

（3）食品从业人员健康状况调查：疑为细菌性食物中毒时，应对可疑中毒食物的制作人员进行健康状况调查，了解近期有无感染性疾病或化脓性炎症等，并进行采便及咽部、皮肤涂抹采样等。

2. 样品的采集和检验

（1）样品的采集

1）食物样品采集：尽量采集剩余可疑食物。无剩余食物时可采集用灭菌生理盐水洗刷可疑食物的包装材料或容器后的洗液，必要时还应采集可疑食物的半成品或原料。

2）可疑中毒食物制、售环节的采样：应对可疑中毒食品生产过程中所用的容器、工（用）具如刀、墩、砧板、筐、盆、桶、餐具、冰箱等进行棉拭子采样。

3）患者呕吐物和粪便的采集：采集患者吐泻物应在患者服药前进行，无吐泻物时，可取洗胃液或涂抹被吐泻物污染的物品。

4）血、尿样采集：疑似细菌性食物中毒或发热病人，应采集患者急性期（3 d内）和恢复期静脉血各3 mL，同时采集正常人血样作对照。对疑似化学性食物中毒者，还需采集其血液和尿液样品。

5）从业人员可能带菌样品的采集：使用采便管采集从业人员大便（不宜留便）。对患有呼吸道感染或化脓性皮肤病的从业人员，应对其咽部或皮肤病灶处进行涂抹采样。

6）采样数量：对发病规模较大的中毒事件，一般至少应采集10～20名具有典型症状患者的相关样品，同时采集部分具有相同进食史但未发病者的同类样品作为对照。

（2）样品的检验

1）采集样品时应注意避免污染并在采样后尽快送检，不能及时送样时应将样品进行冷藏保存。

2）结合病人临床表现和流行病学特征，推断导致食物中毒发生的可能原因和致病因子的性质，从而选择针对性的检验项目。

3）对疑似化学性食物中毒，应将所采集的样品尽可能地用快速检验方法进行定性检验，以协助诊断和指导救治。

4）实验室在收到有关样品后应在最短的时间内开始检验，若实验室检验条件不足，应请求上级机构或其他有条件的部门予以协助。

3. 取证

调查人员在食物中毒调查的整个过程中必须注意取证的科学性、客观性、法律性，可充分利用录音机、照相机、录像机等手段，客观地记录下与当事人的谈话及现场的卫生状况。在对有关人员进行询问和交谈时，必须做好个案调查笔录并经调查者复阅签字认可。

（四）调查资料的技术分析

1. 确定病例

病例的确定主要根据患者发病的潜伏期和各种症状（包括主诉症状和伴随症状）与体征的发生特点；并同时确定患者病情的轻重分级和诊断分级；确定流行病学相关因素。提出中毒病例的共同性，确定相应的诊断或鉴定标准，对已发现或报告的可疑中毒病例进行鉴别。

2. 对病例进行初步的流行病学分析

绘制发病时间分布图，可有助于确定中毒餐次；绘制发病的地点分布地图，可有助于确定中毒食物被污染的原因。

3. 分析病例发生的可能病因

根据确定的病例和流行病学资料，提出是否属于食物中毒的意见，并根据病例的时间和地点分布特征、可疑中毒食品、可能的传播途径等，形成初步的病因假设，以采取进一步的救治和控制措施。

4. 对食物中毒的性质做出综合判断

根据现场流行病学调查、实验室检验、临床症状和体征、可疑食品的加工工艺和储存情况等进行综合分析，按各类食物中毒的判定标准、依据和原则做出综合分析和判断。

（五）食物中毒事件的控制和处理

1. 现场处理

（1）控制措施：在经过初步调查，确认为疑似食物中毒后，调查人员应依法及时采取控制措施，以防止食物中毒蔓延、扩大。主要措施包括：①控制食物中毒范围，封存可疑中毒食物及其原料、可能被污染的半成品、成品和容器、用具、炊具、餐具等，并责令其消毒②实施行政控制措施，制作行政控制决定书，使用加盖卫生行政部门印章的封条，封存上述可疑物品；在紧急情况或特殊情况下，调查人员可进行现场封存并制作笔录，然后报卫生行政部门批准，补送行政控制决定书；③行政控制时间为 15 日，卫生行政部门应在封存之日起 15 日内完成对封存物的检验，对其做出评价，并做出销毁或解封的决定，因特殊事由需延长封存期的，应做出延长控制限期的决定。

（2）追回、销毁导致中毒的食物：根据现场调查与检验结果，对已确认的中毒食品，卫生行政部门可直接予以销毁，也可在卫生行政部门的监督下，由肇事单位自行销毁。对已售出或发出、送出的中毒食品要责令肇事者追回销毁。

（3）中毒场所处理：根据不同性质的食物中毒，调查人员应指导相关单位和个人，对中毒场所采取相应的处理措施，以消除污染。

2. 对救治方案进行必要的纠正和补充

通过以上调查结果和对中毒性质的判断，对原急治方案提出必要的纠正和补充，尤其应注意对有毒动、植物中毒和化学性食物中毒是否采取针对性的特效治疗方案提出建议。

3. 处罚

根据现场调查和实验室检验结果，卫生行政部门在充分掌握违法事实和证据的基础上，依据食品安全法和其他有关法律法规，制作执法文书，按执法程序追究违法行为责任人的法律责任。

4. 信息发布

依法对食物中毒事件及其处理情况进行发布，并对可能产生的危害加以解释和说明。

5. 撰写调查报告

调查工作结束后，应及时撰写食物中毒调查总结报告，按规定上报有关部门，同时作为档案留存和备查。调查报告的内容应包括发病经过、临床和流行病学特点、病人救治和预后情况、控制和预防措施、处理结果和效果评估等。

项目七 实验实训

实验实训 食物中毒案例讨论

一、实训目的

通过对本案例的学习和讨论，掌握食物中毒的概念、原因、诊断标准、临床表现及预防和急救措施。

二、实训内容

案例 2003 年 9 月，南方某小学 416 名学生在该校食堂进食早餐后约 1 h 开始陆续有 44 名学生出现恶心、呕吐、腹痛症状，部分有发热、腹泻，但无死亡病例。经调查，该校早餐包括火腿汉堡包、绿豆粥、鸡蛋。这 44 名学生全部进食了火腿汉堡包，未食者未发病。发病学生被送往当地医院治疗，市卫生监督所亦在第一时间赶到现场进行调查采样。

问题1 这起案例属于什么性质？如何排查可疑食物和做出病原诊断？

在一个群体中有众多进食同一食物的人员同时发病，症状基本相同，首先考虑食物中毒。在本案例中，早餐包括火腿汉堡包、绿豆粥、鸡蛋。而发病的 44 名学生全部进食了火腿汉堡包，未食者未发病。火腿汉堡包为引起食物中毒的可疑食物，应及时报监督所对中毒患者的呕吐物、粪便、剩余火腿汉堡包进行病原微生物检验。本案例在患者的呕吐物 13 份、粪便 2 份、剩余火腿汉堡包、火腿肉、刀具检出致病性微生物金黄色葡萄球菌。

问题2 中毒原因分析

根据个案调查资料、流行病学调查资料及现场卫生学的调查，分析中毒发生的原因是近期气温较高，火腿汉堡包放置时间较长（超过 10 h），且无任何防护措施，使食物中污染的金黄色葡萄球菌不断大量生长繁殖和产毒，以至食后引起中毒。调查认为，本次中毒事件的原因是由于进食被金黄色葡萄球菌污染的火腿汉堡包而引起的食物中毒事件。

问题3　现场处理措施

（1）立即成立中毒处理领导小组组织抢救，妥善安置病人，对病人做好急救和对症处理。

（2）立即上报市卫生局及监督所，及时派出食品卫生监督员深入医院和中毒现场，进行流行病学和卫生学调查取证，采样分析，协助指导抢救和处理工作。

（3）责令该校食堂停业和整顿，封存可疑食品，封存加工场所及被污染的加工用具，并责令进行清洗消毒；对相关人员体检并进行食品卫生知识培训；追踪火腿肉的生产销售来源。

问题4　病人的诊断与治疗

诊断根据流行病学特点、临床表现及实验室检查

（1）符合金黄色葡萄球菌食物中毒的流行病学特点及临床表现。

（2）实验室检查：①从中毒食品中直接提取肠毒素，用双向琼脂扩散（微玻片）法、动物（幼猫）试验法检测肠毒素，并确定其类型。②按 GB 4789.10—2010《食品安全国家标准　食品微生物学检验　金黄色葡萄球菌检验》操作，从可疑食品、患者呕吐物或粪便中经培养、分离出同一型别金黄色葡萄球菌，用双向琼脂扩散（微玻片）法、动物（幼猫）试验法从菌株检测分离肠毒素，并证实为同一型别。③从不同患者呕吐物中检测出金黄色葡萄球菌，其肠毒素为同一型别。凡符合三项中一项者即可诊断为金黄色葡萄球菌食物中毒。

治疗可根据一般中毒急救处理原则，以补充水分和维持电解质平衡等对症治疗为主，一般不需用抗生素，除持续发热或合并其他感染者外。

问题5　食物中毒的预防

（1）加强食品监督和卫生管理。针对本案主要采取几点措施：①从业人员持证上岗（健康证、卫生知识培训合格证）；②责令对加工场所和公用工具进行清洁消毒；③对管理不善者实施经济惩罚；④追踪火腿肉生产销售来源。

（2）加强食品安全教育。通过媒体报道等形式，广泛宣传加强食品监督和卫生管理的重要性，加强对从业人员的管理和培训，增强食品安全意识，从源头上杜绝食物中毒的发生。

【复习思考题】

1. 食源性疾病与食物中毒有什么区别？
2. 细菌性食物中毒发生的基本条件是什么？
3. 简述常见引起食物中毒的病原菌的生物学特性、中毒表现及预防措施。
4. 简述常见真菌性食物中毒的主要类型、中毒表现及预防措施。
5. 简述动植物性食物中毒的主要类型、中毒表现及预防措施。
6. 简述常见化学性食物中毒的主要类型、中毒表现及预防措施。
7. 如何进行食物中毒的调查处理？

模块九　各类食品的卫生及管理

【知识目标】
　　1. 了解各类食品的主要卫生问题。
　　2. 熟悉各类食品的卫生管理措施。

【技能目标】
　　能够合理运用食品安全、卫生管理知识进行食品卫生评价与管理。

项目一　食用油脂的安全

　　我国食用油脂主要为以油料作物制取的植物油，也有少量经过炼制的动物脂肪和以油脂为主要原料经过氢化，添加其他物质而制成的人造奶油或代可可脂等。食用油脂的安全问题主要是油脂酸败、油脂污染及其天然存在的有害物质。

一、油脂酸败及其防止

1. 油脂酸败的原因

　　油脂酸败的程度与紫外线、氧、油脂中的水分和组织残渣以及微生物污染等各种因素有关，也与油脂本身的不饱和程度有关。酸败发生可能存在两个不同的过程：一是酶解过程，动植物组织残渣和食品中微生物的酯解酶可使甘油三酯分解成甘油和脂肪酸，使油脂酸度增高，并在此基础上进一步氧化；二是脂肪酸，特别是不饱和脂肪酸在紫外线和氧的存在下自动氧化产生过氧化物，后者碳链断裂生成醛、酮类化合物和低级脂肪酸或酮酸，从而使油脂带有强烈的刺激性臭味。某些金属离子在油脂氧化过程中起催化作用，铜、铁、锰离子可缩短上述过程诱导期和加快氧化速度。在油脂酸败中油脂的自动氧化占主导地位。

2. 反映油脂酸败的常用指标

　　（1）酸价（AV）：中和1 g油脂中游离脂肪酸所需KOH毫克数称为油脂酸价。我国规定精炼食用植物油 AV≤0.5，棉籽油≤1，其他植物油均应≤4。

　　（2）过氧化值（POV）：油脂中不饱和脂肪酸被氧化形成过氧化物，其含量多少称为过氧化值，一般以1 kg被测油脂使碘化钾析出碘的mmol数表示。POV是油脂酸败的早期指标。我国规定花生油、葵花籽油、米糠油 POV≤10 mmol/kg，其他食用植物油≤6 mmol/kg，精炼植物油≤5 mmol/kg。

　　（3）羰基价（CGV）：CGV是反映油脂酸败时产生醛、酮总量的指标。正常油脂总羰基价≤10 mmol/kg，而酸败油脂和加热劣化油大多数超过25 mmol/kg，有明显酸败味的食品，其 CGV 可高达 35 mmol/kg。我国规定普通食用植物油 CGV ≤ 10 mmol/kg，精炼食用植物油 ≤5 mmol/kg。

（4）丙二醛含量：丙二醛是猪油油脂酸败时的产物之一，其含量的多少可灵敏地反映猪油酸败的程度。我国在猪油卫生标准中规定丙二醛 ≤2.5 mg/kg。

在油脂酸败过程中，脂肪酸的分解及氧化必然影响其固有的理化常数，如碘价、溶点（凝固点）、比重、折光指数和皂化价等，但是这些常数基本上不作为油脂酸败的指标。

3. 防止油脂酸败的措施

（1）从加工工艺上确保油脂纯度：不论采用何种制油方法产生的毛油必须经过水化、碱炼或精炼，必须去除动、植物残渣。水分是酶显示活性和微生物生长繁殖的必要条件，其含量必须严加控制，我国规定含水量应低于 0.2%。

（2）创造适宜贮存条件，防止油脂自动氧化：自动氧化在油脂酸败中占主要地位，而氧、紫外线、金属离子在其中起着重要作用：油脂自动氧化速度随空气中氧分压的增加而加快；紫外线则可引发酸败过程的链式反应，即在紫外线的作用下，脂肪酸双键中 π 键被打开，与氧结合形成过氧化物，并使后者进一步分解产生醛和酮等化合物；金属离子在整个氧化过程中起着催化剂的作用。因此，适宜的贮存条件应创造一种密封、隔氧和遮光的环境，同时在加工和贮存过程应避免金属离子污染。

（3）油脂抗氧化剂的应用：应用油脂抗氧化剂是防止食用油脂酸败的重要措施，常用的抗氧化剂有丁基羟基茴香醚（BHA）、二丁基羟基甲苯（BHT）和没食子酸丙酯。柠檬酸、磷酸和对酚类抗氧化剂，特别是维生素 E 与 BHA、BHT 具有协同作用。

二、油脂污染和天然存在的有害物质

1. 黄曲霉毒素

黄曲霉毒素全部来源于油料种子。极易受到黄曲霉污染的油料种子是花生，其他油料种子棉籽和油菜籽也可受到污染，严重污染的花生榨出的油中黄曲霉毒素按每公斤计高达数千微克，碱炼法和吸附法均为有效的去毒方法。我国规定一般食用油中黄曲霉毒素应 ≤10 μg/kg，花生油中黄曲霉毒素应 ≤20 μg/kg。

2. 多环芳烃类化合物

污染来源有以下四个方面：

（1）作物生长期间的工业降尘：来自上海的资料表明，工业区菜籽榨取的毛油中 B（a）P 含量高于农业区的 10 倍。

（2）油料种子的直火烟熏烘干：采用未干、晒干及烟熏干的原料生产的椰子油，其 B（a）P 含量分别为 0.3 μg/kg，3.3 μg/kg 和 90.0 μg/kg。

（3）压榨法的润滑油混入或浸出法溶剂油残留：机油含 B（a）P 可高达 5250～9200 μg/kg，有少量混入就可使油脂造成严重污染，有报道以这样的机油作润滑油时，油脂中 B（a）P 含量为 2.4～36 μg/kg，比改用以花生油作润滑油高出 3 倍。

（4）反复使用的油脂在高温下热聚：这也是造成多环芳烃类化合物含量增高的原因之一。活性炭吸收是去除 B（a）P 的有效方法，去除率可达 90% 以上。我国规定食用植物油 B（a）P 含量应 ≤10 μg/kg。

3. 棉酚

棉酚是棉籽色素腺体中的有毒物质，包括游离棉酚、棉酚紫和棉酚绿三种。冷榨法产生的棉籽油游离棉酚的含量甚高，长期食用生棉籽油可引起慢性中毒，其临床特征为皮肤灼热、无汗、头晕、心慌、无力及低钾血症等；此外棉酚还可导致性功能减退及不育症。降低棉籽油中游离棉酚的含量主要有两种方法：一是采用热榨法，棉籽经蒸炒加热游离棉酚能与蛋白质作用形成结合棉酚，压榨时多数留在棉籽饼中。故热榨法的油脂中游离棉酚可大为降低，一般热榨法生产的油脂中棉酚含量仅为冷榨法的 1/10 ~ 1/20；二是碱炼或精炼，棉酚在碱性环境下可形成溶于水的钠盐而被除去，碱炼或精炼的棉籽油棉酚可在 0.015% 左右。国外研究证明，棉籽饼中游离棉酚在 0.02% 以下时对动物不具毒性，我国规定棉籽油中游离棉酚含量 ≤0.02%。

4. 芥子甙

芥子甙普遍存在于十字花科植物，油菜籽中含量较多。芥子甙在植物组织中葡萄糖硫苷酶作用下可分解为硫氰酸酯、异硫氰酸酯和腈，硫氰化物具有致甲状腺肿作用，其机制为阻断甲状腺对碘的吸收，使甲状腺代偿性肥大，一般可利用其挥发性加热去除。

5. 芥酸

芥酸是一种二十二碳单不饱和脂肪酸，在菜籽油中约含 20% ~ 50%。芥酸可使多种动物心肌中脂肪聚积，心肌单核细胞浸润并导致心肌纤维化，除此之外，还可见动物生长发育障碍和生殖功能下降，但有关人体毒性报道尚属少见。为了预防芥酸对人体可能存在的危害，欧洲共同体规定食用油脂芥酸含量不得超过 5%。目前我国已培育出低芥酸菜籽，并进行了大面积种植。

项目二　粮豆的卫生及管理

一、粮豆的主要卫生问题

(一) 霉菌和霉菌毒素的污染

粮豆在农田生长期、收获、贮存过程中的各个环节均可受到霉菌的污染。当环境湿度较大，温度增高时，霉菌易在粮豆中生长繁殖，并分解其营养成分，产酸产气，使粮豆发生霉变，不仅改变了粮豆的感官性状，降低和失去营养价值，而且还可能产生相应的霉菌毒素，对人体健康造成危害。污染粮豆常见的霉菌有曲霉、青霉、毛霉、根霉和镰刀菌等。

(二) 农药残留

粮豆中农药残留可来自：①由于防治虫、病、除草时直接施用的农药；②农药的施用，对环境造成一定的污染，环境中的农药通过水、空气、土壤等途径进入粮豆作物。我国目前使用的农药 80% ~ 90% 为有机磷农药，王绪卿等人报道我国谷类中残留的敌敌畏平均为 7.87 μg/kg，甲胺磷为 39.15 μg/kg，分别占最大残留限量标准（GB 2763—2014《食品安全国家标准　食品中农药最大残留限量》）的 7.87% 和 39.15%。

（三）有害毒物的污染

包括汞、镉、砷、铅、铬、酚和氰化物等，主要来自未经处理或处理不彻底的工业废水和生活污水对农田、菜地的灌溉。以金属毒物为主的无机有毒成分或中间产物就可能通过污水灌溉农作物造成严重污染。陈君石等人总结膳食研究结果显示，每人每天平均摄入铅、镉、汞分别为 86.3 μg（占 ADI 20.1%）、13.8 μg（占 ADI 22.9%）、10.3 μg（占 ADI 23.6%）。主要来自谷类和蔬菜类，但有相当一部分汞来自水产品。

（四）仓储害虫

我国常见的仓储害虫有甲虫（大谷盗、米象、谷蠹和黑粉虫等）、螨虫（粉螨）及蛾类（螟蛾）等 50 余种仓储害虫在原粮、半成品粮豆上都能生长，并使其发生变质，失去或降低食用价值。每年世界粮谷损失于病虫害达 5% ~ 30%。

（五）其他污染

包括无机夹杂物和有毒种子的污染。泥土、砂石和金属是粮豆中主要无机夹杂物。麦角、曼陀罗籽、苍耳子是粮豆在农田生长期、收割时混杂的有毒植物种籽。

二、粮豆的卫生管理

（一）粮豆的安全水分

粮豆含水分的高低与其贮藏的时间长短和加工密切相关。应将粮豆水分控制在安全贮存所要求的水分含量以下，粮谷的安全水分为 12% ~ 14%，豆类为 10% ~ 13%。粮豆籽粒饱满、成熟度高、外壳完整，其贮藏性更好，因此应加强入库前的质量检查，与此同时还应控制粮豆贮存环境的温度和湿度。

（二）仓库的卫生要求

仓库的卫生要求包括：①仓库建筑应坚固、不漏、不潮，能防鼠防雀；②保持粮库的清洁卫生，定期清扫消毒；③控制仓库内温度、湿度，按时翻仓、晾晒，降低粮温，掌握顺应气象条件的门窗启闭规律；④监测粮豆温度和水分含量的变化，加强粮豆的质量检查，发现问题，立即采取相应措施。此外，仓库使用熏蒸剂防治虫害时，要注意使用范围、控制用量。熏蒸后粮食中的药剂残留量必须符合国家卫生标准才能出库、加工和销售。

（三）粮豆运输、销售的卫生要求

粮豆运输时，搞好粮食运输和包装的卫生管理。运粮应有清洁卫生的专用车，防止意外污染。粮食包装袋必须专用。

销售单位应按食品卫生经营企业的要求，加强成品粮卫生管理，做到不加工、不销售不符合卫生标准的粮豆。

（四）防止农药及有害金属的污染

遵守 GB 5084—2005《农药安全使用规定》和 GB 4285—1989《农药安全使用标准》，采取的措施是：①针对农药毒性和在人体内的蓄积性，不同作物及条件，选用不同的农药和剂量；②确定农药的安全使用期；③确定合适的施药方式；④制定农药在食品中的最大残留限量标准。使用污水灌溉应采用的措施是：①废水应经过活性炭吸附、化学沉淀、离子交换等方法处理，使灌溉水质必须符合 GB 5084—2005《农田灌溉水质标准》，根据作物品种，掌握灌溉时期及灌溉量；②定期检测农田污染程度及农作物的毒物残留水平，防止污水中有害化学物质对粮食的污染。为防止各种贮粮害虫，常采用化学熏蒸剂、杀虫剂和灭菌剂，如甲基溴、磷、氰化氢等，应用时应注意其质量和剂量，在粮豆中的残留应不超过国家标准限量。近年采用 $^{60}Co - \gamma$ 射线低剂量辐照粮食，可杀死所有害虫，且不破坏粮豆营养成分及品质，效果好，我国已颁布了相应的卫生标准。

（五）防止无机夹杂物及有毒种籽的污染

在粮豆加工过程中安装过筛、吸铁和风车筛选等设备可有效去除无机夹杂物。有条件时，逐步推广无夹杂物、无污染物或者强化某些营养素的小包装粮豆产品。

为防止有毒种籽的污染，应作好以下工作：①加强选种、农田管理及收获后的清理措施，尽量减少其含量或完全清除；②制定粮豆中各种有毒种籽的限量标准并进行监督。如我国规定，按重量计麦角不得大于 0.01%，毒麦不得大于 0.1%。

项目三　蔬菜、水果的卫生管理

一、蔬菜、水果的主要卫生问题

（一）人畜粪便对蔬菜、水果的污染

由于施用人畜粪便和生活污水灌溉菜地，使蔬菜被肠道致病菌和寄生虫卵污染的情况较严重，据调查有的地区大肠杆菌在蔬菜中的阳性检出率为 67%～95%，蛔虫卵检出率为89%，流行病学调查也证实黄瓜和西红柿在痢疾的传播途径占主要地位。水生植物如红菱、茭白、荸荠等都可污染姜片虫囊蚴，如生吃可导致姜片虫病。水果采摘后，在运输、贮存或销售过程中，也可受到肠道致病菌的污染，污染程度和表皮破损有关。

（二）有害化学物质对蔬菜水果的污染

1. 农药污染

蔬菜和水果使用农药较多，其在蔬菜、水果上的残留是严重的。我国卫生标准明确规定蔬菜、水果中不得检出对硫磷，但部分水果中仍检出对硫磷，显然这些甲胺磷、对硫磷阳性样品是由于违反《农药安全使用规定》，滥用高毒农药所致。

2. 工业废水中有害化学物质的污染

工业废水中含有许多有毒成分，如酚、镉、铬等，若不经处理，直接灌溉菜地，毒物可通过蔬菜进入人体产生危害。据调查我国平均每人每天摄入铅 86.3 μg（占 ADI 20.1%）其中 23.7% 来自蔬菜。

3. 其他有害物质

一般情况下蔬菜、水果中硝酸盐与亚硝酸盐含量很少，但在生长时遇到干旱，或收获后

不恰当的存放、贮藏和腌制时，硝酸盐和亚硝酸盐含量增加，对人体产生不利影响。

二、蔬菜、水果的卫生管理

（一）防止肠道致病菌及寄生虫卵的污染

应采取的措施是：①人畜粪便应经无害化处理再施用，如采用沼气池处理的办法，不仅可杀灭致病菌和寄生虫卵，还可增加能源途径和提高肥效的作用；②用生活污水灌溉时，应先沉淀去除寄生虫卵，未经处理的污水禁止使用；③水果和生食的蔬菜，在食前应清洗干净，有的应消毒；④蔬菜水果在运输、销售时，应剔除残叶、烂根及腐败变质部分和破损的水果，清洗干净，推行小包装上市。

（二）施用农药的卫生要求

蔬菜的特点生长期短，对蔬菜水果中农药残留的规定更应严格一些，措施是：应严格遵守并执行有关农药安全使用规定；高毒农药不准用于蔬菜水果，如甲胺磷、对硫磷等；限制农药的使用剂量，根据农药的毒性和残效期，确定对作物使用的次数、剂量和安全间隔期（即最后一次施药距收获的天数）。如我国规定乐果 40% 的乳剂，以每亩 100 g 800 倍稀释液喷雾大白菜和黄瓜时，其安全间隔期分别不少于 10 d 和 2 d；制定农药在蔬菜和水果中最大残留限量标准，如我国规定（GB 2763—2014）敌敌畏在蔬菜水果中最大残留限量为 0.2 mg/kg。对激素类农药应慎重使用。

（三）工业废水灌溉卫生要求

利用工业废水灌溉菜地，应经无害化处理，并符合国家工业废水排放标准方可使用，应尽量使用地下水灌溉。

（四）蔬菜、水果贮藏的卫生要求

蔬菜、水果因含水分多，组织嫩脆，易损伤和腐败变质，贮藏的关键是保持蔬菜水果的新鲜度。贮藏的条件应根据蔬菜、水果不同种类和品种的特点而异。一般保存蔬菜、水果最适宜的温度是 0℃ 左右，此温度既能抑制微生物生长繁殖，又能防止蔬菜、水果间隙结冰，以免在冰融时水溢出，蔬菜水果易腐败。大量上市可用冷藏，有的可用速冻方法贮藏。采用 $^{60}Co - \gamma$ 射线辐照保藏如洋葱、土豆、苹果、草莓等不但延长了保藏期，而且改善了商品质量，效果理想。

项目四　畜肉及其制品的卫生及管理

一、畜肉的主要卫生问题

（一）肉的腐败变质

牲畜宰杀后，从新鲜至腐败变质要经僵直、后熟、自溶和腐败四个过程。刚宰后的畜肉呈弱碱性（pH 7.0～7.4），肌肉中糖原和含磷有机化合物在组织酶的作用下，分解为乳酸和游离磷酸，使肉的酸度增加，当 pH 为 5.4 时，达到肌凝蛋白等电点，肌凝蛋白开始凝固，使肌纤维硬化出现僵直。此时肉味道差，有不愉快气味，肉汤浑浊，不鲜不香。此后，肉内糖原分解酶继续活动，pH 进一步下降，肌肉结缔组织变软，具有一定弹性，肉松软多汁，味美芳香，表面因蛋白凝固形成有光泽的膜，有阻止微生物侵入内部的作用，这个过程称后熟，俗称排酸。后熟过程与畜肉中糖原含量、温度有关。疲劳牲畜，肌肉中糖原少，其后熟过程延长，温度越高后熟速度越快。一般在 4℃时 1～3 d 可完成后熟过程。此外，肌肉中形成的乳酸，具有一定的杀菌作用，如患口蹄疫病畜肉通过后熟产酸，可达到无害化处理。畜肉处在僵直和后熟过程为新鲜肉。

若宰后畜肉在常温下存放，使畜肉原有体温维持较长时间，则其组织酶在无细菌条件下仍然可继续活动，分解蛋白质、脂肪，使畜肉发生自溶。此时，蛋白质分解产物硫化氢、硫醇与血红蛋白或肌红蛋白中的铁结合，在肌肉的表层和深层形成暗绿色的硫化血红蛋白，并有肌肉纤维松弛现象，影响肉的质量，其中内脏自溶较肌肉快。当变质程度不严重时，这种肉必须经高温处理后才可食用。为防止肉尸发生自溶，宰后的肉尸应即时挂晾降温或冷藏。

自溶为细菌的侵入繁殖创造了条件，细菌的酶使蛋白质、含氮物质分解，肉的 pH 上升，即腐败过程。腐败变质肉的主要表现为发黏、发绿、发臭。腐败肉含有蛋白质和脂肪分解的产物，如吲哚、硫化氢、硫醇、粪臭素、尸胺、醛类、酮类和细菌毒素可使人中毒，已经腐败变质的肉不允许食用。

不适当的生产加工和保藏条件，也会促使肉类腐败变质。主要由微生物引起，其原因有：①健康牲畜在屠宰、加工运输、销售等环节中被微生物污染；②病畜宰前就有细菌侵入，并蔓延至全身各组织；③牲畜因疲劳过度，宰后肉的后熟力不强，产酸少，难以抑制细菌生长繁殖，导致肉的腐败变质。

引起肉的腐败变质的细菌，最初在需氧条件下皮层出现各种球菌，以后为大肠杆菌、普通变形杆菌、化脓性球菌、兼性厌氧菌（如产气夹膜杆菌、产气芽胞杆菌）最后是厌氧菌。因此根据菌相的变化，可确定肉的腐败变质阶段。

（二）常见人畜共患传染病畜肉的处理

1. 炭疽

是由炭疽杆菌引起的烈性传染病。传染途径主要是通过皮肤接触或由空气吸入，由被污染食物引起的胃肠型炭疽较少见。

炭疽主要是牛、羊和马的传染病，表现为全身出血，脾脏肿大，天然孔流血，呈黑红色，不易凝固。猪多为慢性局部炭疽，病变在颈部颌下、咽喉与肠膜淋巴结，剖面呈砖红色、肿胀、质硬，宰前一般无症状。

发现炭疽病畜后，必须在 6 h 内立即采取措施，隔离消毒，防止芽胞形成。病畜一律不准屠宰和解体，应整体（不放血）高温化制或 2 m 深坑加石灰掩埋，同群牲畜应立即隔离，并进行炭疽芽胞疫苗和免疫血清预防注射。若屠宰中发现可疑患畜时，应立即停宰，将可疑部位取样送检，当确证为炭疽时，患畜前后邻接的畜体均须进行处理。屠宰人员的手和衣服用 2% 来苏液消毒，并接受青霉素预防注射。饲养间、屠宰间用 20% 有效氯，5% 氢氧化钠或 5% 甲醛消毒。

2. 鼻疽

由鼻疽杆菌引起的牲畜烈性传染病。感染途径为消化道、呼吸道和损伤的皮肤和黏膜。

病畜在鼻腔、喉头和气管内有粟粒状大小、高低不平的结节或边缘不齐的溃疡，在肺、肝、脾也有粟米至豌豆大小不等的结节。鼻疽病畜处理同炭疽。

3. 口蹄疫

病原体为口蹄疫病毒，是猪、牛、羊等偶蹄动物的一种急性传染病，是高度接触性人畜共患传染病。病畜表现为体温升高，在口腔黏膜、牙龈、舌面和鼻翼边缘出现水泡或形成烂斑，口角线状流涎，蹄冠、蹄叉发生典型水泡。

病畜肉处理：凡确诊或疑似患口蹄疫的牲畜应急宰，为杜绝疫源传播，同群牲畜均应全部屠宰。体温升高的病畜肉，内脏和副产品应高温处理。体温正常的病畜肉尸和内脏经后熟过程，即在 0 ~ 6℃ 48 h，或 6℃ 以上 30 h，或 10 ~ 12℃ 24 h 后可食用。凡是接触过病畜的工具、衣服、屠宰场所等均应进行严格消毒。

4. 猪水泡病

病原体为滤过性病毒，只侵害猪，特别是肥猪。在牲畜集中、调度频繁的地区易流行此病，应予注意。

患水泡病的病猪，症状与口蹄疫难以区别，主要依靠实验室诊断。

病畜肉处理：对病猪及同群牲猪应急宰，病猪的肉尸、内脏和副产品（包括头、蹄、血、骨等）均应经高温处理后，方可出厂。毛皮也须消毒后出厂。对屠宰场所、工具、工人衣物进行彻底消毒。

5. 猪瘟、猪丹毒、猪出血性败血症

为猪的三大传染病。分别由猪瘟病毒、丹毒杆菌、猪出血性败血症杆菌所致。除猪丹毒可通过皮肤接触感染人外，猪瘟和猪出血性败血症均不感染人，但因病猪抵抗力下降，肌肉和内脏中往往有沙门菌继发感染，易引起食物中毒。

病畜肉处理：肉尸和内脏有显著病变时，作工业用或销毁。有轻微病变的肉尸和内脏应在 24 h 内经高温处理后出厂，若超过 24 h 即需延长高温处理半小时，内脏改工业用或销毁；其血液作工业用或销毁，猪皮消毒后可利用，脂肪炼制后可食用。

6. 结核

由结核杆菌引起人畜共患慢性传染病。牛、羊、猪和家禽均可感染。牛型和禽型结核可传染给人。病畜表现为消瘦、贫血、咳嗽，呼吸音粗糙。颌下、乳房及体表淋巴结肿大变硬。如为局部结核、有大小不一的结节，呈半透明或灰白色，也可呈干酪样钙化或化脓等。

病畜肉处理：全身结核且消瘦病畜全部销毁；未消瘦者，切除病灶部位销毁，其余部分高温处理后可食用。个别淋巴结或脏器有病变时，局部废弃，肉尸不受限制。

7. 布氏杆菌病

由布氏杆菌引起慢性接触性传染病，绵羊、山羊、牛及猪易感。布氏杆菌分为六型，其中羊型、牛型、猪型是人类布氏杆菌病的主要致病菌，羊型对人的致病力最强，猪型次之，牛型较弱。主要经皮肤、黏膜接触传染。

患病雌畜表现为传染性流产、阴道炎、子宫炎，雄畜为睾丸炎，患羊的肾皮质中有小结节，患猪则表现为化脓性关节炎、骨髓炎等。

病畜肉处理：病畜生殖器和乳房必须废弃，肉尸及内脏均应高温处理或盐腌后食用。高温处理是使肉中心温度达 80℃ 以上，一般肉块切成 2.5 kg 重以下、8 cm 厚，煮沸 2 h 可达到。盐腌时，肉块小于 2.5 kg，干腌用盐量是肉重的 15%，湿腌盐水波美浓度为 18°Be ~

20°Be。对血清学诊断为阳性，无临床症状，宰后又未发现病灶的牲畜，除必须废弃生殖器和乳房外，其余不受限制。

（三）常见人畜共患寄生虫病畜肉处理

1. 囊虫病

我国规定猪肉、牛肉在规定检验部位上：40 cm² 面积上有了 3 个或 3 个以下囊尾蚴和钙化虫体，整个肉尸经冷冻或盐腌处理后出厂；在 40 cm² 面积上有 4～5 个虫体者高温处理出厂；6～10 个作工业用或销毁，不允许做食品加工厂的原料。羊肉在 40 cm² 虫体小于 8 个者，不受限制出厂，9 个以上虫体，而肌肉无任何病变，高温处理或冷冻处理出厂，若发现 40 cm² 有 9 个以上虫体，肌肉又有病变时，作工业用或销毁。

冷冻处理方法是使肌肉深部温度达 -10℃，然后在 -12℃ 放置 10 d，或达 -12℃ 后在 -13℃ 放 4 d 即可。盐腌要求肉块小于 2.5 kg，厚度小于 8 cm 在浓食盐溶液中浸 3 周。为检查处理后畜肉中的囊尾蚴是否被杀死，可通过囊尾蚴活力检验，即取出囊尾蚴，在 37℃ 加胆汁孵化 1 h，未被杀死的囊尾蚴的头节将从囊中伸出。

预防措施：加强肉品的卫生管理，畜肉须有兽医卫生检验合格印戳才允许销售，加强市场管理，防止贩卖病畜肉。开展宣传教育，肉类食前经充分加热，囊尾蚴在 60～70℃ 时即被杀死，烹调时防止交叉污染。对患者应及时驱虫，加强粪便管理。

2. 旋毛虫病

取病畜横膈膜肌脚部的肌肉，在低倍显微镜下检查，在 24 个检样中有包囊或钙化囊 5 个以下时，肉尸高温处理后可食用，超过 5 个者则销毁或工业用，脂肪可炼食用油。

蛔虫、姜片虫、猪弓形体病等也是人畜共患寄生虫病。预防措施主要是加强贯彻肉品卫生检验制度，未经检验的肉品不准上市；进行卫生宣教，改变生食或半生食肉类的饮食习惯，烹调时防止交叉污染，加热要彻底。

（四）情况不明死畜肉的处理

牲畜死后解体者为死畜肉。因未经放血或放血不全，外观为暗红色，肌肉间毛细血管淤血，切开后按压时，可见暗紫色淤血溢出；切面呈豆腐状，含水分较多。死畜肉可来自病死（包括人畜共患疾病）、中毒和外伤等急性死亡。对死畜肉应特别注意，必须在确定死亡原因后，才考虑采取何种处理方法。如确定死亡原因为一般性疾病或外伤，且肉未腐败变质，弃内脏，肉尸经高温处理后可食用；如系中毒死亡，则应根据毒物的种类、性质、中毒症状及毒物在体内分布情况决定处理原则；确定为人畜共患传染病者的死畜肉不能食用；死因不明的死畜肉，一律不准食用。

经过兽医卫生检验，肉品质量分为三类：①良质肉：指健康畜肉，食用不受限制。②条件可食肉：指必须经过高温、冷冻或其他有效方法处理，达到卫生要求，人食无害的肉。如体温正常的患口蹄疫猪肉和内脏，经后熟产酸无害化处理后，可食用；体温升高者，则需经高温处理。③废弃肉：指烈性传染病如炭疽、鼻疽的肉尸、严重感染囊尾蚴的肉品、死因不明的死畜肉、严重腐败变质的肉等，应进行销毁或化制，不准食用。

（五）肉制品的卫生

肉制品种类繁多，常见的有干制品（如肉干、肉松）、腌制品（如咸肉、火腿、腊肉等）、灌肠制品（如香肠、肉肠、粉肠、红肠等）、熟肉制品（如卤肉、肴肉、熟副产品）及各种烧烤制品，各具特殊风味，能保存较长时间。

肉制品加工时，必须保证原料肉的卫生质量，除肉松因加工过程中经过较高温度、加热时间较长（烧煮 4 h），可使用条件可食肉作原料肉外，其余品种需以良质肉为原料，在加工各环节防止细菌污染。使用的食品添加剂必须符合国家卫生标准。

在制作熏肉、火腿、烟熏香肠及腊肉时，应注意降低多环芳烃的污染，加工腌肉或香肠时应严格限制硝酸盐或亚硝酸盐用量。如香肠及火腿中亚硝酸盐含量不得超过 20 mg/kg。

二、畜肉的卫生管理

（一）屠宰场的卫生要求

根据我国 GB 12694—1990《肉类加工厂卫生规范》的规定：肉类联合加工厂、屠宰场、肉制品厂应建在地势较高、干燥、水源充足、交通方便、无有害气体及其他污染源便于排放污水的地区，屠宰场的选址，应当远离生活饮用水的地表水源保护区，并不得妨碍或影响所在地居民生活和公共场所的活动。厂房设计要符合流水作业，避免交叉污染，一般应按饲养、屠宰、分割、加工、冷藏的顺序合理设置。

规模较大的屠宰场应设有宰前饲养场、待宰圈、检疫室、观察饲养室，屠宰、解体、宰后检验、畜肉冷却、冷冻、肉品加工、内脏及血液初步处理、皮毛及污水无害化处理等部门，并设有病畜隔离室、急宰间和病畜无害化处理间等。

此外屠宰场的厂房与设施必须结构合理、坚固、便于清洗和消毒。车间墙壁要有不低于 2 m 的不透水墙裙，地面要有一定的斜坡度，表面无裂缝，无局部积水，易于清洗消毒；各工作间流水生产线的运输应有悬空轨道传送装置；屠宰车间必须设有兽医检验设施，包括同步检验、对号检验、内脏检验等。

（二）屠宰的卫生要求

屠宰前牲畜应停食 12~24 h，宰前 3 h 充分喂水，以防屠宰时牲畜胃肠内容物污染肉尸；测量体温（正常体温猪为 38~40℃、牛 37.8~39.8℃），体温异常应予隔离。屠宰程序为淋浴、电麻、宰杀、倒挂放血、热烫刮毛或剥皮、剖腹、取出全部内脏（肛门连同周围组织一起挖除），修割剔除甲状腺、肾上腺及明显病变的淋巴结。肉尸与内脏统一编号，以便发现问题后及时查出进行卫生处理。经检验合格的肉尸及时冷却入库，冻肉入冷冻库，温度低于 -18℃。

（三）运输销售的卫生要求

肉类食品的合理运输是保证肉品卫生质量的一个重要环节，运输新鲜肉和冻肉应有密闭冷藏车，车上有防尘、防蝇、防晒设备，鲜肉应挂放，冻肉可在车堆放。合格肉与病畜肉、鲜肉与熟肉不得同车运输，肉尸和内脏不得混放。卸车时，应有铺垫。

熟肉制品必须有盒装，专车运输，盒子不能落地。每次运输后，车辆、工具必须洗刷消毒。肉类零售点应有防蝇防尘设备，刀、砧板要专用，当天售不完的肉应冷藏保存，次日重新彻底加热后再销售。

此外，我国国务院颁布了《生猪屠宰管理条例》，于 1998 年 1 月 1 日起实行。国家对生猪实行定点屠宰、集中检疫、统一纳税、分散经营的制度。定点屠宰厂（场）由市、县人民政府根据定点屠宰厂（场）的设置规划，组织商品流通行政主管部门和农牧部门以及其他有关部门，依照本条例规定的条件审查、确定，并颁发定点屠宰标志牌。未经定点，任何单位和个人不得屠宰生猪，但农村地区个人自宰自食除外。条例中规定屠宰厂（场）应当建立严格的肉品品质检验管理制度，对合格的生猪产品，应加盖肉品品质检验合格验讫印章，放行出厂（场）。从事生猪产品销售、加工的单位和个人以及饭店、宾馆、集体伙食单位销售或者使用的生猪产品应当是定点屠宰厂（场）屠宰的生猪产品。本条例的颁布及执行，能保证消费者食用安全可靠的生猪产品。

项目五　禽肉、禽蛋的卫生管理

一、禽肉的卫生

一类为病原微生物，如沙门菌、金黄色葡萄球菌和其他致病菌，这些菌侵入肌肉深部，食前未充分加热，可引起食物中毒；另一类为假单胞菌等，能在低温下生长繁殖，引起禽肉感官改变甚至腐败变质，在禽肉表面可产生各种色斑。因此，必须加强禽肉的卫生质量检验并做好下列工作：①加强卫生检验，禽类在宰前发现病禽应及时隔离、急宰，宰后检验发现的病禽肉尸应根据情况作无害化处理；②合理宰杀，宰前 24 h 停食，充分喂水以清洗肠道。禽类的加工工艺类似畜肉宰杀过程，为吊挂、击昏、放血、浸烫（50 ~ 54℃ 或 56 ~ 62℃）、拔毛，采用通过排泄腔取出全部内脏，尽量减少污染；③宰后冷冻保存，宰后禽肉在 - 30 ~ - 25℃、相对湿度 80% ~ 90% 下冷藏，可保存半年。

二、禽蛋的卫生

鲜蛋的主要卫生问题是致病菌（沙门菌、金黄色葡萄球菌）和引起腐败变质微生物的污染。蛋类的微生物一方面来自卵巢；另一方面来自于生殖腔、不洁的产蛋场所及运输、贮藏等各环节。

为了防止微生物对禽蛋的污染，提高鲜蛋的卫生质量，应加强禽类饲养条件的卫生管理，保持禽体及产蛋场所的卫生。鲜蛋应贮存在 1 ~ 5℃，相对湿度 87% ~ 97% 的条件下，出库时，应先在预暖室放置一些时候，防止因冷凝水产生而引起微生物的污染。家庭贮蛋方法如放在谷壳、锯木屑中利用恒温条件，也有一定效果。

制作蛋制品不得使用腐败变质的蛋。冰蛋和蛋粉制作应严格遵守企业中规定的卫生制度，采取有效措施防止沙门菌的污染。如打蛋前蛋壳预先洗净并消毒，工具容器清洗消毒及制作人员遵守卫生制度等。皮蛋（即松花蛋）注意铅的含量，目前采用氧化锌代替氧化铅，使皮蛋铅含量明显降低。

项目六　鱼类食品的卫生及管理

一、鱼类食品的主要卫生问题

（一）腐败变质

鱼死后的变化与畜肉相似，其僵直持续的时间比哺乳动物短。体表有光泽、眼球光亮，是鲜鱼的标志。随后由于鱼体内酶的作用，使鱼体蛋白质分解，肌肉逐渐变软失去弹性，出现自溶。自溶的同时微生物易侵入鱼体，由于鱼体酶和微生物的作用，鱼体出现腐败，表现为鱼鳞脱落，眼球凹陷，鳃呈暗褐色有臭味，腹部膨胀，肛门肛管突出，鱼肌肉碎裂并与鱼骨分离，发生严重腐败变质。

（二）鱼类食品的污染

鱼类及其他水产品常因生活水域被污染，使其体内含有较多的重金属（如汞、镉、铬、砷、铅等）、农药和病原微生物。

二、鱼类食品的卫生管理

（一））鱼类保鲜

有效的措施是低温、盐腌、防止微生物污染和减少鱼体损伤。

低温保鲜有冷藏和冷冻两种，冷藏多用机冰使鱼体温度降至10℃左右，保存 5~14 d；冷冻贮存是选用鲜度较高的鱼类在 −25℃以下速冷，使鱼体内形成的冰块小而均匀，然后在 −18~−15℃的冷藏条件下，保鲜期可达 6~9 个月。含脂肪多的鱼，不宜久藏，因鱼的脂肪酶须在 −23℃以下低温才受抑制。

盐腌保藏一般鱼类用15%以上食盐即可，此方法简易可行，使用广泛。

（二）运输销售的卫生要求

生产运输鱼船，（车）应经常冲洗，保持清洁卫生，减少污染；外运供销的鱼类及水产品应符合该产品一、二级鲜度的标准，尽量用冷冻调运，并用冷藏车船装运。

鱼类在运输销售时，应避免污水和化学素物的污染，凡接触鱼类及水产品的设备用具应用无毒无害的材料制成。提倡用桶、箱装运，尽量减少鱼体损伤。

为保证鱼品的卫生质量，供销各环节均应建立质量检收制度，不得出售和加工已死亡的黄鳝、甲鱼、乌龟、河蟹及各种贝类；含有自然毒素的水产品，如鲨鱼、鱼工鱼等必须去除肝脏，有剧毒的河豚鱼，不得流入市场，应剔出并集中妥善处理。

有生食鱼类习惯的地区，应限制品种，严格遵守卫生要求，防止食物中毒。卫生部门可根据防疫要求，随时采取临时限制措施。

项目七　罐头食品的卫生及管理

罐头食品卫生学鉴定多数情况下是指对市售商品的监督、监测并作出结论，内容包括商品标致、外观和内容物三个方面。主要检查是否超过保存期，有无锈听、漏听和胖听，内容物有无变色变味，必要时进行罐内容物微生物学检验。

一、锈听

锈听是造成漏听的主要原因。严重锈听或是疑有封口不严者需进行减压试漏或加压试漏，如认定漏听应销毁。

二、胖听

罐头的一端或两端凸出，叩击呈空虚鼓音称为胖听。胖听可分为物理性胖听，化学性胖听和生物性胖听。①物理性胖听：多由于装罐过满或排气真空不足或冷却降温过快引起。一般叩击呈实音、穿洞无气体逸出，可食用。②化学性胖听：又称氢胀罐，系金属罐受酸性内容物腐蚀产生大量氢气所致，叩击呈鼓音，穿洞有气体逸出，但无腐败气味。③生物性胖听：由于杀菌不彻底、产气微生物大量繁殖引起。胖听常为两端凸起，叩击有明显鼓音，保温试验胖听增大，穿洞有腐败味气体逸出，此种罐头禁止食用。

三、变色和变味

果蔬类罐头内容物色泽不鲜艳、颜色变黄，一般为酸性条件下使叶绿素脱 Mg^{2+} 引起；蘑菇罐头变黑则由酪氨酸与黄酮类化合物在酶作用下形成棕黑色络合物，一般不影响食用。肉禽水产品在杀菌过程中挥发出的硫化氢与罐壁作用可能产生黑色的硫化铁或紫色的硫化锡，在贴近罐壁的食品上留下黑色斑或紫色斑，一般去除色斑部分可食用。

若罐头出现有油脂酸败味、酸味、苦味和其他异味，或伴有汤汁浑浊，肉质液化等，应禁止食用。

四、平酸腐败

罐头内容物酸度增加，而外观完全正常。此种腐败变质由可分解碳水化合物产酸不产气的微生物（平酸菌）引起，低酸性罐头的典型平酸菌为嗜热脂肪芽胞杆菌，而酸性罐头则主要为嗜热凝结芽胞杆菌。平酸腐败的罐头应销毁，禁止食用。

项目八　奶与奶制品的卫生及管理

一、奶的卫生及管理

刚挤出的乳汁中含有乳素，是一种蛋白质，有抑制细菌生长的作用。其抑菌作用的时间与奶中存在的菌量和存放的温度有关。当菌数多，温度高，抑菌作用时间就短。

1. 奶的腐败变质

奶是天然的培养基。微生物污染奶后，在奶中大量繁殖并分解营养成分，造成奶的腐败变质。如奶中的乳糖分解成乳酸，使奶 pH 下降呈酸味，并导致蛋白质凝固。蛋白质分解产物如硫化氢、吲哚使奶具有臭味，不仅影响奶的感官性状，而且失去食用价值。

引起奶腐败变质的微生物主要来自乳腔管、乳头管、挤奶人员的手和外界环境。因此做好挤奶过程各环节的卫生工作，是减少微生物对奶的污染，防止腐败变质的有效措施。

2. 病畜奶的处理

奶中的致病菌主要是人畜共患传染病的病原体。如乳畜患有结核、布氏杆菌病及乳腺炎时，其致病通过乳腺排出污染到奶中，当人食用这种未经卫生处理的奶时可感染患病。因此，对各种病畜乳，必须分别给以卫生处理。

（1）结核病畜奶的处理：结核病是牧场牲畜易患疾病。有明显结核症状的乳畜奶，禁止食用。对结核菌素试验阳性而无临床症状的乳畜奶，经巴氏消毒（70℃维持 30 min），或煮沸 5 min 后，可制成奶制品。

（2）布氏杆菌病畜奶的处理：羊布氏杆菌对人易感性强，威胁大，凡有症状的奶羊，禁止挤奶，并应予以淘汰。布氏杆菌病乳牛的奶，经煮沸 5 min 后可利用。对凝集反应阳性但无明显症状的奶牛，其奶经巴氏消毒法后，允许作食品工业用，但不得制奶酪。

（3）口蹄疫病畜奶的处理：如发现个别患口蹄疫的乳畜，应不挤奶，急宰后进行严格消毒，尽早消灭传染源。如已蔓延成群时，应在严格控制下对病畜奶分别处理：凡乳房外出现口蹄疫病变（如水泡）的乳畜奶，禁止食用，并就地进行严格消毒处理后废弃。体温正常的病畜乳，在严格防止污染情况下，其奶煮沸 5 min 或经巴氏消毒后，允许利用，喂饲犊牛或其他禽畜。

（4）乳房炎奶处理：不论是乳房局部的炎症的奶，还是乳畜全身疾病在乳房局部表现有症状的乳畜奶（如口蹄疫病乳畜乳房病变、乳房结核病），均应消毒废弃，不得利用。

（5）其他病畜奶处理：乳畜患炭疽病奶、牛瘟、传染性黄疸、恶性水肿、沙门菌病等病畜奶，均严禁食用和工业用，应予消毒后废弃。

除此之外，病乳畜应用的抗生素，饲料中农药残留及霉菌和霉菌毒素对奶的污染，也应给予足够的重视。

二、牛奶生产、贮运的卫生

（一）奶的生产卫生

1. 乳品厂、奶牛的卫生要求

乳品厂的厂房设计与设施的卫生应符合 GB 12693—2010《食品安全国家标准 乳制品良好生产规范》。乳品厂必须建立在交通方便、水源充足、无有害气体、烟雾、灰沙及其他污染地区。供水除应满足生产需要外，水质应符合 GB 5749—2006《生活饮用水卫生标准》。有健全配套的卫生设施，如废水、废气及废弃物处理设施、清洗消毒设施、良好的排水系统等。乳品加工过程中，各生产工序必须连续生产，防止原料和半成品积压变质而导致致病菌、腐败菌的繁殖和交叉污染。乳牛场及乳品厂应建立化验室，对投产前的原料、辅料和加工后的产品，进行卫生质量检查，乳制品必须做到检验合格后出厂。

乳品加工厂的工作人员应保持良好的个人卫生，遵守生产时的卫生制度，定期接受健康检查，需取得健康合格证后方可上岗工作。对传染病及皮肤病患者应及时调离工作。

为防止人畜共患传染病及对产品的污染，奶牛应定期预防接种及检疫，发现病牛及时隔离饲养，其工作人员及用具等须严格分开。

2. 挤奶的卫生

挤奶的操作是否规范，直接影响到奶的卫生质量。挤奶前应作好充分准备工作，如挤奶前 1 h，停止喂干料，并消毒乳房，保持乳畜清洁干净和挤奶环境的卫生，防止不良气味吸入奶中和微生物的污染。挤奶的容器、用具应严格执行卫生要求，挤奶人员应穿戴好清洁干净的工作服，洗手至肘部。挤奶时应注意，每次开始挤出的第一、二把奶应废弃，以防乳头部细菌污染乳汁。此外，产犊前 15 d 的胎乳、产犊后 7 d 的初乳、应用抗生素期间和停药后 5 d 内的乳汁、患乳房炎的乳汁等应废弃，不得供食用。

挤出的奶，应立即进行净化处理，除去奶中的草屑、牛毛、乳块等非溶解性的杂质。净化可采用过滤净化或离心净化等方法。通过净化可降低奶中微生物的数量，有利于奶的消毒。净化后的奶应及时冷却。

3. 奶的消毒

奶消毒的目的是杀灭致病菌和多数繁殖型微生物。

巴氏消毒法：①低温长时间巴氏消毒法，将奶加热到 62.8℃，保持 30 min；②高温短时间巴氏消毒法，71.7℃加热 15 s 或 80~85℃加热 10~15 s。

超高温瞬间灭菌法：在 137.8℃，保持 2 s。

煮沸消毒法：将奶直接加热煮沸，方法简单，但对奶的理化性质和营养成分有影响，且煮沸时泡沫部分温度低，影响消毒效果。若泡沫层温度提高 3.5~4.2℃，可保证消毒效果。

蒸汽消毒法：将瓶装生奶置蒸汽箱或蒸笼中加热至蒸汽上升维持 10 min，奶温可达 85℃，营养损失也小，适于在无巴氏消毒设备的条件下使用。

牛奶的消毒，一般在杀菌温度有效范围内，温度每升高 10℃，奶中细菌芽胞的破坏速度增加约 10 倍，而奶褐变的化学反应增加 2.5 倍，故常采用高温短时间巴氏消毒法，其消毒效果好，且奶的质量变化小；也可采取其他经卫生主管部门认可的有效消毒方法，禁止生牛奶上市。

（二）奶的贮运卫生

为防止微生物对奶的污染和奶的变质，奶的贮存和运输均应保持低温，贮奶容器应经清洗消毒后才能使用。运送奶应有专用冷藏车辆。瓶装或袋装消毒奶夏天自冷库取出后，应在 6 h 内送到用户，奶温不高于 15℃。

三、奶及奶制品的卫生质量要求

乳制品包括炼奶、各种奶粉、酸奶、复合奶、奶酪和含奶饮料等。为提高乳品的卫生质量，维持人民身体健康，我国制定了《乳与乳制品的卫生管理办法》，保证乳品卫生标准的切实执行。

各种奶制品均应符合相应的卫生标准，卫生质量才能得以保证。如在乳和乳制品管理办法中规定，在乳汁中不得掺水和加入其他任何物质；乳制品使用的添加剂应符合《食品添加剂使用卫生标准》，用作酸奶的菌种应纯良、无害；乳制品包装必须严密完整，乳品商标必须与内容相符，必须注明品名、厂名、生产日期、批量、保存期限及食用方法。

（一）消毒牛奶的卫生质量

1. 感官指标

为乳白色或稍带微黄色的均匀液体。无沉淀、无凝块、无机械杂质、无黏稠和浓厚现象，具有牛奶固有的纯香味，无异味。

2. 理化指标

比重 1.028～1.032；脂肪≥3%；全乳固体≥11.2%；杂质含量≤2 mg/kg；酸度（°T）≤18；汞（以 Hg 计）≤0.01 mg/kg；六六六、滴滴涕<0.1 mg/kg；黄曲霉毒素 M_1≤0.5 μg/kg。

3. 微生物指标

菌落总数≤30000 cfu/mL；大肠菌群 MPN≤90/100 mL；致病菌不得检出。

凡不符合消毒牛奶质量标准者，不能供食用。

（二）奶制品的卫生质量

1. 全脂奶粉

感官性状应为浅黄色、无结块、颗粒均匀的干燥粉末；冲调后无团块、杯底无沉淀物并具有牛奶的纯香味。当具有苦味、腐败味、霉味、化学药品和石油等产品气味时，禁止食用，作废品处理。理化指标与消毒奶相同，菌落总数≤50000 cfu/g；大肠菌群 MFN≤40 个/100 g；致病菌不得检出。

2. 甜炼乳

为乳白色或微黄色、均匀、有光泽、黏度适中、无异味、无凝块、无脂肪漂浮的黏稠液体。酸度（°T）≤48，每千克奶中重金属铅≤0.5 mg、铜≤4 mg，锡≤10 mg，其他理化指标及微生物指标与消毒奶相同，凡具有苦味、腐败味、霉味、化学药品和石油产品等气味或真胖听甜炼乳应作废品处理。

淡炼乳的感官及理化指标与甜炼乳相同，要求在淡炼乳中不得含有任何杂菌。

3. 酸牛奶

是以牛奶为原料，添加适量砂糖，经巴氏杀菌和冷却后，加入纯乳酸菌发酵剂，经保温发酵而制成的产品。呈乳白色或稍带微黄色，具有纯正的乳酸味，凝块均匀细腻，无气泡，允许少量乳清析出。制成果味酸牛奶时，允许加入各种果汁，加入的香料应符合食品添加剂使用卫生标准的规定。酸牛奶在出售前应贮存在 2～8℃的仓库或冰箱内，贮存时间不应超过72 h。当酸奶表面生霉、有气泡和大量乳清析出时，不得出售和食用。

4. 奶油

正常奶油为均匀一致的浅黄色，组织状态正常，具有奶油的纯香味。凡有霉斑、腐败、异味（苦味、金属味、鱼腥味等）作废品处理。其他理化与微生物指标与消毒奶相同。

项目九　转基因食品卫生及管理

一、转基因食品概念

转基因是利用现代分子生物技术，将某些生物的基因转移到其他物种中去，改造生物的遗传物质，使其在形状、营养品质、消费品质等方面向人们所需要的目标转变。以转基因生物为直接食品或为原料加工生产的食品就是"转基因食品"。根据原料来源可分为植物源、动物源和微生物源三类。以植物源转基因食品发展最快，据估计每年以 16.3% 的速率增加。

二、全球转基因作物种植概况

全球转基因作物商业种植始于 1996 年（170 万公顷），至 2014 年，种植面积增加了 100 多倍，19 年中，其中有 12 年为两位数增长。国际农业生物技术应用服务组织 ISAAA 通报，2014 年有 28 个国家的 1800 万农民种植了 1.815 亿公顷的转基因作物，比 2013 年的 1.752 亿公顷增加了 630 万公顷。转基因作物种植面积前六位为美国（7310 万公顷）、巴西（4220 万公顷）、阿根廷（2430 万公顷）、印度和加拿大（各 1160 万公顷）和中国（390 万公顷），美国以占世界四成的种植面积位居第一，中国位列第六（见表 9 - 1）。

表 9 - 1 2014 年全球转基因作物在各国的种植面积

排名	国家	种植面积/百万公顷	转基因作物
1	美国	73.1	玉米、大豆、棉花、油菜、甜菜、苜蓿、木瓜、南瓜
2	巴西	42.2	大豆、玉米、棉花
3	阿根廷	24.3	大豆、玉米、棉花
4	印度	11.6	棉花
5	加拿大	11.6	油菜、玉米、大豆、甜菜
6	中国	3.9	棉花、木瓜、白杨、番茄、甜椒
7	巴拉圭	3.9	大豆、玉米、棉花
8	巴基斯坦	2.9	玉米、大豆、棉花
9	南非	2.7	棉花
10	乌拉圭	1.6	大豆、玉米
11	玻利维亚	1.0	大豆
12	菲律宾	0.8	玉米
13	澳大利亚	0.5	棉花、油菜
14	布基纳法索	0.5	棉花
15	缅甸	0.3	棉花
16	墨西哥	0.2	玉米
17	西班牙	0.1	棉花、大豆
18	哥伦比亚	0.1	棉花、玉米
19	苏丹	0.1	棉花
20	洪都拉斯	<0.1	玉米、大豆、油菜
21	智利	<0.1	玉米
22	葡萄牙	<0.1	玉米
23	古巴	<0.1	玉米
24	捷克共和国	<0.1	玉米

排名	国家	种植面积/百万公顷	转基因作物
25	罗马尼亚	<0.1	棉花、大豆
26	斯洛伐克	<0.1	玉米
27	哥斯达黎加	<0.1	玉米
28	孟加拉国	<0.1	茄子
	总计	181.5	

转基因作物从 1995 年至 2014 年间产生了"多重重大效益"，包括使化学农药的使用率降低了 37%，作物产量提高了 22%，农民利润增加了 68%。

三、转基因食品的安全性

转基因食品已在不知不觉中摆上我们的餐桌。其食用安全性问题主要包括以下几个方面。

第一，转基因能产生不可预见的生物突变，可能会在食品中产生较高水平的和新的毒素，从而可引起人类急慢性中毒或产生致癌、致畸或致突变作用。第二，转基因食品中可能含有使人体产生致敏反应的物质，可使人类机体产生变态反应或过敏反应。目前，已有儿童因饮用转基因大豆豆浆而产生过敏反应的报道。第三，转基因食品的营养价值可能与非转基因食品具有显著不同，长期食用转基因食品可能对人体健康产生不利影响。转基因食品中的主要营养成分、微量营养成分及抗营养因子的变化，会降低食品的营养价值，使其营养结构失衡，并可能影响人体的抗病能力。第四，转基因技术采用耐抗菌素（如卡那霉素）基因来标识转基因化的农作物，这就意味着农作物带有耐抗菌素的基因。这些基因通过细菌影响人体。

四、转基因食品的安全评价

加强对转基因食品安全管理的核心和基础是安全性评价。目前国际上对转基因食品安全评价遵循以科学为基础、个案分析、实质等同性和逐步完善的原则。安全评价的主要内容包括毒性、过敏性、营养成分、抗营养因子、标记基因转移和非期望效应等。在"973"、"863"等科技计划中，我国科学家以水稻、鱼等为对象，重点研究转基因食品对人体健康影响的预测毒理学和建立食物过敏人群血清库等关键科学问题。

五、国外对转基因食品的管理现状

目前，国外对转基因食品的管理大体可分为美国和欧盟两种模式。美国被认为是世界上最大的转基因食品生产国。美国主张，只要在科学上无法证明转基因食品的危险性，就不应该限制，因而美国对转基因食品的管理相对宽松。欧洲国家对转基因食品可能危害健康和环境的担忧比较强烈，认为只要不能否定转基因食品的危险性，就应该加以限制。因此，欧盟对转基因食品的管理比较严格、复杂，法律体系较为完备。

美国对转基因食品的管理是以产品为基础，认为转基因生物与非转基因生物没有本质的区别，监控管理的对象是生物技术产品，而不是生物技术本身。美国农业部动植物健康检验局负责管理转基因植物的开发和田间试验；美国环保局负责对转基因植物的环境影响进行评估，而食品与药品管理局则负责转基因食品和饲料的安全性评估。美国最初对转基因食品采取开放式管理，如 1992 年食品与药品管理局有关转基因植物作为食物的法律提到，相关产品不需作市场前评价，除非它引起新的安全问题。但自星联玉米事件后，美国政府开始采取谨慎态度，并于 2001 年 1 月出台了转基因食品管理草案。此后，为监测和控制转基因食品的安全性，美国政府制定了一系列管理条例。

欧盟实行以工艺过程为基础的管理模式，即重组基因技术有潜在危险，不论是何种基因、哪类生物，只要是通过重组技术获得的转基因生物，都要接受安全性评价和监控。欧盟的转基因食品管理机构是欧盟食品安全局，在对食品安全有直接或间接影响的所有领域内，提供独立、科学的建议。

总的来说，欧盟支持风险预防原则，美国采用转基因食品和非转基因食品实质等同原则；在上市制度方面，欧盟采用严格审批制度，美国则是自愿咨询制度；在标签制度上，欧盟采用强制标签制度，而美国坚持自愿标识制度。上述差异形成的原因主要是欧美转基因产业发展不同，政府与消费者对转基因食品风险的认识和接受度不同，以及各阵营利益集团立法博弈力量不同。

六、我国对转基因食品的监管

我国政府极度关注转基因技术开发和应用。2010 年中央 1 号文件提出，继续开展转基因生物研发专项技术，加快开发具有重要应用价值和自主知识产权的新生物物种，在科学评估、依法管理基础上促进转基因的产业化。深化转基因食品安全性管理，是保护消费者权益、加快转基因食品产业化进程的关键。

（一）法律法规体系

我国早在 1993 年就发布了《基因工程安全管理办法》，对转基因生物的科研和实验、生产和加工、上市和流通进行管理，并确定了转基因的分级管理评价制度。我国参与了国际社会组织制定《卡塔赫纳生物安全议定书》的历次会议和谈判，2000 年完成《中国国家生物安全框架》的编制，同年 8 月份我国签署《卡塔赫纳生物安全议定书》。2001 年 5 月 23 日出台了《农业转基因生物安全管理条例》，2002 年 1 月 5 日颁布了《农业转基因生物进口安全管理办法》、《农业转基因生物安全评价管理办法》和《农业转基因生物标识管理办法》3 个相关管理办法，基本确定了转基因生物安全法规体系、政策体系与制度建设的框架。

此外，卫生部于 2002 年 4 月 8 日出台了《转基因食品卫生管理办法》，对转基因食品的监管进行了细化，2004 年 6 月实施的《进出境转基因产品检验检疫管理办法》对转基因食品的进出境管理作了约定。2006 年农业部颁行《农业转基因生物加工审批办法》进一步加强了对农业转基因生物的审批控制；2007 年卫生部又颁布实施了《新资源食品管理办法》，在 2009 年 6 月开始实施的《中华人民共和国食品安全法》（简称《食品安全法》）中，在第 101 条中对转基因食品的安全管理进行了一个概括性的描述，明确转基因食品安全管理，适用本法；法律、行政法规另有规定的，依照其规定。即在《农业转基因生物安全管理条例》没有规定的情况下，适用《食品安全法》。2015 年新修订的《食品安全法》第 151 条规定，转基因食品和食盐的食品安全管理，本法未作规定的，适用其他法律、行政法规的规定。为加强农业转基因生物安全评价管理，2015 年 4 月，农业部发布了对《农业部关于修改〈农业转基因生物安全评价管理办法〉的决定（征求意见稿）》公开征求意见的通知。2015 年 5 月，农业部发布了《转基因植物及其产品成分检测　基体标准物质定值技术规范》等 19 项农业国家标准，自 2015 年 8 月 1 日起实施。

（二）管理部门及职能划分

我国转基因作物的种植、转基因食品的生产、销售和进口监管涉及农业、检疫、工商、质监等多个部门。《食品安全法》初步划分了转基因食品安全监管机构的职责，即国务院卫生行政部门与国务院下属食品安全委员会一起对食品安全风险评估、信息公开和各机构资质认证及规范订立负责。食品药监、工商等部门同时协助国务院质量监督机构监督和管理食品的生产、流通。在上级部门指导下，各地市卫生及农业部门、工商部门、质检和食品药品监管部门在当地开展转基因食品安全监管相应工作。《食品安全法》明确了食品监管部门职责，促使转基因食品安全监管的工作效力和公信力得以提升。

我国在《农业转基因生物安全管理条例》框架下确立了转基因食品安全管理部际联席管理会议制度，即由农业部主导，联合国家卫计委、卫生部、环保部、商务部、质检总局及科技部等部委，承担研究和协调转基因食品安全监管中的重要问题，审定和发布转基因生物标识管理目录，审定推广转基因生物技术及市场化转基因食品的准许政策，以及转基因食品的进出口贸易政策制定。转基因食品安全监管日常工作中，农业部转基因安全管理办公室负责具体事务，各省、自治区农业转基因生物安全管理机构协同。上述各监管部门组成了我国基本转基因食品安全监管的行政体系。

从一系列法规、规章和政策的文本来看，我国对转基因食品的管理总体方针是研究开发与预先防范并重，统一监管与部门分工协作相结合，实行科学管理，注重公众参与，加强转基因食品安全防御。努力将转基因食品在生产、运输、销售和使用过程中可能对生态环境和人类健康造成的危险降到最低水平。

项目十　实验实训

实验实训　鲜奶卫生质量检验

一、实训目的

了解鲜奶卫生检验的基本内容和方法，熟悉鲜奶感官及理化检查的国家安全标准，掌握鲜奶感官、理化检查基本方法及判断标准。

二、采样

供感官、理化检查的鲜奶可采瓶装鲜奶或直接自牛舍盛奶桶中采取。如自盛奶桶中取样要预先将奶混匀，采样器具要事先消毒。采样量 200～250 mL。

三、感官检查

1. 检查步骤

将摇匀的鲜奶样品倒入一小烧杯内 30 mL 左右，仔细观察其外观、色泽、组织状态，嗅其气味并经煮沸后尝其味。

2. 评价

（1）外观及色泽：正常鲜奶为乳白色或微黄色的胶态液体，无沉淀、无凝块、无杂质。

（2）气味与滋味：鲜奶微甜，具牛奶特有的芳香，无异味。

四、相对密度测定

1. 目的

为发现和判断牛奶单纯掺水或掺淀粉等，必需测其相对密度。

2. 器材

（1）乳稠计

（2）200 mL 量筒

（3）100℃ 温度计

3. 操作步骤

将奶样品混匀，并调节温度为 10～25℃后，小心将奶样沿量筒壁倒入量筒内（避免产生泡沫），其量以达量筒 3/4 体积为宜。先以温度计测量乳温后，将乳稠计（20℃/4℃）轻轻放入奶中，让其自由飘动，勿使乳稠计与量筒内壁贴附，待乳稠计静止 2～3 min 后，以液面平凹线为准读数。

4. 结果计算

$$X_1 = (d - 1.000) \times 1000$$

X_1——乳稠计读数；

　d——样品的相对密度。

五、鲜奶酸度测定

1. 原理

新鲜牛奶正常酸度为 16～18°T。牛奶酸度（°T）指中和 100 mL 牛奶中的酸所需 0.100 mol/L 氢氧化钠标准滴定溶液的 mL 数。牛奶的酸度因细菌分解乳糖产生乳酸而增高。酸度是反映牛奶鲜度的一项重要指标。

2. 试剂及器材

（1）0.100 mol/L 氢氧化钠

（2）0.1% 酚酞指示剂

（3）250 mL 或 150 mL 锥形瓶

（4）10 mL 或 25 mL 容量吸管

（5）50 mL 或 25 mL 碱性滴定管

3. 操作步骤

精确吸取混匀奶样 10 mL 于 150 mL 锥形瓶中，加 20 mL 经煮沸冷却后的蒸馏水（去 CO_2

水）及酚酞指示剂 3 滴，混匀，用 0. 100 mol/L 氢氧化钠滴定至微红色，在 0. 5 min 内不消失为止。以所消耗 0. 100 mol/L 氢氧化钠的毫升数乘以 10 即为该乳之酸度（°T）。或按下式计算其酸度：

$$样品的酸度（°T）\frac{消耗\ 0.1\ mol/L\ 氢氧化钠的\ mL\ 数}{样品\ mL\ 数} \times 100$$

【复习思考题】

一、名词解释

1. 过氧化值（POV）。

2. 转基因食品。

二、简述题

1. 简述粮食类食品微生物污染的来源、种类及预防措施。

2. 豆类食品含有哪些有毒、有害因子？如何去除？

3. 简述防止果蔬微生物污染的措施。

4. 简述肉及肉制品微生物污染的来源、种类及预防措施。

5. 简述蛋及蛋制品微生物污染的来源、种类及预防措施。

6. 简述乳及乳制品微生物污染的来源、种类及预防措施。

7. 简述水产品与水产制品微生物污染的来源、种类及预防措施。

参考文献

［1］石瑞．食品营养学［M］．北京：化学工业出版社，2012.

［2］王翠玲．营养与膳食（第2版）［M］．上海：上海科学技术出版社，2010.

［3］张滨．营养配餐与设计［M］．北京：中国标准出版社，2009.

［4］王丽琼．食品营养与卫生［M］．北京：化学工业出版社，2008.

［5］彭珊珊．食品营养与保健［M］．北京：中国计量出版社，2011.

［6］李润国，宁莉．公共营养师（理论分册）［M］．北京：化学工业出版社，2009.

［7］韩梅．医学营养学基础［M］．北京：中国医药科技出版社，2011.

［8］金邦荃．营养学实验与指导［M］．南京：东南大学出版社，2008.

［9］饶绍奇．预防医学实习指导［M］．北京：科学出版社，2011.

［10］李华文．临床营养学实习指导［M］．北京：科学出版社，2012.

［11］厉曙光．营养与食品卫生学［M］．上海：复旦大学出版社，2012.

［12］蔡东联．实用营养学［M］．北京：人民卫生出版社，2005.

［13］黄万琪．临床营养学（第2版）［M］．北京：高等教育出版社，2007.

［14］任顺成．食品营养与卫生［M］．北京：中国轻工业出版社，2011.

［15］卢桂珍，田玉慧．临床营养学［M］．郑州：郑州大学出版社，2008.

［16］杨玉红．食品营养与健康［M］．武汉：武汉理工大学出版社，2013.

［17］周才琼．食品营养学［M］．北京：高等教育出版社，2011.

［18］张志祥，郭长江．公共营养师培训教材［M］．北京：军事医学科学出版社，2011.

［19］杨玉红．食品营养与卫生［M］．西安：西北工业大学出版社，2010.

［20］牛天贵，贺稚非．食品免疫学［M］．北京：中国农业大学出版社，2010.

［21］胡秋红，许丽遐．食品营养与卫生［M］．北京：北京理工大学出版社，2011.

［22］王晶．食品营养标签和标签成分检测技术［M］．北京：化学工业出版社，2006.

［23］李京东，倪雪朋．食品营养与卫生［M］．北京：中国轻工业出版社，2011.

［24］韦莉萍，胡志庚，唐戈．公共营养师［M］．广州：广东经济出版社，2008.

［25］王宇鸿，张海．食品营养与保健［M］．北京：化学工业出版社，2008.